"十二五"普通高等教育本科国家级规划教材

卫生部"十二五"规划教材
全国高等医药教材建设研究会规划教材
全国高等学校教材

供口腔医学类专业用

口腔生物学

第 **4** 版

U0272926

■ 主　编　**边　专**

■ 副主编　**王松灵**

■ 编　者　（以姓氏笔画为序）

王佐林（同济大学口腔医学院）

王松灵（首都医科大学口腔医学院）

边　专（武汉大学口腔医学院）

李继遥（四川大学华西口腔医学院）

李翠英（北京大学口腔医学院）

胡　雁（中山大学光华口腔医学院）

段小红（第四军医大学口腔医学院）

贾　荣（武汉大学口腔医学院）

黄正蔚（上海交通大学口腔医学院）

人民卫生出版社

图书在版编目（CIP）数据

口腔生物学/边专主编. —4版. —北京：人民卫生出版
社，2012.6
本科口腔含实验教程附光盘
ISBN 978-7-117-15851-0

Ⅰ.①口… Ⅱ.①边… Ⅲ.①口腔科学-生物学-高
等学校-教材 Ⅳ.①R780.3

中国版本图书馆 CIP 数据核字（2012）第 086476 号

| 门户网：www.pmph.com | 出版物查询、网上书店 |
| 卫人网：www.ipmph.com | 护士、医师、药师、中医师、卫生资格考试培训 |

口腔生物学
第 4 版

主　　编：边　专
出版发行：人民卫生出版社（中继线 010-59780011）
地　　址：北京市朝阳区潘家园南里 19 号
邮　　编：100021
E - mail：pmph @ pmph.com
购书热线：010-67605754　010-65264830
　　　　　010-59787586　010-59787592
印　　刷：北京铭成印刷有限公司
经　　销：新华书店
开　　本：787×1092　1/16　印张：16　插页：4
字　　数：389 千字
版　　次：2000 年 4 月第 1 版　2018 年 11 月第 4 版第 24 次印刷
标准书号：ISBN 978-7-117-15851-0/R·15852
定价（含光盘）：39.00 元

打击盗版举报电话：010-59787491　E-mail：WQ @ pmph.com
（凡属印装质量问题请与本社销售中心联系退换）

全国高等学校第七轮口腔医学专业本科卫生部规划教材

出 版 说 明

　　1977 年，卫生部召开了教材建设工作会议，会议决定启动全国高等医学院校口腔医学专业本科卫生部规划教材编写工作。第 1 轮全国高等医学院校口腔医学专业本科卫生部规划教材共 3 种，即郑麟蕃主编《口腔内科学》、张锡泽主编《口腔颌面外科学》、陈安玉主编《口腔矫形学》。1987 年，在卫生部教材办公室领导下，开展了第 2 轮全国高等医学院校口腔医学专业本科卫生部规划教材修订工作，出版了口腔医学本科教材共 5 种，增加了《口腔解剖生理学》、《口腔组织病理学》2 种。三十五年来，在卫生部领导下，在全国高等学校口腔医学专业教材评审委员会的指导下，口腔医学本科教材经历了 6 轮修订，品种不断优化完善、内容不断丰富经典、形式不断创新精湛、质量不断精益求精，已打造成为我国唯一一套长期用于我国高等口腔医学院校教学的历史最悠久、内容最权威、结构最优化、形式最经典、质量最上乘的口腔医学专业本科精品教材。

　　2007 年出版的第 6 轮教材全国高等学校口腔医学专业本科卫生部规划教材中，有 14 种被评为教育部普通高等教育"十一五"国家级规划教材，全套教材被评为卫生部"十一五"规划教材。

　　为了全方位启动国家"十二五"规划教材建设工作，经过一年多的调研，在卫生部领导下，全国高等学校口腔医学专业教材评审委员会和人民卫生出版社于 2010 年启动了本套教材第 7 轮修订工作，得到全国高等口腔医学本科院校的积极响应。经过近 200 位编委一年多的辛勤努力，全国高等学校第 7 轮口腔医学专业本科卫生部规划教材现成功付梓，本套教材有以下特色和创新：

　　1. 本套教材共 15 种，涵盖口腔医学基础与临床医学全部主干学科。读者对象为口腔医学 5 年制本科学生，也可作为 7 年制、8 年制等长学制学生本科阶段参考使用，是口腔执业医师资格考试推荐参考教材。

　　2. 坚持"三基、五性、三特定"的原则，教材的内容丰富，理念先进，选材严格，论述严谨，深浅适宜，重点突出，充分考虑了本科生教学的需要，符合教学大纲要求。

　　3. 本着"老师好教，学生好学，临床好用"的原则，内容结构形式进一步完善，增加"提要"和"思考题"，对复杂疑难的临床或基础理论概念深入浅出，增加图、表或典型病例等形式，基础理论适当与临床实际结合，充分考虑学生的心理特点，更适合学生学习。

　　4. 教材内容较上版更新 10%～30%，在提高教材精炼性的同时，介绍学科前沿的新知识、新理念，严格控制字数。

5．注意全套教材的整体优化，各门教材的相关内容循序渐进，有机衔接，既防止脱节，又避免不必要的重复，同时注意学科间交叉与联系。

6．为加强学生实践能力的同步培养，本轮教材将上版《口腔医学实验教程》及其附册内容作为教学重要内容分别放在每本教材中编写，使各学科理论与实践在一本教材中有机结合，方便开展实践教学工作，强化了实践教学的重要性。

7．充分体现立体化教材的特色，13 种教材配随书教学光盘，内容以教学幻灯、视频或动画、课外阅读资料为主，丰富了教材内容，辅助教师教学，提高学生学习效率。

8．本轮编写了 13 种同步配套教材《学习指导和习题集》，帮助学生更好掌握知识点。其他配套教材有《石膏牙雕刻训练教程》、《口腔颌面外科临床手册》。

9．全套教材双色印刷，其中 6 种教材全部彩图随文编排，铜版纸印刷。形式活泼，重点突出，印刷精美。

全套教材（含实验教程和配套教学光盘）于 2012 年秋季出版发行，配套教材《学习指导和习题集》与主教材同步出版。

为进一步提高教材质量，请各位读者将您对教材的宝贵意见和建议发至全国高等学校口腔医学专业本科卫生部规划教材专用邮箱 kouqiangjiaocai@126.com，以便我们及时勘误，同时为下一轮教材修订奠定基础。衷心感谢您对我国口腔医学本科教育工作的关心和支持。

全国高等医药教材建设研究会

人民卫生出版社

2012 年 7 月

第七轮教材目录

教材名称	版次	主编	副主编
口腔解剖生理学（含实验教程附光盘）	第7版	王美青	何三纲
口腔组织病理学（含实验教程附光盘）	第7版	于世凤	
口腔颌面医学影像诊断学（含实习教程附光盘）	第6版	马绪臣	
口腔生物学（含实验教程附光盘）	第4版	边专	王松灵
口腔临床药物学（附光盘）	第4版	史宗道	王晓娟
口腔材料学（含实验教程附光盘）	第5版	赵信义	孙皎
口腔颌面外科学（含实习教程附光盘）	第7版	张志愿	俞光岩
口腔修复学（含实习教程附光盘）	第7版	赵铱民	陈吉华
牙体牙髓病学（含实习教程附光盘）	第4版	樊明文	周学东
牙周病学（含实习教程附光盘）	第4版	孟焕新	
口腔黏膜病学（附光盘）	第4版	陈谦明	
口腔正畸学（含实习教程）	第6版	傅民魁	
儿童口腔医学（含实习教程附光盘）	第4版	葛立宏	
口腔预防医学（含实习教程附光盘）	第6版	胡德渝	
殆学（含实习教程）	第3版	易新竹	

配套教材目录

口腔解剖生理学学习指导和习题集
石膏牙雕刻训练教程

口腔组织病理学学习指导和习题集

口腔颌面医学影像诊断学学习指导和习题集

口腔生物学学习指导和习题集

口腔临床药物学学习指导和习题集

口腔材料学学习指导和习题集

口腔颌面外科学学习指导和习题集
口腔颌面外科学临床手册

口腔修复学学习指导和习题集

牙体牙髓病学学习指导和习题集

牙周病学学习指导和习题集

口腔黏膜病学学习指导和习题集

儿童口腔医学学习指导和习题集

口腔预防医学学习指导和习题集

全国高等学校口腔医学专业
第四届教材评审委员会名单

第4版前言

口腔生物学是口腔医学的基础学科，是从生物学角度解析口腔医学中科学问题的学科。口腔生物学是一门较年轻的学科，其内涵较宽广，是多门生物医学基础学科集锦，无明确或公认的学科边界。与临床医学一样，口腔医学也是以生物学、基础医学、材料学等基础学科发展为基础，因此口腔生物学引入口腔医学课程体系成为必然与共识，最初于1986年版《口腔内科学》中设置了"口腔疾病发生的生物学基础"一章，经过十余年的实践与丰富，口腔生物学终于从2000年开始成为一部独立的教材。

随着生物医学科学与技术的发展，口腔生物学内涵不断扩展，《口腔生物学》教材从第1版到此次第4版内容的更迭与丰富就体现了本学科的发展与更新。作为基础医学与口腔临床医学的桥梁课程，本教材结合口腔组织、器官功能特点、生理机制、口腔内生态及常见口腔疾病的病因、发病机制，经过多版次的思考与修改形成了以微生物学、生物化学、免疫学、分子生物学、骨组织生物学及口腔细胞培养及应用的内容框架，通过近几年的教学实践及意见反馈看，内容与深度基本符合五年制口腔医学专业学生学习与理解。

根据编写内容调整及各院校推荐，第4版编委会组成成员进行了扩充和调整，增加了更多活跃在科学研究及教学一线、经验丰富的专家，在编写的过程中始终坚持"三基"（基础理论、基本知识、基本技能）、"五性"（思想性、科学性、先进性、启发性、适用性）的编写原则。

第4版除在内容上增加一些近年逐渐成熟的新理论、新方法外，同时在每章前增加"提要"以便读者了解本章节主要内容与重点。还制作了配套光盘，增加图片，以幻灯片形式方便教学，提高学习效率。

在教材编写、定稿过程中，得到武汉大学口腔医学院、中山大学光华口腔医学院及各兄弟院校的大力支持，在此表示诚挚的感谢！

我们力求第4版教材能在内容上、形式上有所改进，以更好地适应口腔医学专业五年制本科教学的需要，恳请广大师生和读者对本书的不足或缺点不吝指教，以便在下一次修订时完善。

边　专

邮箱：bz@whuss.com

2012年1月

目　　录

第一章
口腔微生物学

[提要]

　　本章主要介绍口腔微生态，以及这一生态环境的主体——微生物在疾病发生发展中的作用。通过本章的学习，应了解口腔生态系的影响因素，同时还应掌握牙菌斑生物膜的概念，口腔中的微生物是以生物膜这一生态形式而存在的，重点了解牙菌斑生物膜的结构及其组成，了解生态平衡对维持口腔健康的作用，熟悉常见的口腔微生物，了解不同微生物在疾病发生发展中的地位。

第一节　口腔生态系及其影响因素

一、生态系和生态学

　　生物之间、生物与其环境之间的相互关系称为生态系（ecosystem）。研究生物与其环境的相互依赖和相互制约的科学为生态学（ecology）。随着分子生物学的进展，其先进技术亦被应用于生态系的研究，1985 年 Volker Rush 明确提出细胞水平或分子水平的生态学为微生态学（microecology）。

　　在生态系的范畴中，环境是与生物体密不可分的。环境指生物体周围许多不同复杂程度的实体，其范围大者可包括森林、湖泊等大环境，小者可局限于生物体内的微环境，如牙龈沟内的上皮表面。生态系建立的中心原则是生物体对其赖以生存的环境的适应与改建，例如最先定植的菌种为先锋菌，先锋菌定植后改变了环境，为后继定植的细菌创造了定植条件，使之能存活于新环境中。生物体（或细菌）栖息在一个变化的环境中的过程称为生态连续（ecological succession）。该过程在不同的小生境（niches）中继续演化就可组成一个多种多样的复杂的生物群（菌群），环境条件亦渐趋于稳定，具体表现为菌属数和组成比无明显改变，这一稳定现象将持续到环境中另一个干扰因素出现为止，处于这种状态下的生物群体称为极期群落（climax community）。在此期间生态系中的成员之间呈相当稳定的平衡，各成员与其所处的环境之间呈动态平衡。极期群落的组成主要取决于环境条件和可利用食物的供给，以及各种成员对食物的竞争。自然条件的变化，可利用食物的量或物理、化学的变化均可干扰或破坏这一平衡，其结果是建立另一个新的具有不同特性的生态系。在口腔微生物学中，生态连续是个重要的概念，牙菌斑形成和成熟的过程就是生态连续的典型范例。

二、口腔生态系

人类与许多细菌保持着永久而亲密的联系,人体皮肤与黏膜表面寄居着数以亿万计的细菌,这些寄生在健康人体各特殊部位或表面的生物群被称为正常菌丛(normal flora),或固有菌丛。正常菌丛中的成员被称为常居菌或固有菌。迄今尚无关于人体内固有菌丛精确数量的报道,据保守估计,其总数多于人体细胞总数,人体总细胞数约为 10^{14} 个,而其中真核细胞即真正意义上的人体细胞数仅约为 10^{13} 个,其余约占 90% 的细胞即为寄生于人体的各种固有菌细胞,这些常居菌中的大多数寄居在口腔、肠道中。口腔正常菌丛之间以及它们与宿主之间相互依存共同构成了口腔生态系(oral ecosystem)。许多正常菌丛与宿主之间呈动态平衡(dynamic equilibrium),这种平衡对于保持宿主的健康非常重要。一般正常菌丛对机体具有双重作用:在一定环境中,当机体与正常菌丛之间保持着相互平衡的状态时,正常菌丛对宿主起着有益的作用;当环境中的某些因素(如放射线照射、过量激素的应用、抗生素的长期使用等)干扰到这一平衡状态,由此而导致的生态群落失调就会为菌群提供危害机体的机会,这些原来无致病性的或毒力很弱的细菌,遂成为机会致病菌而引起内源性感染疾病,如长期服用抗生素所致的葡萄球菌假膜肠炎、口腔中的念珠菌病等。

正常菌丛是人体非特异性免疫因素之一。一般情况下,外来致病菌侵入人体必须突破三个防御屏障,即健康的皮肤和黏膜为保护机体免受外源细菌侵袭的物理屏障;人体的各种分泌液如唾液、泪液、乳汁的杀菌作用可作为化学屏障;正常菌丛对外来细菌的拮抗作用则为人体的生物屏障。对生物屏障的确切机制尚未洞悉,但许多学者认为,这种拮抗作用是以各菌种、属、群组间的竞争为表现形式,以宿主的体液和细胞介导的反应为机制。值得注意的是,在宿主体内不同部位的菌丛是不同的,但在不同个体中同样的部位上菌丛的组成是基本相似的,因此可以对各不同部位按其特征给正常菌丛命名,如鼻咽菌丛、小肠菌丛、皮肤菌丛等。

三、口腔生态系的影响因素

根据固有菌丛的分布和生理学、形态学的不同,可将口腔分为四个主要的生态系:①颊黏膜上皮生态系;②舌背部生态系;③龈上菌斑生态系;④龈下菌斑生态系。每个生态系各有其特定的影响因素,这些因素决定了居于其中的菌丛类型。例如颊黏膜上皮和舌背部的组织结构不同,寄居于其上的菌丛所处的微环境亦各异,故分属于这些不同生境中的微生物种群组成也各不相同,例如舌背上的革兰阳性纤毛菌比颊黏膜上皮多,而颊黏膜上皮表面的革兰阳性链球菌则显著多于舌背部。又如龈上与龈下环境的差异更明显,龈上环境暴露在唾液中,时常受到唾液和含氧液体的冲洗,加之咀嚼时的机械力,使细菌在牙面上的附着受到一定程度的影响;而龈下环境是沐浴在富含营养物质的龈沟液中,且在牙周袋这一盲袋中基本很少经受大量液体的冲洗或咀嚼力的冲击,而使某些细菌的生存受到保护,尤其是附着在龈沟上皮的厌氧球菌和短杆菌。这些特殊性因不同的微生物栖息并适应于各自不同的环境而体现出来。决定不同微生物能在不同口腔生态系中生存的因素称为口腔生态系决定因素。这些因素可分为四大类:①物理化学因素;②宿主固有因素;③细菌因素;④宿主可控制因素。其中前三类属于不可控制的因素。

（一）物理化学因素

所有的环境均有其物理和化学的特征，这些特征包括温度、氧张力、pH、营养物质的可利用性等。口腔环境的特点之一是这些因素在口腔内不同生境间可呈现出明显的变化，甚至在同一小生境中经相对短暂的时间其物理化学因素亦可出现急剧的变化，这些特征均增加了口腔生态环境的复杂性。口腔中存在着各种不同的表面，并且有其不同的特征，如黏膜表面就有舌、牙龈上皮、龈沟上皮、颊上皮和腭上皮等几种不同类型；硬表面有釉质、牙本质、牙骨质和用于修复的各种不同材料等几种不同类型，这些表面的局部解剖、组织结构和化学特性对于细菌在口腔中的定植选择起着较大的作用。

1. 温度 按照微生物生长的适宜温度范围，可将微生物分为三类：①嗜冷微生物（psychrophilic microorganism），为在 25℃ 以下能生长的微生物；②嗜热微生物（thermophilic microorganism），为在 45℃ 以上能生长的微生物；③嗜温微生物（mesophilic microorganism），为在 25～37℃ 中适宜生长的微生物。自然界中大多数微生物属于嗜温微生物，口腔内微生物亦在此范畴中。细菌对温度的要求比较严格，某些微生物的代谢特性随温度变化而不同。但口腔菌丛对温度变化却具有一定的适应能力。虽然口腔中的平均温度为 37℃，但口腔内各区域的温度并不完全相同，在黏膜表面和人工修复的牙冠上，过冷或过热的饮食可使局部温度呈较大幅度的变化，如吃冰淇淋时，与冰淇淋接触的表面可呈 5℃，而喝热饮料时与其接触的表面温度可快速上升至 55℃ 左右，在冷热变化之间，几秒钟内表面的温度差几乎达 60℃。但事实证明口腔菌丛，尤其是黏膜表面和龈上菌斑中的细菌，在短时间内能够经受得住如此大幅度的温度变化。

2. 氧张力 细菌的生长需要气体如氧和二氧化碳，其中氧最为重要，细菌代谢所需的能量主要来源于其生物氧化作用，细菌获取能量的基质，亦即生物氧化的底物主要是糖类，通过糖的氧化得到能量，并以高能磷酸键（ADP、ATP）的形式储存能量。细菌在有氧或无氧条件下均可进行生物氧化，以无机物为受氢体的生物氧化过程称为呼吸，其中以游离氧为受氢体者称需氧呼吸，以其他无机化合物如硝酸盐、硫酸盐为受氢体者称厌氧呼吸；以各种有机物为受氢体者称发酵，厌氧呼吸和发酵均需在无氧条件下进行。

一般，可根据细菌对氧的敏感程度进行细菌分类：①绝对需氧菌（obligate aerobes）：需要游离氧作为受氢体（亦即电子受体），无氧就不能生长的细菌。②绝对厌氧菌（obligate anaerobes）：为在无氧环境中发酵生长，氧可抑制或杀灭的细菌。③兼性厌氧菌（facultative anaerobes）：为在合适的碳或其他能源存在时可在有氧或无氧中生长。亦即当环境中有氧存在时，它们可利用氧而生存，当环境中氧缺乏时，它们可靠厌氧发酵生存，这时其电子受体不是氧而是可利用的发酵底物。④耐氧厌氧菌（aerotolerant anaerobes）：耐氧，但不利用氧进行代谢作用，也能在厌氧和需氧的两种环境中生存。⑤微嗜氧菌（microaerophiles）：也称微需氧菌。这类细菌的生长需氧，但所需氧的浓度比正常低些，对需氧菌生长适合的浓度，对这类细菌抑制。口腔菌丛的主要成员为微需氧菌、兼性厌氧菌和厌氧菌。

口腔各个部位氧的浓度呈现很大差别，如舌背部和颊腭黏膜主要为有氧环境，化学性营养物质在这样的环境中可被氧化分解，从而支持依靠环境中氧化而摄取能量的需氧菌生长；牙周袋内氧张力相当低，为乏氧环境，有利于依靠营养物质无氧酵解而摄取能量的厌氧菌生存。

口腔不同部位其氧化还原电势（oxidation-reduction potential，Eh）也不同，舌前部表面的氧张力为 16.4%，后部表面为 12.4%，上颌颊皱襞为 0.3%。健康龈沟的氧化还原电势约为+75mV,牙周袋则为−50mV,由此可见颊皱褶和牙周袋为厌氧菌的生长提供了合适条件。从牙菌斑发育的过程中也可看到厌氧环境的逐步形成,初始发育的牙菌斑是以正氧化还原电势为特征的,即为需氧的环境。3~5天后由于菌斑中各种细菌的定植和生长,其氧化还原电势可逐渐降至负值而形成厌氧环境。Eh 的降低一方面是由于菌斑内兼性厌氧菌对氧的消耗以及可利用的氧被细菌代谢产物还原;另一方面,菌斑的生长成熟逐渐结成致密的结构而致外源性的游离氧难以直接渗透到菌斑深层。

3. pH 大多数口腔细菌在 pH 为中性(pH=7)的环境中生长得最好,从整体来看口腔可提供相对稳定的 pH 环境,其范围为 5.0~8.0,这一相对稳定的 pH 环境是通过唾液的缓冲系统和由唇、颊、舌所起的机械因素维持的。但在口腔某些微环境中有时可出现 pH 显著的变化,一般有以下 3 个主要影响口腔内 pH 的因素:①外源性物质:含糖软饮料和其他不同程度酸碱性的食物,尽管这些物质在口腔中停留时间较短,但它们能影响口腔中的 H^+ 浓度;②细菌发酵:由细菌糖酵解而产生的 H^+ 对牙菌斑有明显影响,当菌斑暴露在可发酵糖中数分钟之后,局部即出现 H^+ 浓度的升高,菌斑 pH 的急剧降低及持续发生则常可引起牙体硬组织的脱矿;③牙菌斑和唾液的缓冲能力:唾液为维持口腔和菌斑中 pH 稳定的重要因素,这一功能主要由碳酸盐缓冲系统实现,部分由磷酸盐缓冲系统及其他缓冲体系提供。碳酸盐缓冲系统是唾液中最重要的缓冲系统,其缓冲能力可随唾液腺的活动性增加而增强,尤其当唾液高流速时,其在唾液中的浓度可达 60mmol/L,足以中和口腔与菌斑中的酸性产物。在低唾液流速时主要为磷酸盐系统起作用,在未刺激唾液中其浓度峰值在 10mmol/L左右,但在刺激唾液中,其缓冲能力不大,该系统的功能主要是维持唾液中钙、磷离子的饱和。此外,唾液中所含尿素的浓度与血液相似,菌斑中许多细菌均具有尿素酶活性,可将尿素转化成氨,从而使菌斑的酸度得到中和。

4. 营养物质的利用 口腔中细菌对营养物质的利用与其所寄居的部位密切相关,如龈上菌斑中的细菌和栖息于黏膜表面的细菌,均沐浴在唾液中,其营养依靠外源性饮食和内源性营养物质来维持,内源性营养物质为唾液蛋白经酶降解后,以糖和氨基酸两个主要形式提供给细菌。龈下菌斑或牙周袋内的细菌沐浴在龈沟液内,由于龈沟液是从血浆衍生出来的炎症渗出液,故可认为龈下菌斑或牙周袋内的细菌沐浴在血浆之中,内源性营养物质可能是其最主要的营养来源。龈沟液内含有某些龈下菌斑细菌如牙龈卟啉单胞菌生长所必需的成分如氯化血红素(hemin)。此外,宿主的牙周组织本身也是龈下菌斑细菌的另一内源性营养来源,细菌的许多酶如胶原酶、透明质酸酶、蛋白酶、脱氧核糖核酸酶等均可降解牙周组织,而其分解产物也可被龈下菌斑中的细菌所利用。

(二)宿主固有因素

宿主的全身状况和口腔各部位的解剖形态及组织结构均对口腔生态系有一定的影响,如婴幼儿口腔内寄居的菌属与成年人不同,在 6 周~1 岁婴幼儿口腔内酵母菌的检出率达46.5%,而在成人则很少。在口腔黏膜光滑表面上细菌的定植较之牙表面沟裂中的定居困难得多。宿主唾液和龈沟液中的许多成分均能影响细菌与宿主间的相互作用,或促进细菌在口腔环境中生存,或阻止细菌在口腔环境中生存。

1. 抗体 唾液中抗体的主要类型为分泌型抗体 SIgA,这种抗体在唾液中有凝集口腔细菌的能力,使菌细胞较难黏附在口腔黏膜表面或牙硬组织表面。龈沟液中抗体的主要类型为 IgG,来自牙周组织和血浆中的浆细胞,在保持龈下菌丛的稳定和抑制其他细菌的定植上起调节素(opsonins)的作用。

2. 唾液蛋白质 某些唾液蛋白在防御细菌、真菌和病毒侵袭方面,以及在调节微生物对牙和软组织表面的定植方面起重要作用。在口腔黏膜表面上富含黏蛋白的唾液膜可看做为抵御病毒感染的屏障,某些唾液蛋白能减弱人类免疫缺陷病毒(HIV)的感染力。唾液对口腔细菌起着选择性培养基的作用,口腔菌丛的组成成分取决于不同类型的糖蛋白的支持。

唾液黏蛋白(包含两大类型黏蛋白 MGⅠ和 MGⅡ)对口腔细菌的生长具有选择性,将与人唾液黏蛋白相似的猪胃黏蛋白 MGⅠ作为唯一的营养,利用连续培养技术在限定性培养基中孵育血链球菌和变形链球菌,可看到前者生长而后者不生长,如将两者混合培养则呈现两者均生长的现象。不同的链球菌利用黏蛋白的能力与其水解杂多糖键以产生糖苷的能力相关,变异链球菌(变形链球菌)不能利用黏蛋白作为糖源而血链球菌则可以,这也是在富含黏蛋白的早期牙菌斑中,血链球菌为最早定植菌的原因之一。唾液中含有一种能凝集细菌的高分子量糖蛋白称之为非免疫性凝集素,不同的凝集素与不同的细菌呈弱交叉反应。凝集素也可影响到细菌对牙面的黏附。

唾液也含有许多对各种口腔细菌有非特异性抑制作用的成分,如溶菌酶、乳铁蛋白、乳过氧化物酶等。这些物质对口腔和牙菌斑的生态系有一定的影响,溶菌酶是一种能降解 G^+ 细菌细胞壁主要结构——肽糖(peptidoglycan)的酶,经其水解后,细菌因胞壁脆弱崩解而死亡。乳铁蛋白是与铁键合的蛋白质,Fe^{3+} 是重要的微生物营养物质,由于乳铁蛋白与其紧密的键合而使它不能被细菌利用,此现象被称为营养性免疫(nutritional immunity)。乳过氧化物酶(lactoperoxidase,LPO)与氰酸根(SCN^-),和来自细菌或白细胞生成的过氧化氢(H_2O_2)联合生成的次氰酸盐($OSCN^-$)能有效地抑制细菌的糖酵解酶,从而抑制细菌的生长。在天然情况下,当存在一定浓度的过氧化氢时,LPO 系统可以进入功能状态,并且借助于该系统的作用可影响口腔和牙菌斑生态系中微生物的组成。

唾液中还有一种来源于唾液腺腺泡细胞的高分子量蛋白质称唾液素(sialin),为含多种氨基酸(甘氨酸、精氨酸、赖氨酸)的碱性四肽物质,其化学性质属酰胺类,有氨基和羧基末端,易水解,水解产物即为组成该蛋白质的各氨基酸。唾液素经口腔细菌代谢产生碱性终末产物,从而起到调节口腔酸碱度的作用。唾液素在口腔中的含量很少,对其在口腔生态调节中的作用尚有争议。

(三)细菌因素

任何细菌能在口腔各部位表面寄居的先决条件是能够抵抗宿主防御系统对它们的干扰与抑制,如唾液的冲洗和咀嚼力的冲击;同时需对其所附着的组织面有足够的亲和力;此外,细菌间的协同或拮抗作用使正常菌丛维持稳定,这也是口腔生态系决定因素中的重要部分。

1. 细菌的黏附 关于口腔细菌黏附的机制研究颇多,已被阐明的学说有以下几个:

(1)钙桥学说:以电荷间的静电引力为依据解释细菌与上皮表面或牙表面之间的黏附现象,牙表面所覆盖的获得性薄膜来自唾液糖蛋白,其中的磺酰基团和羧基均带负电荷,口腔链球菌、乳杆菌等胞壁中的脂磷壁酸(lipoteichoic acid,LTA)的终末磷酸基团亦带负电荷,而唾液中含有最丰富的钙(Ca^{2+})可作为联结牙表面获得性薄膜与细菌之间的桥梁,而使细菌与牙表面亲和。该学说的主要实验依据为从变异链球菌株 BHT 提取的脂磷壁酸对羟基磷灰石有高度的亲和力,而用磷酸盐(pH 6.5)溶液可解脱这种吸附。在体外以钙和其他阳离子处理釉质表面可使黏附增加,而以阴离子处理却使之减少。

（2）脂磷壁酸-葡聚糖-葡糖基转移酶复合体学说：学者们发现在人和猴的口腔中有蔗糖存在时，牙菌斑中葡聚糖和脂磷壁酸量均增多，无蔗糖存在时，这两种物质的量均少，并且将预先合成好的葡聚糖加入体外黏附系统中并不促进黏附，而如将葡聚糖和对其起催化作用的葡糖基转移酶同时加入，则促进黏附。近年来，国内学者在对口腔链球菌菌体表面葡糖基转移酶受体的体外实验研究中发现，脂磷壁酸抗血清可以明显抑制葡糖基转移酶与远缘链球菌或血链球菌的连接，从而提出菌体表面的脂磷壁酸和葡聚糖可能是葡糖基转移酶的受体，这些受体将三者结合成复合体，在细菌的黏附中起作用。

（3）识别系统学说：Gibbons（1984 年）认为，细菌对口腔组织附着的高度特异性提示其中有一个复杂的识别系统参与，例如变异链球菌和血链球菌对牙体硬组织表面最亲和，而唾链菌则多黏附于舌背和黏膜上皮。Gibbons 将细菌体表这一特异性的配位体（specific ligands）称为附着器（adhesions），并发现细菌的附着器常具有类植物凝集素（lectin-like）或疏水的特性，它们常存在于细菌表面丝状的结构如菌毛或纤毛中。牙或黏膜表面与细菌附着器起作用的分子称为受体（receptors），细菌细胞附着的部位称为结合部位（binding site）。口腔中的细菌借助于范德华力的吸引，使其与牙或黏膜表面呈松散的附着，这种力量不足以使细菌在其上定植，又由于细菌和宿主各部位的表面均带负电荷而相互排斥，故细菌常位于距组织表面约 10nm 处而不是直接吸附于其上，但借助于细菌表面的附属装置或结构如菌毛等的植物凝集素作用或疏水性能，可在细菌与宿主表面之间形成氢键或疏水键，而将两者联结起来，这时细菌才对所寄居的表面呈亲和状态，这种亲和力绝不是由单独一个附着器与单独的受体分子键合而体现出的，而是组织表面拥有相当密度的受体分子地区，足够与多数量的细菌附着器起键合反应，并且这个反应能够超过布朗运动（由于热引起的悬浮微粒的跳跃运动）与天然表面排斥细菌的负静电能时，才会出现稳定的黏附。

近年来研究认为，细菌的黏附为细菌表面蛋白样成分的粘结素以立体化学的特异方式键合到组织表面的特异受体上。随着分子生物学技术的发展，对口腔细菌黏附的分子生物学机制研究已有新的进展，已经发现许多口腔细菌表面有蛋白样物质参与黏附，这种物质被称为粘结素（adhesin），并发现这些粘结素以植物凝集素样的成分存在于菌毛中，与宿主组织表面的糖蛋白或糖脂的受体结合。近年来，国内学者研究了唾液成分对变异链球菌族中不同菌株黏附的促进，发现不同的唾液成分促进了不同菌株的黏附，表明各菌株独具各自的粘结素，黏附到实验性唾液膜的不同受体上。目前已阐明口腔内主要细菌的粘结素和受体，如变异链球菌的粘结素为几种蛋白，受体为 300kD 的黏蛋白、淀粉酶和富脯蛋白；远缘链球菌的粘结素为结合葡聚糖的蛋白，受体为葡聚糖；黏性放线菌的粘结素为Ⅰ型或Ⅱ型菌毛，受体分别为富脯蛋白、富酪蛋白和半乳糖残基。某些 G^- 菌厌氧杆菌的粘结素为植物凝集素样蛋白，受体为 β-半乳糖苷。

2. 细菌间作用 细菌对口腔各部位表面的黏附固然是口腔和牙菌斑生态系中的重要因素，而细菌相互间的吸附对生态系也有不可忽视的影响。一般同种类型菌细胞之间的吸附被称为聚集（aggregation），而两种不同类型菌细胞之间的吸附被称为共聚集（co-aggregation），通过聚集作用或共聚集作用，在生态系中出现了细菌间的协同、竞争和拮抗，如此以维持口腔生态系或牙菌斑生态系的动力平衡状态。细菌间的聚集或共聚集受到环境中可利用的营养物质如菌细胞外多糖、唾液糖蛋白以及细胞-细胞间直接结合作用的影响，如变异链球菌在牙面上的定植需依靠早期定植的血链球菌，提供葡聚糖和氨基苯甲酸。许多 G^+ 菌和韦荣菌能合成维生素 K_3 供给牙龈卟啉单胞菌和中间普氏菌利用,而链球菌和放线菌发酵糖所产生的乳酸又可为韦荣菌和奈瑟菌提供能源。学者们曾发现某些血链球菌与黏性放线菌及内氏放线菌之间、球杆菌与韦荣菌之间、变异链球菌与奈瑟菌之间均存在特异性的共聚集反应。在某些细菌之间的共聚集呈高度的菌株特异性,近年的分子生物学研究阐明了这个特异性是基于细菌的粘结素和受体的化学本质。凭借共聚集作用可使某些对口腔表面或牙表面无亲和力或少亲和力的细菌参与到口腔正常菌丛或牙菌斑中,如韦荣菌依靠与黏性放线菌的共聚集而黏附在牙表面上。在利用环境中的营养物质方面,细菌间存在着竞争,竞争的结果取决于细菌对营养物质所含成分的亲和力,如变异链球菌对蔗糖的利用就强于黏性放线菌,这是因为前者具有一个与蔗糖高度亲和的磷酸转移酶系统(phosphotransferase system,PTS)。

细菌间的拮抗对维持正常菌丛的生态平衡亦起着重要作用,如早期定植在牙菌斑中的血链球菌所产生的过氧化氢在维持菌斑的氧化还原电势中起作用,并可抑制其他细菌如金黄色葡萄球菌、放线菌的生长。某些细菌产生的杀菌素(bacteriocins),为可键合到靶细菌细胞壁上的肽或小分子蛋白质,其杀伤靶细菌的能力具有高度选择性,如变异链球菌的杀菌素——变链素杀伤变异链球菌族中的其他细菌和与其共生的血链球菌,而血链球菌的杀菌素——血链素,能抑制金黄色葡萄球菌和 A、B 族链球菌,在体外实验中发现其对牙周病相关的细菌如牙龈卟啉单胞菌、伴放线菌嗜血菌(*Haemophilus actinomycetemcomitans*,Aa)、中间普氏菌和具核酸杆菌等的生长也有着抑制作用。

(四)宿主可控制的因素

人类有意识的可控因素主要指饮食习惯与口腔卫生。饮食中糖摄取的频率、总量以及摄取的方式,均对口腔特别是牙菌斑中的生态有显著的影响。牙菌斑中许多细菌均能发酵蔗糖产生有机酸,降低菌斑 pH,使菌斑的致龋倾向增强。人们的口腔卫生习惯有明显的影响口腔和牙菌斑生态系的能力,如用机械的菌斑控制方法将菌斑中多数细菌和菌细胞外基质移去时,不仅细菌的数量下降而且细菌的定植过程和菌斑的成熟均需重新开始。所以良好的口腔卫生可使菌斑的发育得到适当控制,从而有利于口腔健康的维持。

第二节 牙菌斑与生物膜

人们对牙菌斑的认识随着科学技术的进展而逐渐深入,G. V. Black(1898 年)首先把菌斑(plaque)这个名词介绍到口腔医学中,把黏附在牙表面上的细菌团块称为牙菌斑,当时口腔微生物学界对这个名词内涵的理解不足,特别是它与牙齿疾病的关系,直到 Löe 才较恰当地给牙菌斑以明确的定义:在牙或修复体上软而未钙化的细菌沉积物。而后学者们为了澄清对牙菌斑的错误概念更具体地提出牙菌斑的定义:堆积在牙表面或其他硬的口腔结构上,不能被中度水喷冲去的细菌团块,可被中度水喷冲去的物质是软垢,而不是菌斑。

近年来,随着分子生物学技术的引进和激光共聚焦扫描显微镜的应用,使人们对牙菌斑的结构和本质的了解更趋深入。认识到牙菌斑并不仅仅是附着于口腔硬组织表面未钙化的细菌团块,而是能容纳多种多样菌丛生存的生物膜(biofilm)。所谓生物膜是指微生物群落与胞外基质相互连接而在介质表面形成的生态环境。生物膜是有通道和空隙的开放性立体结构,其中所包含的细菌不是以独立的实体生存着,而是相互有序地生存于立体的空间;是有代谢能力的微生物群整体，并置身于由多糖、蛋白质和矿物质组成的基质中；在生物膜内有对不同细菌生长所需的广阔生境，如需氧菌可为厌氧菌制造生存的条件；有充分的代谢能力，如细菌间的协同作用可降解宿主复杂的大分子营养物质为众多细菌共享；对环境压力和抗生素的抵抗性增加从而促进细菌的致病力，凭借着细菌群体效应，就可使一个对抗生素敏感的细菌成为对抗生素耐药的细菌。因而生存于生物膜中的细菌较其在液体培养基内浮游态细菌对抗生素更具抵抗性。这些特性均启示人们需从生物膜的角度去研究口腔中菌斑感染的疾病，探寻新的防治策略。

生物膜的发育有 5 个阶段：①首先在表面上形成条件薄膜（conditioning film），所谓"条件"是指在薄膜中存有对某些微生物的特异性受体，可选择性地接纳某些微生物，例如，在牙齿表面由唾液中来的糖蛋白组成的薄膜，在牙菌斑生物膜发育中称为获得性薄膜；②细菌分子对宿主表面的吸附；③同种细菌间的聚集和异种细菌间的共聚集；④各菌属、种的增殖；⑤细菌从生物膜脱附着，传播或再定植到其他部位。牙菌斑的形成完全符合生物膜发育的模式，因此，无论从结构上或发育模式上均可以认为牙菌斑是典型的生物膜。

一、牙菌斑生物膜的形成

牙菌斑最常见于口腔卫生措施难以达到的地方，如牙的殆面窝沟，两牙邻接面接触点下方。在黏膜表面存在着上皮细胞持续的脱屑和唾液的流动，使细菌难以附着，但在牙体表面不存在这些情况，因此菌斑多存在于牙面上。牙菌斑的形成是凭借牙表面和唾液以及口腔细菌间相互复杂的作用，并且是个动态的过程。一般将牙菌斑的形成过程概括为 3 个阶段，即牙面上获得性薄膜的覆盖、细菌附着与菌斑生物膜成熟。

（一）牙面上获得性薄膜的覆盖

菌斑形成的初始为牙面上覆盖有一薄层主要由唾液糖蛋白构成的薄膜，在牙面彻底清洁后，唾液的一些成分就会很快地吸附其上，而形成一层结构均匀无细胞的薄膜，厚度约为 $1 \sim 10 \mu m$，龈缘区的膜相对牙尖区较厚。对此薄膜的化学分析表明，其成分大致与唾液相似，含有黏蛋白、糖蛋白和免疫球蛋白等，其中部分成分能促进细菌对牙表面的黏附，如富脯蛋白。而获得性薄膜的另一个主要作用为选择性吸附能力，薄膜中一些唾液分子与细菌表面分子相互作用的特异性即黏附受体与粘结素之间的键合决定细菌附着的选择性，从而表现为某些细菌与口腔各部位或牙表面的高度亲和力。

（二）细菌附着

在细菌黏附和聚集中起主要作用的分子为蛋白质、多糖、脂磷壁酸等物质。

1. 蛋白质 细菌通过其本身的表面蛋白（粘结素）与牙表面获得性膜上的唾液蛋白（受体）的相互作用即蛋白质-蛋白质的作用机制来实现细菌对牙表面的定植。

变异链球菌菌体胞壁表面有多种蛋白成分，如葡糖基转移酶（glucosyl transferases，GTF）、果糖基转移酶（fructosyl transferases，FTF）、葡聚糖结合蛋白（glucan-binding protein，GBP）和细胞表面蛋白抗原Ⅰ/Ⅱ（或称为 P1 抗原、PAC 抗原），可直接介导细菌与牙表面获得性膜中的唾液糖蛋白作用从而黏附其上。

细菌表面的丝状附属器称为菌毛，对细菌在牙面或上皮细胞的黏附以及细菌的聚集有重要作用。黏性放线菌依靠菌毛中的蛋白质与获得性膜上的唾液富脯蛋白通过蛋白质-蛋白质作用机制而使细菌黏附在牙面上。唾液中的富脯蛋白、富酪蛋白为黏性放线菌Ⅰ型菌毛的受体。

2. 多糖 牙菌斑中的多糖为促进细菌在牙面上定植的主要物质,由变异链球菌胞外葡糖基转移酶合成的葡聚糖有两种:主要含 α-1,6 糖苷键的水溶性葡聚糖(dextran)和主要含 α-1,3 糖苷键的水不溶性葡聚糖(mutan)。前者在菌细胞聚集中起作用,并能作为菌细胞胞外能源贮库,诱导引物依赖性葡糖基转移酶合成不溶水葡聚糖以促进变异链球菌的黏附,而细菌合成的水不溶性葡聚糖越多,黏附力也越强。

不同种细菌之间可通过植物凝集素——糖(lectin-carbohydrate)的作用机制相互聚集,典型的范例为牙菌斑中早期定植菌——血链球菌和黏性放线菌之间的特异性聚集,某些血链球菌的胞壁中存在含半乳糖的多糖,而黏性放线菌Ⅱ型菌毛具有对热和蛋白敏感的植物凝集素,不仅可和哺乳动物细胞表面的含糖蛋白的半乳糖和 N-乙酰半乳糖受体结合,也可和其他放线菌或链球菌细胞表面的乳糖结合起聚集反应。牙菌斑中的某些细菌可在两株相互不起作用的细菌间起着搭桥的作用,如血链球菌的某些菌株能将互不聚集的内氏放线菌和龋齿罗氏菌(*Rothia dentocariosas*)之间搭桥使它们聚集在一起,由此可导致菌斑中多种属细菌的聚集,学者们认为这种作用是菌斑成熟的主要机制,并由此展示菌斑细菌组成的多样化(图 1-1)。

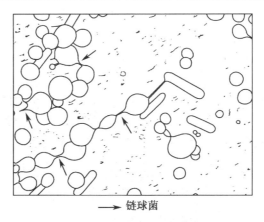

→ 链球菌

图 1-1　菌斑初始细菌附着

3. 脂磷壁酸 (lipoteichoic acid, LTA) 为 G⁺ 细菌胞壁、胞膜和荚膜上含磷酸残基的聚合物,其主要结构是由 16～40 个单体组成的 1,3-链聚磷酸甘油骨架,甘油残基上可连有 D-丙氨酸、类脂、盐类和糖基。磷酸二酯键与胞膜结合的类脂为脂磷壁酸分子的疏水部分,而磷酸甘油酯构成其亲水部分,故脂磷壁酸是个双性体分子物质。内源性脂酶可使其脱酰而失去与胞膜结合的类脂,脱酰后很易于释放,因此,脂磷壁酸可位于菌细胞膜、细胞壁和细胞外。在许多 G⁺ 细菌,尤其在变异链球菌培养物的上清液中可检测到脂磷壁酸,胞外的脂磷壁酸与葡糖基转移酶有亲和力,学者们认为脂磷壁酸和葡糖基转移酶上均有葡聚糖受体,从而使这三者结合成复合体在细菌的黏附中起作用。此外带负电荷的细菌脂磷壁酸的终末磷酸基团借助钙桥与获得性膜上带有负电荷糖蛋白的磺酰基团羧基结合也有助于细菌紧密黏附于牙面。

当获得性薄膜覆盖牙面后,漂浮在口腔内的细菌即陆续附着其上,最早定植在获得膜上的细菌被称为先锋菌,许多研究证明链球菌属中的血链球菌为牙表面最早的定植者,在菌斑形成 2～6 小时内血链球菌明显增多,6～24 小时后渐少。有人从 1～5 岁儿童乳牙上采集菌斑标本,亦显示 1 天~1 周的早期菌斑中血链球菌为可培养菌中的优势菌。先锋菌初始定植后出现快速生长态势,链球菌生长成链并开始与牙表面垂直,由此导致牙表面环境的改变,从而允许新的不同种属的细菌进入发育中的菌斑,这些后继菌中包含放线菌和韦荣菌,此即为生态连续。对菌斑形成的组织学和其代谢的研究提示,菌斑厚度的增加系由于细菌的繁殖,其中包含细菌对牙表面的黏附以及细菌间的聚集和共聚集。通过这些作用菌斑内拥有大量细菌,其数量可达每克牙菌斑内有 10^{11} 个细菌。

(三)菌斑生物膜成熟

当纤毛菌定植于菌斑后替代了原先栖息在菌斑深层的链球菌并与牙面垂直排列呈栅栏状结构,遂使菌斑内氧含量减少,氧化还原电势降低,而有利于厌氧菌的生长,致密的菌斑日渐增厚。一般,学者们认为成熟菌斑的标志是栅栏状结构,出现在菌斑形成的第 5~6 天,并可看到谷穗样结构,在成熟的菌斑内无论细菌的数量或组成比例均趋于稳定的极期群落状态。从菌斑组织学的光镜下可看到成熟的菌斑结构,基本分为 3 层:①基底层为无细胞的均质结构,HE染色为粉红色,系获得性薄膜组成;②细菌层位于中间地带,含球菌、杆菌、丝状菌,丝状菌彼此平行且与牙面垂直呈栅栏状,其中间堆集有大量的球菌和短杆菌;③表层主要含松散在菌斑表面的 G^+ 或 G^- 球菌和短杆菌,脱落的上皮和食物残屑以及衰亡的细胞(图 1-2,图 1-3)。

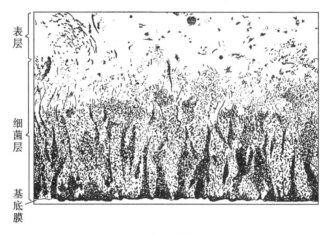

图 1-2　成熟菌斑切面图

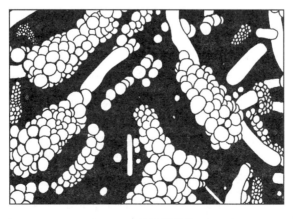

图 1-3　谷穗样结构

二、牙菌斑生物膜的分类

一般常按牙菌斑所在的部位进行分类,位于龈缘上方牙的冠部或修复体冠部的菌斑为龈上菌斑,位于龈缘下方者为龈下菌斑。

(一)龈上菌斑

龈上菌斑(supragingival plaque)为附着在牙表面或修复体表面的非钙化的细菌团块,其中 G$^+$ 菌占多数。由于牙体解剖形态的特殊性而使光滑牙面和点隙裂沟上的菌斑组成不尽相同。

1. 光滑牙面菌斑 在光滑牙面上 1g 湿重的菌斑内含活菌 $10^{10} \sim 10^{11}$ 个,这个数量约为唾液菌数的 $100 \sim 1000$ 倍,其中优势菌为链球菌,约占可培养菌总数的 28%。菌斑中常见的链球菌为轻链球菌、血链球菌、变异链球菌和唾液链球菌。此外,还有放线菌、韦荣菌和奈瑟菌等。菌斑的年龄或宿主的饮食均可影响这些菌在菌斑中的数量和分布。

2. 点隙裂沟菌斑 牙体硬组织结构中天然存在的点隙裂沟是口腔卫生措施不易达到的地方,利于细菌及其代谢产物和食物残屑的滞留,故点隙裂沟菌斑中的细菌组成不同于光滑面菌斑,虽然大部分亦为 G$^+$ 球菌,但变异链球菌数量比光滑面多,并且在成熟的裂沟菌斑中的优势菌有从链球菌向乳杆菌转变的趋势。

(二)龈下菌斑

龈下菌斑(subgingival plaque)为位于龈缘下的菌斑。由于龈上与龈下菌斑所处的生态环境和营养来源完全不同,其细菌的组成亦不相同。龈下菌斑是处于龈沟或牙周袋这一盲袋样结构中,很少受自洁作用的影响,是一个相对稳定的环境,有利于细菌的存留,龈沟内来自组织液的丰富营养物质或牙周组织被细菌酶瓦解后的产物均有利于细菌的生存,龈沟或牙周袋的氧化还原电势较低更利于厌氧菌的生长。一般情况下,在龈下菌斑中厌氧菌约占可培养总菌的 25%,兼性厌氧菌约占 75%,但当发生龈炎或牙周炎时厌氧菌的比例随疾病严重程度而渐升高。根据菌斑是否附着于牙表面又分为附着性和非附着性龈下菌斑。

1. 附着性龈下菌斑(attached subgingival plaque) 附着于牙根面或牙结石表面,可能系龈上菌斑在龈沟或牙周袋内的延续,主要含 G$^+$ 球菌和血链球菌、轻链球菌,G$^+$ 杆菌如放线菌、内氏菌、丙酸菌等,也可见到少数 G$^-$ 球菌和杆菌。

2. 非附着性龈下菌斑(unattached subgingival plaque) 为不附着于牙面或牙根面,却与结合上皮和龈沟上皮直接接触的菌斑,其中主要细菌为 G$^-$ 厌氧菌和螺旋体、新月形单胞菌、二氧化碳噬纤维菌等能动菌属,它们浮游地生活于附着性菌斑外表面和龈沟上皮之间,细菌本身及其代谢产物可直接损伤上皮下结缔组织,引发牙周组织炎症。

三、牙菌斑生物膜的成分

牙菌斑由细胞和非细胞成分组成,在菌斑中 80% 为水分,20% 为固体,在固体物质中 45% 为蛋白质,15% 为糖,12% 为脂肪。

(一)细胞成分

牙菌斑的细胞成分主要为细菌和蛋白质。

1. 细菌 牙齿的表面不同于口腔黏膜表面,前者虽处于唾液环境中时常受到唾液的冲洗,但其表面不可能更新,因此有大量细菌堆集其上,后者由于上皮细胞的脱落而使细菌陆续减少。龈上菌斑的主要细菌为微需氧菌和需氧菌,随着菌斑的成熟亦有兼性厌氧菌,菌属有链球菌、放线菌、奈瑟菌、乳杆菌等;龈下菌斑中主要细菌为厌氧菌,如拟杆菌、梭形菌、韦荣菌、消化链球菌等。值得注意的是,在牙列不同部位上菌斑的细菌成分不相同,如邻面相比裂沟有较高比例的放线菌,而裂沟内则以链球菌占多数。不同个体的同一健康牙面上所检出的菌斑细菌成分基本相同,而同一个体的不同部位上检出的菌斑细菌成分却不相同。

2. 蛋白质 蛋白质虽为牙菌斑细胞部分的主要组成,但含量却较低。其主要来源为宿主的唾液和血清,少量来源于口腔菌丛。在龈上菌斑中来源于唾液的蛋白质有糖蛋白、淀粉酶、溶菌酶、乳铁蛋白、乳过氧化氢酶、SIgA、IgG 和各种蛋白酶。来源于龈沟液的蛋白质有白蛋白、IgG、SIgA、C3 和 α-巨球蛋白。来源于细菌的有葡糖基转移酶、透明质酸酶、胶原酶等。

(二)非细胞成分

牙菌斑的非细胞成分主要为糖、脂肪和无机物。

1. 糖 糖是组成菌斑基质的主要成分,以聚合物的形式存在于菌斑中,如葡聚糖和果聚糖。葡聚糖中主要由 α-1,6 键组成者为水溶性糖,由 α-1,3 键组成者为水不溶性糖。在菌细胞壁成分中也含有异种多聚糖如抗原性糖、脂多糖,某些放线菌和乳杆菌合成的囊状物,内含氨基己糖的胞外多糖。菌斑内的糖也可由细菌胞内多糖聚合而成,许多菌斑内微生物产生与糖原或支链淀粉相似的胞内糖,其特征为与碘键合,也即嗜碘糖。由于在细胞内产生过剩和菌细胞死亡或分解,胞内糖和胞壁糖可释出到菌斑中。

2. 脂肪 菌斑内的脂肪可能是从宿主或菌斑中的 G⁻ 菌衍生的磷脂,由于它们与钙、磷等离子具有亲和力,故在菌斑的矿物化方面可能起着一定作用,但对其具体机制仍有待进一步的了解。

3. 无机物 菌斑中含钙、磷、氟等无机离子,它们在菌斑中的浓度远比唾液中高,并且它们可能与其他的无机成分以盐的形式键合在菌体表面或胞外多糖上。

第三节 口腔正常菌丛

口腔菌丛是人体各种菌丛中最复杂的一种,目前已可从口腔中分离出 500~700 种不同的细菌,还有更多数量的菌种在目前的技术条件下尚无法培养获得。随着研究技术的发展,大量分子生物学手段的应用,研究者们通过非培养的方法已能从口腔环境中检测出多达 26 202 条不同菌种的基因信息,这些成果极大地丰富了口腔微生物学的研究内容。然而在对微生物致病性方面的研究中,为深入探索不同微生物的致病机制,研究者们仍需通过培养的方法分离纯化特定的微生物种群,本节主要介绍目前可从口腔中分离获得纯培养有代表意义的微生物种属。

一、口腔正常菌丛的来源与类型

(一)口腔正常菌丛的来源和成立

婴儿的口腔在母体中是无菌的,在初生 6 小时之内仅可在口腔中发现很少数量的细菌,可能是来源于母亲的产道,如大肠杆菌和链球菌等均系妇女产道中的常居菌。从出生6～10小时之间口腔细菌快速增多。随着对婴儿的喂养和看护,母亲和近亲口腔中的微生物可传播到婴儿口腔中,此后细菌的种类增多,菌丛的成分也趋向复杂。一项对0～12个月婴儿口腔内菌丛的研究报道表明,所有12个月婴儿口腔内均有链球菌、葡萄球菌、韦荣菌和奈瑟菌,半数以上婴儿口腔标本中可培养出放线菌、乳杆菌、诺卡菌(Nocardia)和梭杆菌,不到半数的1岁婴儿口腔中可分离出念珠菌、纤毛菌、棒状杆菌和类大肠杆菌。在整个研究期间链球菌一直是优势菌,随着牙的萌出,放线菌和梭杆菌的检出率增加,在牙萌出前检不到对牙表面有亲和力的血链球菌和变异链球菌。对学龄前儿童口腔微生物丛的研究发现,其组成基本与成人相近似,但罕有产黑色素菌群,在5岁年龄组仅从18%～40%的儿童口腔中可检到此菌群,并且螺旋体的检出率也低,但13～16岁儿童中常可检到产黑色素菌群,并且螺旋体的数量亦随年龄增长而增加。在此期间宿主饮食习惯,牙齿结构和唾液功能等均可影响正常菌丛的组成。进入成年期后牙龈和黏膜的结构均不如青壮年坚实,牙和牙龈以及黏膜的疾病较之前增多,正常菌丛中的某些常居菌比例过多而导致内源性感染如牙周炎。进入老年期后咀嚼器官的老化、牙的脱落而使与牙有亲和力的细菌如血链球菌、变异链球菌逐渐减少,在无牙殆的口腔中检不到这两种细菌。而当口腔内戴有义齿时,这些菌又出现在正常菌丛中。因此可以认为,口腔正常菌丛的建立和演化均与宿主的年龄、饮食习惯、咀嚼器官的健全有密切联系。

(二)菌丛的类型

近年Walter J. Loeshe将口腔菌丛划归为固有菌丛、增补菌丛和暂时菌丛三种类型。

1. 固有菌丛(indigenous flora) 包含常以高数量(大于1%)存在于某个特殊部位上的菌属,如在龈上菌斑中或舌表面。这些菌属与宿主结成稳定的相互关系,其中主要为兼性厌氧菌和厌氧菌,宿主的体温37℃适于它们生长,宿主的饮食可供给其丰富的有机物质。固有菌丛中的成员多为链球菌、放线菌和奈瑟菌。

2. 增补菌丛(supplemental flora) 包含常居的,但是以低数量(小于1%)存在的菌属,当环境改变时可以成为固有菌。例如乳杆菌属常以低水平存在于菌斑中,当在这个菌斑下发生龋时,菌斑pH降低而偏酸性时,耐酸的乳杆菌数就可在菌斑中显著上升,在这种条件下可以认为乳杆菌为菌斑中增补的固有菌。由此可以认为,菌斑中的增补菌丛包含着大多数能起致病作用的常居菌。

3. 暂时菌丛(transient flora) 是指口腔中的过路细菌。食物和饮水中的细菌可短暂地存在于口腔中,这些细菌不具备与口腔环境抗争的机制,它们转瞬即逝。这种类型菌丛的致病性对医学颇为重要,如它们附着于肠道黏膜表面可由暂时菌转成为优势菌而引起肠道感染,但在牙菌斑中它们不呈现致病性,有时常可从根尖周、冠周和牙周脓肿中分离出此类菌。

二、口腔正常菌丛成员

口腔正常菌丛中常居菌的种属颇多,各菌属的分类也越来越细,为便于了解这些常居菌群的概貌,本节从细菌的生物学特性和致病性两方面阐述与人体(主要是与口腔疾病)相关的菌属。本节所述各菌属分类表参见表1-1。

表1-1　口腔常见菌属分类表

门(phylum)	纲(class)	目(order)	科(family)	属(genus)
放线菌门 Actinobacteria	放线菌纲 Actinobacteria	放线菌目 Actinomycetales	放线菌科 Actinomycetaceae	放线菌属 *Actinomyces*
			棒杆菌科 Corynebacteriaceae	棒杆菌属 *Corynebacterium*
			微球菌科 Micrococcaceae	罗氏菌属 *Rothia*
			丙酸杆菌科 Propionibacteriaceae	丙酸杆菌属 *Propionibacterium*
厚壁菌门 Firmicutes	芽胞杆菌纲 Bacilli	芽胞杆菌目 Bacillales	葡萄球菌科 Staphylococcaceae	葡萄球菌属 *Staphylococcus*
		乳杆菌目 Lactobacillales	肠球菌科 Enterococcaceae	肠球菌属 *Enterococcus*
			乳杆菌科 Lactobacillaceae	乳杆菌属 *Lactobacillus*
			链球菌科 Streptococcaceae	链球菌属 *Streptococcus*
	梭菌纲 Clostridia	梭菌目 Clostridiales	梭菌科 Clostridiaceae	梭菌属 *Clostridium*
			真杆菌科 Eubacteriaceae	真杆菌属 *Eubacterium*
			消化链球菌科 Peptostreptococcaceae	消化链球菌属 *Peptostreptococcus*
			韦荣菌科 Veillonellaceae	新月形单胞菌属 *Selenomonas*
				韦荣菌属 *Veillonella*
拟杆菌门 Bacteroidetes	拟杆菌纲 Bacteroidetes	拟杆菌目 Bacteroidales	拟杆菌科 Bacteroidaceae	拟杆菌属 *Bacteroides*
			卟啉单胞菌科 Porphyromonadaceae	卟啉单胞菌属 *Porphyromonas*
			普雷沃菌科 Prevotellaceae	普雷沃菌属 *Prevotella*
	黄杆菌纲 Flavobacteria	黄杆菌目 Flavobacteriales	黄杆菌科 Flavobacteriaceae	二氧化碳噬纤维菌属 *Capnocytophaga*

续表

门（phylum）	纲（class）	目（order）	科（family）	属（genus）
梭杆菌门 Fusobacteria	梭杆菌纲 Fusobacteria	梭杆菌目 Fusobacteriales	梭杆菌科 Fusobacteriaceae	梭杆菌属 *Fusobacterium*
				纤毛菌属 *Leptotrichia*
变形菌门 Proteobacteria	β-变形菌纲 Betaproteobacteria	奈瑟菌目 Neisseriales	奈瑟菌科 Neisseriaceae	奈瑟菌属 *Neisseria*
	ε-变形菌纲 Epsilonproteobacteria	弯曲菌目 Campylobacterales	弯曲菌科 Campylobacteraceae	弯曲菌属 *Campylobacter*
			螺杆菌科 Helicobacteraceae	沃廉菌属 *Wolinella*
	γ-变形菌纲 Gammaproteobacteria	巴斯德菌目 Pasteurellales	巴斯德菌科 Pasteurellaceae	放线杆菌属 *Actinobacillus*
				聚集杆菌属 *Aggregatibacter*
				嗜血菌属 *Haemophilus*
		假单胞菌目 Pseudomonadales	莫拉菌科 Moraxellaceae	莫拉菌属 *Moraxella*
螺旋体门 Spirochaetes	螺旋体纲 Spirochaetes	螺旋体目 Spirochaetales	螺旋体科 Spirochaetaceae	密螺旋体属 *Treponema*
柔膜菌门 Tenericutes	柔膜菌纲 Mollicutes	支原体目 Mycoplasmatales	支原体科 Mycoplasmataceae	支原体属 *Mycoplasma*

（一）链球菌属

链球菌属（*Streptococci*）为一群 G^+ 球菌,在人类和动物体内广泛存在,其中多数为正常菌丛的成员,某些少数细菌可引起人类疾病,甚至死亡。链球菌的一般生物学特性为 G^+ 球形或卵圆形细菌,直径 $0.7\sim0.9\mu m$,成链状或成对排列,在显微镜下可看到很好地呈链状的链球菌。触酶试验阴性。在血琼脂上生长良好并产生三种溶血形式,据此将其分为三种类型:①α-溶血型链球菌,又称草绿色链球菌,即为在菌落周围有一狭窄的部分溶血的草绿色溶血圈,口腔和牙菌斑内的链球菌多属此型;②β-溶血型链球菌,为在菌落周围有一宽的透明的完全溶血圈,生脓链球菌属此型;③γ-溶血型链球菌,为在菌落周围无溶血现象,为不溶血型链球菌。口腔和牙菌斑内也有少数这种类型的细菌。

Lancefield 根据细菌胞壁上糖抗原的血清学反应对链球菌的分型有助于了解细菌的毒力,约有 20 个 Lancefield 群被微生物学者发现,它们是 A-H 群、K-Y 群,但不是所有的群均为人类的病原菌,与人类或动物相关的群为:①A 群,包含重要的人类致病菌生脓链球菌;②B 群,包含寄居在女性生殖道中的可引起子宫内感染的一种链球菌——乏乳糖链球菌(*S. agalactiae*);③C 群,主要引起动物疾病;④D 群,是仅次于 A 群毒力的人类致病菌如粪链球菌(*S. faecalis*),近年将此菌归属于肠球菌属,改称为粪肠球菌(*E. faecalis*)。

1. 口腔链球菌（Oral streptococci） 为一群带有各种各样特征的链球菌群,因此它们的命名经常变动。Jeremy M Hardie 在 Bergey 手册第 2 卷(1986 年)中,将常见于人类和其他动物口腔和上呼吸道中的链球菌归纳为口腔链球菌属,其属下菌群的分类见表 1-2。

表 1-2 口腔链球菌属的菌群分类

组群(group)		菌种(species)		
Mutans group	变异链球菌群	*S. mutans*	变异链球菌	血清型 c. e. f
		S. sobrinus	远缘链球菌	血清型 d. g
		S. cricetus	仓鼠链球菌	血清型 a
		S. ferus	野鼠链球菌	
		S. macacae	猕猴链球菌	
		S. rattus	大鼠链球菌	血清型 b
		S. downei	汗毛链球菌	血清型 h
Salivarius group	唾液链球菌群	*S. salivarius*	唾液链球菌	
		S. vestibularis	前庭链球菌	
Anginosus group (原 *S. milleri*)	咽峡菌群(原米勒链球菌)	*S. constellatus*	星群链球菌	
		S. intermedius	中间链球菌	
		S. anginosus	咽峡链球菌	
Mitis group	轻链球菌群	*S. sanguinis*	血链球菌	
		S. gordonii	戈登链球菌	
		S. parasanguinis	副血链球菌	
		S. oralis	口腔链球菌	
		S. mitis	轻链球菌	
		S. cristatus	嵴链球菌	

(1)变异链球菌群(*Mutans Streptococci*)为一群表型近似而遗传型各异的链球菌,由于在含葡萄糖培养基中菌体可变长而命名为变形链球菌,常居于牙菌斑和唾液中。按其拉丁学名 *Mutans Streptococcus* 译名变异链球菌群,而口腔医学界中称其为变形链球菌群,在 2006 年口腔微生物译名会决定其译名为变形(异)链球菌群简称变链菌群。

1)生物学特性:是直径为 0.6~1.0μm 的 G⁺ 球菌,有时呈椭圆形,链状排列,在液体培养基中呈长链。属微需氧菌或兼性厌氧菌,适于生长的培养基为轻唾琼脂培养基(Mitis Salivarius Agar),简称 MS 培养基。在 MS 琼脂平板上变链菌菌落呈 0.5~1mm 淡蓝色,嵌入琼脂,质硬,颗粒型菌落表面粗糙,中央有黏液状水滴出现,系为胞外多糖,黏液型菌落呈直径为 1~2mm 的淡蓝色半透明的黏性状态。此菌群不属于 Lancefield 组群中的任何一群,根据胞壁多糖抗原的血清学反应可分为 a、b、c、d、e、f、g、h 8 个血清型,各血清型均有其特异性抗原,也存在交叉反应,交叉抗原为 c/e/f 和 a/d/g/h 以及 b 三大类型。变异链球菌根据细菌菌体中 DNA 鸟嘌呤和胞嘧啶[DNA(G+C)mol%]含量的不同被分为 7 个菌种,即变异链球菌(S. mutans)、远缘链球菌(S. sobrinus)、仓鼠链球菌(S. cricetus)、大鼠链球菌(S. rattus)、汗毛链球菌(S. downei)、野鼠链球菌(S. ferus)、猕猴链球菌(S. macacae)。在人口腔中常见者为变形链球菌和远缘链球菌,其他均存在于啮齿类动物或猴口腔中。变异链球菌群各菌种的 DNA 中(G+C)mol% 和其生化特性见表 1-3。

表 1-3　变异链球菌群的分类及其生化特性的鉴别

菌种	DNA (G+C)mol%	血清型	生化实验					
			甘露醇	山梨醇	棉子糖	蜜二糖	精氨酸产氨	杆菌肽
S. mutans	36%～38%	c、e、f	+	+	+	+	−	−
S. sobrinus	44%～46%	d、g	+	±	−	−	−	+
S. cricetus	42%～44%	a	+	+	+	+	−	−
S. rattus	41%～43%	b	+	+	+	+	+	+
S. downei	41%～42%	h	+	−	−	+	−	−
S. ferus	43%～45%	c	+	+	−	−	−	−
S. macacae	35%～36%	c	+	+	+	−	−	−

变异链球菌群的细胞内含多糖、肽聚糖和表面蛋白,以及从细胞质膜合成后穿过细胞壁的脂磷壁酸。多糖类型决定细菌的型特异性抗原;肽聚糖、表面蛋白和脂磷壁酸在细菌黏附中起不同程度的作用,前已述及。变异链球菌群能酵解各种单糖和多糖而产酸,酵解糖的终末产物中乳酸占比例大,与其他的链球菌相比变链菌群的产酸速度快并且能耐酸,在 pH 为 4.5～5.0 时仍能生长和产酸。

变异链球菌群主要产生以下几种胞外酶:①葡糖基转移酶(GTF);②果糖基转移酶(FTF);③蔗糖酶(亦称转化酶,invertase);④葡聚糖酶(亦称右旋糖酐酶,dextranase)。这些酶在细菌赖以生存的物质——糖的合成与代谢中起主要作用。①葡糖基转移酶有三种类型:能合成 α-1,6 糖苷键为主的水溶性葡聚糖者为 GTF-SD;能合成 α-1,3 糖苷键为主的不溶水性葡聚糖者为 GTF-I;能合成水溶性和不溶水性混合型葡聚糖者为 GTF-SI。前两种类型的葡聚糖对细菌的黏附和支持细菌的营养均起重要作用。②果糖基转移酶:能合成高分子量水溶性和不溶水果聚糖,有些果糖基转移酶亦能合成葡聚糖。③蔗糖酶:为催化蔗糖的葡糖苷键的水解酶,蔗糖被水解成等分子的葡萄糖和果糖。④葡聚糖酶(右旋糖酐酶):能水解水溶性葡聚糖,α-1,6 糖苷键被此酶切断后释出异麦芽糖和葡萄糖。近年来,学者们发现右旋糖酐酶不仅能水解水溶性葡聚糖,也能溶解不溶水葡聚糖。

2)致病性:变链菌群的胞壁表面物质在使细菌黏附、聚集和对牙表面的定植中起重要作用;此菌群所产生的酶在糖代谢中起主导作用;此菌群的产酸能力和耐酸性使之在菌斑酸化和釉质脱矿中起作用,综合这三方面的作用而使变链菌群被公认为主要致龋菌。

表 1-4 为变异链球菌群致病因子的概要介绍。

表 1-1 变异链球菌群致病因子

致病因子	致病作用
菌体表面蛋白、多糖、脂磷壁酸	促进细菌对牙表面的吸附和细菌间聚集
葡糖基转移酶	酵解蔗糖→水溶性或水不溶葡聚糖,促进细菌黏附和菌斑形成,供给细菌营养
果糖基转移酶	酵解蔗糖→水溶性或水不溶果聚糖,为细菌产酸的基质
蔗糖酶	水解蔗糖→葡萄糖+果糖,为细菌产酸的基质
葡聚糖酶	水解葡聚糖→异麦芽糖+葡萄糖,为细菌产酸的基质
产酸特性	通过细菌糖酵解生成乳酸,使釉质脱矿
耐酸特性	细菌能在酸性环境中生存、增殖

(2)唾液链球菌群

1)生物学特性:唾液链球菌群($Salivarius group$)是直径为 $0.8\sim1.0\mu m$ 的 G^+ 球菌,呈链状排列,其链可很短或很长。多数菌株在血琼脂平板上呈不溶血型,偶有极少数菌株呈 α 或 β 溶血。在 MS 琼脂平板上形成独特的大而圆拱形菌落,淡蓝色黏浆样表面,舌是此菌群的主要栖息地。

2)致病性:可利用蔗糖合成水溶性果聚糖,曾在动物实验中发现此菌群可引起龋,但对人类却无致龋性。

(3)咽峡菌组群:为口腔常居菌丛的成员,多见于龈沟和龈上菌斑、鼻咽部及阴道。可从牙源性菌血症中分离出此菌。

1)生物学特性:为圆形或卵圆形 G^+ 球菌,成对或呈链状排列,链可长可短,厌氧或兼性厌氧,在 MS 琼脂平板上的菌落呈花瓣样,淡蓝色,水解七叶苷,发酵海藻糖,不发酵甘露醇和山梨醇,因细菌体表面不含葡糖基转移酶,故不能利用蔗糖产生胞外多糖,也不产生过氧化氢。约 19% 菌株在血琼脂平板上呈 α 溶血,约 25% 菌株呈 β 溶血,约 56% 菌株无溶血作用。Facklam(1984 年)提出,凡具 β 溶血作用的菌称为咽峡炎链球菌($S. anginosus$),无 β 溶血作用并发酵乳糖者称为中间链球菌($S. intermedius$),既无 β 溶血又不发酵乳糖者称为星群链球菌($S. constellatus$)。多数菌株表面无 Lancefield 抗原,少数菌株表面有 Lancefield F 群抗原,偶尔有 A-C-G 或 K 群抗原。

2)致病性:因其能产生透明质酸酶,溶解组织间质中的透明质酸使组织破坏,而发生脓肿。在人体的许多感染性疾病中可分离出此菌,特别是在口腔、肝、脑,女性生殖道的脓肿以及血流中。

(4)轻链球菌群($Mitis group$):近年来,学者们将口腔正常菌丛中虽然具有合成多糖能力的链球菌,但生化反应不同于变链菌和唾链菌的细菌归属为轻链球菌,这里着重介绍其中在牙菌斑形成和菌斑微生态系中起作用的细菌——血链球菌、轻链球菌及肺炎链球菌。

1)血链球菌:血链球菌($S. sanguinis$)为首先从亚急性细菌性心内膜炎患者血液中分离出的细菌,因此被称为血链球菌,也被称为 $Strep. SBE$。是菌体直径为 $0.8\sim1.2\mu m$ 球形或椭圆形的 G^+ 菌,呈长链状排列。大多数菌株在血琼脂平板上呈 α 型溶血,少数菌株呈 β 或 γ 型溶血,能产生过氧化氢,在需氧条件下和其他细菌共同培养时可以阻止过氧化物产生。能利用蔗糖合成主要为 α-1,6 糖苷键的胞外多糖(葡聚糖)。在 MS 琼脂上的菌落直径为 0.7～1.0mm,有光滑型和粗糙型两种菌落形态,前者表面呈半球状隆起,光滑,边缘为光滑圆形;后者表面粗糙,形态不规则,边缘呈波浪状。近年来有报道根据血清学反应可将血链球菌分为 3 种,即血清型 Ⅰ 为 S. sanguis、血清型 Ⅱ 为 S. oralis、血清型 Ⅲ 为 S. gordonii。大多数从口腔分离出的菌株胞壁上无 Lancefield 抗原,但从人体病灶分离出的菌株胞壁含 Lancefield H 群抗原。

2)轻链球菌:轻链球菌(S. mitis or mitior)为牙菌斑、舌、唾液颊黏膜和龈沟中的常居菌,是直径为 0.6～0.8μm 球形或椭圆形的 G$^+$ 球菌,在液体培养基中呈长链状排列。在血琼脂平板上呈 α 溶血。在 MS 琼脂培养基上菌落直径为 0.2～0.8μm,扁平圆形、质软,周缘整齐,培养 4 天后有的菌落表面中心呈疣状突起,色蓝色或棕蓝色。细菌胞壁无 Lancefield 抗原。

3)致病性:血链球菌为最初定植在牙菌斑中的先锋菌之一,在牙菌斑微生态的生态连续和牙菌斑形成中起重要作用,虽然在动物实验中看到血链球菌可导致动物实验性龋,但迄今尚未发现其对人类龋病有密切关系。在健康牙龈中,血链球菌为在数量上占优势的细菌,近年来国内外学者均认为血链球菌具有拮抗某些牙周炎可疑致病菌的能力,是对牙周健康有益的细菌。有些亚急性细菌性心内膜炎患者,血液中或瓣膜上可检出血链球菌。

在人牙菌斑、唾液、感染根管及牙周袋等部位均可检出轻链球菌,但对其致病性尚未了解。

轻链球菌群和唾液链球菌群的生化特性及鉴别见表 1-5。

表 1-5　轻链球菌群和唾液链球菌群的生化特性及鉴别

	S. oralis	S. sanguinis	S. gordonii	S. mitis	S. salivarius
溶血性	α	α(β/γ)	α	α	γ
H$_2$O$_2$ 酶试验	+	+	+	±	−
胞外多糖	+	+	+	−	+
甘露醇	−	−	−	−	−
菊糖	−	±	±	−	±
山梨醇	−	−	−	−	±
精氨酸产氨	−	±	+	−	−
七叶苷水解	±	±	+	−	+
神经氨酸苷酶	+	−	−	±	−

2. 生脓链球菌(S. pyogenes)　属 Lancefield A 群,常栖息于人的上呼吸道和皮肤,可由空气或接触传播。

(1)生物学特性:为直径 0.6～1.0μm 的 G$^+$ 链球菌,触酶试验阴性,在血琼脂上生长良好,并呈典型的 β-溶血反应。某些菌株呈黏液样菌落,这是因为具有一个透明质酸的包囊,从而使其对吞噬细胞具抵抗性。

(2)致病性:生脓链球菌可产生人量生物活性物质而引起疾病。

1)链激酶(streptokinase):为水解纤维蛋白的蛋白水解酶,亦称纤维溶解素。

2)透明质酸酶(hyaluronidase):能侵袭与结缔组织键合的物质,而增强渗透性,故亦称扩散因子(spreading factor)。

3)溶血素(streptolysin):主要有溶血素 O 和 S 两种,前者在患者血清中产生抗体(anti-strep to lysin O,ASLO),可用于此菌感染的诊断,如检测风湿热患者的 ASLO 效价,可证明患者曾与生脓链球菌接触。

4)DNA 分解酶:亦称链球菌 DNA 酶,能将细胞核中的脱氧核糖核酸分解成为简单得的多核苷酸,能分解黏稠脓液中高黏度的 DNA 使脓液变稀薄。

5)猩红热毒素(scarlatinal toxin):为外毒素,可引起猩红热患者的红斑疹。

生脓链球菌可引起多种感染,最多见的为扁桃体炎和咽喉炎、猩红热、上颌窦炎、中耳炎、创伤感染而导致的蜂窝织炎和淋巴结炎以及脓疱病。

3. 乏乳糖链球菌（S. agalactiae）

(1)生物学特性:乏乳糖链球菌属 Lancefield B 群,是直径为 0.6～1.2μm 圆形或卵圆形的 G$^+$ 球菌,呈链状排列,在血琼脂上的菌落稍大于生脓链球菌,菌落周围有 β-溶血圈。常栖息于女性阴道。通过母亲的产道或护理而使新生儿被感染。

(2)致病性:此菌可引起新生儿脑膜炎和败血症,也可引起妇女败血性流产和妇科脓毒症。

4. 肺炎链球菌（S. pneumoniae）　原名肺炎双球菌(Micrococcus pneumoniae),现归属于链球菌并且有人将此菌归类于口腔链球菌群中。

(1)生物学特性:为柳叶刀形 G$^+$ 球菌,呈双球菌样或呈短链状排列,有胞囊包覆,过氧化氢酶试验阴性,为兼性厌氧菌。在血琼脂平板上呈 α 溶血型。常居于人类上呼吸道。

(2)致病性:虽无外毒素,但其含多糖的胞囊可阻止机体的噬菌作用。病毒性呼吸道感染使人易感肺炎链球菌引起的肺炎,此菌还可引起急性或慢性支气管炎、中耳炎、上颌窦炎等。

(二)消化链球菌属

消化链球菌(Peptostreptococcus)为人牙菌斑、上呼吸道、肠道和女性生殖道的常居菌群,有厌氧消化链球菌、不解糖消化链球菌、微小消化链球菌等 9 种,其中厌氧消化链球菌最多见。

1. 生物学特性　为直径 0.7～1.0μm 的 G$^+$ 球菌,呈短链或长链状排列。无芽胞和鞭毛,在血琼脂平板上的菌落为 1～2mm 圆形、边缘整齐凸起、不透明、呈 γ 溶血型。

2. 致病性　虽在进展性牙周炎、牙槽脓肿、感染根管和 Ludwig 咽峡炎中均可分离出此菌,但其致病作用尚未洞悉。

(三)肠球菌属

1. 生物学特性　粪肠球菌(Enterococcus faecalis)曾归属于链球菌属,近年归属于肠球菌属中,是直径为 0.5～1.0μm 的 G$^+$ 球菌,大多数成对或呈短链状排列,在固体培养基上呈完整的乳膏样或白色的菌落。大多数菌株不溶血,60℃加热 30 分钟,仍可存活,触酶试验阳性。常栖居于人或温血动物的胃肠、泌尿、生殖器官,也可栖居于口腔。

2. 致病性　人和动物肠道系统中的常居菌,可引起血液感染、尿路感染和亚急性细菌性心内膜炎以及食物中毒,对许多抗生素有较强的耐药性,对环境中的碱性有高度耐受性,近年的研究认为此菌与顽固性根管感染和根管治疗之后的再感染密切相关。

(四)葡萄球菌属

葡萄球菌属(*Staphylococci*)为G^+球菌,因排列呈葡萄串样,故名葡萄球菌。约包括15个不同的菌种,广泛分布于空气、水、土壤中,也寄居在人和动物的皮肤表面、鼻咽腔、口腔和肠道中,均为常见的化脓性球菌。与人体疾病相关的菌有金黄色葡萄球菌、表皮葡萄球菌和腐物寄生葡萄球菌。

1. 金黄色葡萄球菌

(1)生物学特性:金黄色葡萄球菌(*S. aureus*)为直径$0.4\sim1.2\mu m$的G^+球菌,菌体排列如葡萄样,无芽胞、无动性,有些菌株有包囊。需氧或兼性厌氧。在血琼脂平板上呈黄色或金色的菌落,过氧化氢酶试验阳性,这个特性可与过氧化氢阴性的链球菌相鉴别。

(2)致病性:金黄色葡萄球菌可产生各种各样的毒素和酶,但并非所有的菌株均产生所有的毒性产物,不同菌株的产物各有不同。与致病最相关的因素为凝固酶(coagulase)和肠毒素(enterotoxin)。金黄色葡萄球菌的致病因素见表1-6。

表1-6　金黄色葡萄球菌的致病因素

细菌产物	致病作用
细胞毒素(α、β、γ、δ)	溶解细胞
杀白细胞素	使白细胞运动能力丧失,细胞膜破坏
表皮松解毒素	使表皮剥脱、松解
中毒性休克毒素	引起休克、皮疹、脱屑、脱皮
肠毒素(A-E)	引起呕吐、腹泻
凝固酶	使血浆凝固
DNA酶	使DNA水解
过氧化氢酶	影响多形细胞的杀菌活性
透明质酸酶	使结缔组织崩解
蛋白质A	抗吞噬

根据表1-6中的致病因素可知,金黄色葡萄球菌常可致表皮感染、创口感染、食物中毒和骨髓炎、心内膜炎等深部感染。

2. 表皮葡萄球菌

(1)生物学特性:表皮葡萄球菌(*S. epidermidis*)为G^+球菌,葡萄样排列,在血琼脂平板上呈白色菌落,故又名白色葡萄球菌(*S. albus*),过氧化氢酶试验阳性,凝固酶阴性。

(2)致病性:为皮肤表面的常居菌。仅当机会性感染条件存在时,可成为机会致病菌,如人工关节感染、尿路感染。

(五)罗氏菌属(*Rothia*)

1. 生物学特性　龋齿罗氏菌(*R. dentocariosa*)和黏液罗氏菌(*R. mucilaginosus*)是直径为$0.5\sim2.0\mu m$的G^+球菌,龋齿罗氏菌是从龋蚀牙本质中分离出的微需氧菌,常在涂片中呈球状菌、杆状菌和丝状菌相混合的多形态的G^+菌。过氧化氢酶试验阳性,能还原硝酸盐和亚硝酸盐,水解七叶苷,发酵葡萄糖、麦芽糖、蔗糖和甘露醇。

2. 致病性 龋齿罗氏菌(R. aeria/agrinus),能产生胞外黏液,使其容易附着于齿表面,其在疾病中的作用尚未洞悉。可从患者的血液、脑脊液、脓肿、腹部感染和心内膜炎标本中分离出龋齿罗氏菌。

(六)奈瑟菌属

奈瑟菌属(Neisseriae)包括两种致病菌,即淋病奈瑟菌(N. gonorrhoeae)也称淋球菌,和脑膜炎奈瑟菌(N. meningitidis)也称脑膜炎球菌。这两种菌分别为淋病和脑膜炎的致病菌,由于在医学微生物学中已详述,故不重复。这里重点介绍无致病性口腔和鼻咽部的常居菌。口腔常见的奈瑟菌包括三种:干燥奈瑟菌(N. sicca)、微黄奈瑟菌(N. subflava)、黏液奈瑟菌(N. mucosa)。

1. 生物学特性 为直径0.6～1.0μm的G⁻球菌需氧。单个排列或成对排列,两球菌相对的一面扁平,按彼此互相垂直的两个平面分裂,有时可形成四联球菌。不形成内生芽胞,无鞭毛但可有纤毛,不运动。微黄和黏液奈瑟菌产生的胞外多糖形成完整的荚膜,有些干燥奈瑟菌也可有荚膜。3种奈瑟菌生物学特性见表1-7。

表1-7 3种奈瑟菌的生物学特性

	干燥奈瑟菌	微黄奈瑟菌	黏液奈瑟菌
菌落形态	干燥、不规则圆形凸起,不透明黄色或灰白色,初分离呈光滑形菌落,传代培养后呈粗糙型	圆而光滑的凸起,透明或不透明,淡黄、黄或黄绿色,黏附于培养基上	黏液样凸起,不透明,无色素,黏附于培养基
盐水乳化	自凝、不乳化	自凝、不乳化	乳化
需氧培养	+	+	+
氧化酶	+	+	+
过氧化氢酶	+	+	+
亚硝酸盐还原	+	+	+
硝酸盐还原	—	—	+
明胶液化	—	—	—
吲哚	—	—	—
β-半乳糖苷试验	—		
从蔗糖合成胞外多糖	+	+	+
果糖酵解	+	±	+
蔗糖酵解	+	+	+
葡萄糖酵解	+	+	+
麦芽糖酵解	+	+	+
糖酵解能力	+++	++	+
分解乳酸能力	+	++	+++

对口腔奈瑟菌 3 个菌种的鉴别,主要靠次代纯培养后琼脂平板上菌落形态、颜色、亚硝酸盐还原、硝酸盐还原和糖发酵试验,但由于干燥奈瑟菌和微黄奈瑟菌的生化特性相同,故较难区分。近年来,学者们进行基因转换和 DNA-DNA 杂交实验,结果提示这两种菌应归于微黄奈瑟菌一种之中。

2. 致病性

(1)奈瑟菌在口腔中的分布:出生 1 周的婴儿口腔内一般没有奈瑟菌,但到 8 个月后,几乎从所有婴儿口腔中均能检到奈瑟菌,口腔棉拭子标本中约有 8.1×10^4/mg,随着乳牙萌出,舌和颊黏膜的奈瑟菌数量逐渐增多。7～12 岁儿童中 80% 唾液内可检到奈瑟菌,为唾液中数量仅次于 α-溶血链球菌的细菌,约为 5×10^6/ml。有人认为易感龋儿童的有色牙菌斑可能是某些产色素的奈瑟菌造成的。国内学者对健康儿童口腔正常菌群的研究发现,在唾液、窝沟菌斑、龈上菌斑和龈下菌斑中,奈瑟菌的检出率均为 100%。奈瑟菌在成人口腔中也占较大比例,唾液中奈瑟菌为 $(1～50) \times 10^6$/ml,占可培养总菌的 1.3%。大多数人的牙龈黏膜存在奈瑟菌,并占龈颈部区可培养总菌的 0.4%。青年和老年人牙菌斑中奈瑟菌检出率为 100%,占可培养细菌的 13.52%～14.36%,其中干燥奈瑟菌占奈瑟总菌的 45.74%～48.56%,微黄奈瑟菌占 29.54%～30.58%,黏液奈瑟菌占 22.47%～24.31%。

(2)奈瑟菌在牙菌斑中的作用:虽然奈瑟菌对牙表面黏附能力很弱,但它却是与血链菌一起最早定植于干净牙面的细菌,它主要存在于菌斑外层和早期菌斑中,菌斑成熟后其数量减少。国内外学者先后报道奈瑟菌在菌斑中具双向作用,在有蔗糖的条件下奈瑟菌可合成胞外多糖并可酵解糖;在糖缺少或无糖时,奈瑟菌可降解菌斑中产酸菌所产生的乳酸成为弱酸和挥发性酸,故学者们推测奈瑟菌可能具有降低菌斑致龋性的能力。

(3)奈瑟菌与其他口腔感染:虽然奈瑟菌与龈炎和牙周炎的关系尚未明了,但在牙周炎患者和正常人牙龈下均可发现此菌。在感染的牙髓和无髓的根管中也可检到少量奈瑟菌。在肾移植后以大量的免疫制剂治疗的患者发生鹅口疮时,其细菌标本培养中可发现奈瑟菌。低位阻生的第三磨牙化脓性冠周炎的脓液中存在大量奈瑟菌,拔牙后血液中也可检到少量奈瑟菌。总之这些属于无致病性的口腔奈瑟菌在龈病、牙周炎以及口腔其他感染中的出现,使学者们认为需进一步研究它们的生物行为以探讨其有无致病能力。

(七)莫拉菌属

莫拉菌(*Moraxella*)为 G⁻ 需氧球菌。与无致病性奈瑟菌十分相近,为人类呼吸道的常居菌,但此菌具致病性,可引起严重的脑膜炎和心内膜炎,有时并发中耳炎和上颌窦炎。

(八)韦荣菌属

韦荣菌(*Veillonella*)因最早由法国细菌学家韦荣(Veillon)分离出而得名。

1. 生物学特性 为直径 $0.3～0.5\mu m$ 的 G⁻ 细小球菌,呈双球状排列,也可呈短链或成堆排列。无荚膜,无鞭毛。绝对厌氧菌。在含万古霉素 $7.5\mu g$/ml 的乳酸盐琼脂平板上的菌落呈灰白或奶油状,直径 1～3mm,不透明,光滑,边缘整齐,形状有透镜形、菱形或心形。缺乏葡萄糖激酶(glucokinase)和果糖激酶(fructokinase),故不能代谢糖。需利用其他细菌的中间代谢产物如乳酸盐、丙酮酸盐、苹果酸盐、延胡索酸盐以及单酰乙酸盐等作为能源供其生长。生化反应不活跃,溶血、氧化酶、吲哚、尿素、明胶等试验均为阴性,产生 H_2S,硝酸盐还原阳性。根据胞壁脂多糖分为 Ⅰ～Ⅷ个血清型。表 1-8 示韦荣菌属中几个菌种的主要特征。

表1-8　中常菌属内几个菌种的特征

	小韦荣菌 (V. parvula)	产碱韦荣菌 (V. alcalescens)	非典型韦荣菌 (V. atyptica)	殊异韦荣菌 (V. dispar)
血清型	Ⅳ或Ⅵ		Ⅴ或Ⅵ	Ⅶ
DNA(G+C)mol%	38	42	36~40	39
过氧化氢酶	-	+	-	+
腐胺和尸胺需要				+

2. 致病性　韦荣菌为人和一些动物口腔、肠道、呼吸道的常居菌的成员。在龈上、龈下菌斑或唾液中均可检到此菌。凡当牙表面有 G+ 定植后,韦荣菌也随之植入,故称其为"基础牙菌斑微生物群落"的成员。韦荣菌能利用菌斑中其他细菌产生的有机酸作为自己的能源,如利用变链菌产生的乳酸而与变链菌间保持"食物链"关系,从而减缓菌斑的酸性,降低菌斑的致龋性。在牙周炎的非活动区韦荣菌的检出率高于炎症活动区,这表明此菌似乎与牙周炎的静止相关。许多学者认为韦荣菌致病性较弱,但它产生的内毒素、硫化氢和乙酸等对牙和牙周组织的损伤有影响,因此常在口腔中的混合感染中起协同作用。

(九) 乳杆菌属

乳杆菌(Lactobacilli)为植物和牛奶中的腐物寄生菌,有些菌种是人类口腔和其他部位的常居菌。由于能耐受酸性环境而被认为与龋病相关。

1. 生物学特性　G+ 杆菌,菌体形态多样,为细长或弯曲的短棒状杆菌或球杆菌。无芽胞,微需氧环境中能生长,在厌氧环境中生长更好。根据发酵葡萄糖的产物而分为同(纯)发酵和异(杂)发酵两个类型,前者发酵葡萄糖的主要产物为乳酸,后者的终末产物为乳酸(约占50%)和其他的脂肪族酸如乙酸、琥珀酸等。在人口腔中主要的几个菌种的生化反应和DNA(G+C)mol%见表1-9。

表1-9　乳杆菌属中常见的生化特性和 DNA(G+C)mol%

	(G+C)mol%	乳糖	甘露醇	阿拉伯糖	木糖	海藻糖	蔗糖
干酪乳杆菌 (L. casei)	45~47	V	+	-	V	+	+
嗜酸乳杆菌 (L. acidophilus)	32~37	+				+	+
唾液乳杆菌 (L. salivarius)	34~36	+				+	+
胚芽乳杆菌 (L. plantarum)	44~46	+		V	V		+
发酵乳杆菌 (L. fementum)	52~54	+		V	V	V	+

V:表示各菌株间表现不同

2. 致病性　乳杆菌属为口腔正常菌群成员,亦是在口腔内较早定植的细菌,但数量却不多,约占口腔菌丛的1%,常可从唾液、舌和龋蚀的牙本质中分离出此菌。由于具有很强的耐酸力,在强酸性环境中不但能生存而且能继续发酵糖产酸,参与龋蚀的发展,使釉质和牙本质脱矿,故近年国内外学者的研究认为乳杆菌并不是诱发龋病的病原菌,但在龋病的发展中起作用,尤其在牙本质深龋的发展中起重要作用。由于在唾液中可检出大量的乳杆菌,所以也有通过测定唾液中乳杆菌数量来预测龋病的发展趋势,在流行病学中可用此菌作为"龋标志菌"。

(十)棒杆菌属

棒杆菌属(*Corynebacterium*)包括许多广泛存在于自然界的菌种,溃疡棒杆菌(*C. ulcevens*)、干燥棒杆菌(*C. xerosis*)、罗氏棒杆菌(*C. matruchotii*)。

1. 生物学特性 直的或稍弯曲的带有锥形末端的 G^+ 杆菌,具有多形态的特性,有的可呈分支状,有的呈棒状,如木栅样成簇排列。无芽胞,无包囊,不可动。兼性厌氧或厌氧。在血琼脂平板上可生长,在加亚碲酸盐的血琼脂平板上 35℃孵育 48 小时后菌落呈灰黑色,可作为此菌的选择性培养基。棒杆菌属 DNA(G+C)为(52~68)mol%。

2. 致病性 此菌为正常皮肤或喉部的共栖菌,多数菌株无毒性,虽然在早期菌斑、龈袋等处可分离出此菌,但并未洞悉其与口腔疾病的关系,曾发现此菌与化脓性细菌引起混合感染。

(十一)丙酸杆菌属

1. 生物学特性 丙酸杆菌属(*Propionibacterium*)是具有多形态特性的 G^+ 杆菌,类白喉菌样,或为一头圆钝、一头锥尖的棍样;菌细胞有时可呈类球菌样,分叉的或分支的形状。可以单个或成对或呈短链状排列。无芽胞,无动性,过氧化氢酶反应阳性。厌氧到耐氧。在30~37℃生长迅速,菌落形态小,可呈白、灰、粉红、红、黄或橘黄色。发酵产物主要是丙酸,另有醋酸以及少量的甲酸和乳酸、CO_2。

2. 致病性 未发现此菌与口腔疾病的明确联系,在此菌属中一种小杆菌为皮肤的正常菌丛成员,可引起机会感染,为面部痤疮的致病菌,故称为痤疮丙酸杆菌(*P. acnes*)。

(十二)放线菌属

放线菌属(*Actinomyces*)的原名由两个希腊字联合组成,*Actino* 为射线,*myces* 为真菌,这是以前的微生物学者根据放线菌的菌体形态而认为它们属于真菌属,但随着对其细胞和菌丝以及胞壁组成的研究,尤其根据它们对抗生素敏感而对抗真菌制剂不敏感这个事实而被确认为是细菌。口腔中常居的放线菌为衣氏放线菌(*A. israelii*)、内氏放线菌(*A. naeslundii*)、黏性放线菌(*A. viscosus*)、溶牙放线菌(*A. odontolyticus*)。

1. 生物学特性 为 G^+ 菌,无芽胞,菌体一端呈球状隆起,另一端呈分支状或棒状。分支状呈 T、V、Y 字形排列。此菌发酵糖而不产生气体,代谢的终末产物为乙酸、甲酸、乳酸、琥珀酸等。

衣氏放线菌为兼性和绝对厌氧菌,菌落直径为 0.5~1.0mm,灰白色不透明,表面光滑隆起,培养 3 周后菌落增大为直径 1~1.5mm,中心凹陷。

黏性放线菌为微需氧菌,在含 5%~10%CO_2 环境中生长良好,菌落直径为 1.0~2.0mm,乳白色,表面光滑隆起,有些菌落表面粗糙。由于在菌细胞表面有由胞外多糖形成的黏液层,故在液体培养基中有黏性物质沉淀。

内氏放线菌为微需氧和兼性厌氧菌,菌落直径为 1~2mm,白色,圆形,边缘整齐呈扇状突起,表面可光滑或粗糙,此菌与黏放菌的生长和生化特性十分相似,仅过氧化氢酶试验呈阴性以与黏放菌鉴别。

溶牙放线菌为微需氧菌或绝对厌氧菌,菌落形态为边缘不规则的圆形,直径 0.5～1.0mm,表面光滑或呈颗粒样。厌氧培养后放置室内空气中,几天即可在血琼脂平板上见到红色菌落,为此菌的特征。

以上四种放线菌的生化特性见表 1-10。

表 1-10　口腔放线菌生化特性

	甘露醇	纤维糖	木糖	棉子糖	KNO$_3$	H$_2$O$_2$ 酶
衣氏放线菌	V	+	+	−	V	−
黏性放线菌	−	V	−	+	+	+
内氏放线菌	−	V	−	+	+	+
溶牙放线菌	−	−	V	−	+	−

V:表示各菌株间表现不同

2. 致病性　衣氏放线菌、黏性放线菌和内氏放线菌为人类口腔和龈上、龈下菌斑中的常居菌。此外,在久治不愈的感染根管中常可检到衣氏放线菌,此菌又为人类颌骨放线菌病的病原菌,在病灶局部形成肉芽肿和多发性瘘管,从中排出的硫黄样小颗粒即为衣氏放线菌的菌块。黏性放线菌和内氏放线菌与牙龈炎相关,随着龈炎的进展,这两种菌的检出率增多。在动物实验中发现,黏放菌与根龋密切相关。黏放菌有两型菌毛,Ⅰ型菌毛在细菌黏附于牙表面过程中起作用,Ⅱ型菌毛在细菌间聚集和菌斑形成中起作用,依靠黏放菌的搭桥作用,许多与牙表面无亲和力的细菌如韦荣菌、卟啉单胞菌定植到菌斑中。溶牙放线菌多从牙本质深龋中检到,但尚未了解其致病作用。

(十三) 梭菌属

梭菌属又称梭状菌(*Clostridium*),广泛分布于土壤、人类和动物的肠道中。此菌属中包含许多菌种,与人类疾病有关的菌种为肉毒梭菌(*C. botulinum*)、艰难梭菌(*C. difficile*)、产气荚膜梭菌(*C. perfringens*)、破伤风梭菌(*C. tetani*)。

1. 生物学特性　G$^+$杆菌,以有内芽胞为特征,使菌体膨大成梭形,如破伤风梭菌菌体呈鼓槌形,可为其形态鉴别的特征。有些菌种能运动,有些菌种有荚膜,如产气荚膜梭菌。厌氧生长,少数菌种耐氧。

2. 致病性　有些菌种能水解糖、水解蛋白、破坏胶原、水解磷脂而使其具致病性。肉毒梭菌可引致肉毒素中毒病;艰难梭菌可引致假膜性结肠炎;产气荚膜梭菌可引致气性坏疽、食物中毒和菌血症;破伤风梭菌为破伤风的病原菌。梭菌属也生存于口腔中,从冠周炎和牙周炎中也可检到此菌属。

(十四) 真杆菌属

真杆菌属(*Eubacterium*)亦称优杆菌属,包含约 30 多个菌种,它们的主要栖息地为小肠,有些菌种也是口腔菌丛的成员。

1. 生物学特性　G$^+$无芽胞形成的杆菌,菌体形状可以是一致的,也可以是多形态的,无动力或有动力。绝对厌氧。发酵或不发酵糖,发酵糖的产物为大量的醋酸、丁酸或甲酸。大多数菌种过氧化氢酶试验阴性,吲哚阴性、脂酶阴性。从临床标本中检出的常见菌种为迟钝真杆菌(*E. lentum*)和黏液真杆菌(*E. limosum*),前者无发酵性而后者有发酵性。

2. 致病性 迟钝真杆菌主要栖息在小肠,在口腔和龈下菌斑以及龈沟内亦可检到,但数量不多。从软组织脓肿、术后创口或血培养中可检到此菌。黏液真杆菌可从人、鱼、啮齿动物体内检出,此菌与牙周脓肿、直肠脓肿和术后创口感染有关。

(十五)拟杆菌属

拟杆菌(*Bacteroides*)为绝对厌氧的 G⁻ 短杆菌或球杆菌属,多数菌株硝酸盐还原阴性,是在牙菌斑、结肠和女性生殖道中占很大比例的厌氧菌群。早年的研究中认为有一类产黑色素拟杆菌与牙周病、根尖周病密切相关,近年由于新的命名学技术的采用,将产黑色素拟杆菌分别归属于卟啉单胞菌属(*Porphyromonas spp.*)、普氏菌属(*Prevotella spp.*)与福塞斯坦纳菌(*Tannerella forsythus*)。拟杆菌属的分类见表 1-11。

表 1-11 拟杆菌属、菌种的分类

B. fragilis	脆弱拟杆菌
B. ovatus	卵形拟杆菌
B. thetaiotaomicron	多形拟杆菌
B. distasonis	狄氏拟杆菌
B. vulgatus	普通拟杆菌
B. oulorum	龈炎拟杆菌

脆弱拟杆菌:绝对厌氧,无动性、无芽胞 G⁻ 杆菌,有时可呈卵圆或短杆状,其体表的多糖荚膜为重要的毒力因素。加维生素 K₃ 的血琼脂平板能促进其生长,培养 48 小时后菌落直径为 1～3mm,表面光滑、边缘整齐,呈灰白色,半透明或不透明,血素(hemin)可促进其生长。

(十六)卟啉单胞菌属

1. 生物学特性 卟啉单胞菌属(*Porphyromonas*),亦称紫质单胞菌属,G⁻ 短杆菌,具多形态性、无动性、绝对厌氧,在含冻溶血的培养基中生长时可呈黑色菌落。不酵解糖。牙髓卟啉菌胰蛋白酶阴性并且不凝集羊红血细胞。牙龈卟啉菌和牙髓卟啉菌对氧十分敏感,在空气中不能存活。卟啉单胞菌属、菌种的分类见表 1-12。

表 1-12 卟啉单胞菌属、菌种的分类

P. gingivalis	牙龈卟啉单胞菌
P. endodontics	牙髓卟啉单胞菌
P. asaccharolytica	不解糖卟啉单胞菌
P. circumdentaria	环牙(齿周)卟啉单胞菌
P. salivosus	唾液卟啉单胞菌
P. levii	利氏卟啉单胞菌

2. 致病性 卟啉单胞菌能产生系列毒力因子,如高密度活性的蛋白酶,能降解宿主的蛋白分子,损伤组织,并且有逃避宿主防御机制的能力。

(十七)普雷沃菌属

普雷沃菌属(*Prevotella*)简称普氏菌属。

1. 生物学特性 G^-杆菌、无动性,在血琼脂平板上的菌落为中央较黑而周缘呈灰或浅棕色。在含羊血或少量马血或无马血的琼脂平板上其色素加重,在含兔血琼脂平板上可见溶血现象。需氯化血红素和萘醌作为支持其生长的物质。解糖能力中度,主要产物为乙酸、琥珀酸等。

2. 致病性 多栖居于龈下部位,其中中间普氏菌有较强的酶活性已被认为是牙周病致病菌,而黑色普氏菌多从健康部位分离出。另外,此菌属中的无色素菌种如口腔普氏菌、颊口普氏菌等偶尔可从龈下菌斑中分离出,但当牙周病时数量增多,在牙周脓肿中可分离出这些菌种。常见普氏菌分类见表1-13。

表1-13 普氏菌属分类

P. intermedia	中间普氏菌
P. nigrescens	变黑(黑色)普氏菌
P. melaninogenica	产黑色素普氏菌
P. corporis	人体(躯体)普氏菌
P. loeschi	卢氏普氏菌
P. denticola	齿垢(栖牙)普氏菌
P. oralis	口腔普氏菌
P. oris	口普氏菌
P. buccalis	颊口普氏菌
P. buccae	颊普氏菌
P. veroralis	真口普氏菌
P. oulorum	牙龈普氏菌
P. zoogleog formans	成胶团普氏菌
P. heparinol ytica	解肝素普氏菌

(十八)聚集杆菌属

聚集杆菌属(*Aggregatibacter*)是近年从嗜血杆菌属(*Haemophilus*)、放线杆菌属(*Actinobacillus*)中新分列出的一种新菌属。口腔中最主要是伴放线聚集杆菌(*Aggregatibacter actinomycetemcomitans*,Aa)。该菌最先被归于放线杆菌(*Actinobacillus*),曾被称为伴放线放线杆菌(*Actinobacillus actinomycetemcomitans*,Aa);后由于其具有嗜血菌属的生长特性,被归于嗜血杆菌属,称为伴放线菌嗜血菌(*Haemophilus actinomycctemcomitans*,Ha)。近年,随着生化鉴定技术与分子基因学研究手段的进步,该菌与*Haemophilus aphrophilus*,*Haemophilus paraphrophilus*与*Haemophilus segnis*等菌一起从嗜血菌属中划分出来,独立归属于全新的聚集杆菌属(*Aggregatibacter*)。

1. 生物学特性 微小的G^-球杆菌,无动性、需氧或兼性厌氧,有些菌株有荚膜。生长需血中Ⅹ因子(由血红蛋白衍生的物质),或需Ⅴ因子(脱氢酶的辅酶),从酵母菌和植物浸液或其他细菌的代谢产物获取维生素。此菌种因常可从放线病病损中与放线菌同时被分离出而得名,是小而短(0.4~1μm)的直或弯曲的G⁻杆菌,带有圆的末端。电镜示菌体表面呈气泡样结构,新鲜的分离株有伞样结构,在次培养株上看不到。在血琼脂平板上呈白色、透明、不溶血的菌落。CO_2可促进其生长。在胰蛋白胨-大豆-血清-杆菌肽-万古霉素(tryptone-soy-serum-bacitracin-vancomycin)选择性琼脂培养基上呈白色透明星形的菌落,可作为其鉴别的特征。能无氧酵解葡萄糖、果糖和甘露醇,多数菌株能分解过氧化氢,但不水解蛋白质。

2. 致病性　伴放线菌包含较多的致病毒力因子,主要有细胞抑制因子。脂多糖(内毒素)和非内毒素的骨吸收因子可破坏牙槽骨。白细胞毒素可杀伤龈沟中的多形核白细胞,并能产生多形核白细胞趋化抑制因子、淋巴细胞抑制因子和杀上皮毒素,阻止白细胞向炎症集中,降低牙龈上皮的抵抗力。成纤维细胞抑制因子抑制胶原的合成,破坏结缔组织和上皮附着,使牙周袋形成。这些毒力因素破坏了龈沟中的正常抵御能力,加之其他合并感染的因素存在,遂使此菌在侵袭性牙周炎、局部青少年牙周炎和成年人破坏性牙周炎中起重要作用。

(十九)二氧化碳噬纤维菌属

二氧化碳噬纤维菌属(*Capnocytophaga*)为龈上和龈下菌斑中的常居菌,可从牙周袋中分离出,它既不像梭形菌又不像拟杆菌,需在有10% CO_2的条件下生长故称为二氧化碳噬纤维菌属。

1. 生物学特性　为长而薄细的G⁻杆菌,末端呈梭状,无芽胞,无鞭毛。兼性厌氧菌,嗜CO_2,在10% CO_2环境中生长良好。在血琼脂平板上滑行生长,使菌落在琼脂表面上铺展开成薄而扁平的游动样,色粉红、黄或白,为其特征。此菌属包括黄褐二氧化碳噬纤维菌(*C. orchracea*)、生痰二氧化碳噬纤维菌(*C. sputigena*)、牙龈二氧化碳噬纤维菌(*C. gingivalis*)。3个菌种的生化反应见表1-14。

表1-14　二氧化碳噬纤维菌各菌种的生化试验反应

	黄褐二氧化碳噬纤维菌	牙龈二氧化碳噬纤维菌	生痰二氧化碳噬纤维菌
苦杏仁苷	+	-	+
七叶苷	+	-	+
葡聚糖水解	+	-	+
半乳糖	+	-	+
硝酸盐还原	-/+	-/+	+
明胶液化	-/+	-	+

-/+:表示多数菌株为(-),少数菌株为(+)

2. 致病性　为口腔正常菌丛的成员,从牙龈炎、感染根管或干槽症标本中可检出此菌属,在悉生鼠中此菌属可引致牙槽骨吸收。

(二十)梭杆菌属

1. 生物学特性　梭杆菌属(*Fusobacterium*)为纺锤形菌体的G⁻杆菌,无芽胞生成,不动,不发酵或弱发酵,绝对厌氧。代谢糖类或蛋白胨的主要产物为丁酸、乙酸、乳酸及少量丙酸、琥珀酸。在血琼脂平板上培养48小时后菌落直径1~2mm、扁平、边缘不齐,中间凸起,透明或不透明。具核梭杆菌(*F. nucleatum*)的选择性培养基含结晶紫和红霉素,在其上生长紫色菌落。

2. 致病性 此菌属为口腔、结肠和女性生殖道中的正常菌丛成员,它常与其他厌氧菌或兼性厌氧菌引致多细菌的联合感染,如在口腔中的坏死溃疡性龈炎。此菌属所产生的毒性因子如蛋白酶、硫酸脂酶和内毒素以及有机酸等,均可破坏牙周组织。口腔中常可分离出的几种梭杆菌的生化反应实验见表 1-15。

表 1-15 梭杆菌属几种菌株的生化反应实验

	具核梭杆菌	坏死梭杆菌	牙周梭杆菌	龈沟梭杆菌
葡萄糖	V	−	+	−
乳糖	−	−	−	−
蔗糖	−	−	−	−
七叶苷	−	−	−	−
吲哚	+	−	+	−
靛基质	+	+	−	−

V:表示各菌株间表现不同

(二十一)纤毛菌属

纤毛菌属(*Leptotrichia*)是口腔正常菌丛中的成员,早先曾将此菌属划归梭杆菌属,但其形态以纤毛为特征,遂改称为纤毛菌属。其中颊纤毛菌(*L. buccalis*)为口腔常居菌。

1. 生物学特征 为 G^- 纤细纤毛样杆菌,纤毛直或稍弯带有尖的末端。在菌体中可见沿长轴分布的 G^+ 颗粒,初代培养需绝对厌氧环境,次代培养时微需氧即可。无动性,无芽胞。在厌氧血琼脂平板孵育 2~3 天后菌落直径达 2~3mm,无色,表面光滑呈脑回样,边缘呈丝状。

2. 致病性 常见于牙菌斑,成熟菌斑的谷穗样结构的核心即为此菌。虽然在牙周炎标本中可分离出颊纤毛菌,但迄今的研究未发现此菌属与动物或人类疾病的联系。

(二十二)弯曲菌属

1. 生物学特性 弯曲菌属(*Campylobacters*)为细长呈螺旋样弯曲的 G^- 杆菌,单极的菌毛附于菌体的一端,可动。微需氧环境中生长良好。在血琼脂平板上的菌落如水滴样。在口腔中常见的弯曲菌属细菌为生痰弯曲菌(*C. sputorum*)和简明弯曲菌(*C. concisus*),其生长均需特殊的物质,在厌氧条件下需补充延胡索酸盐或甲酸盐、硝酸盐。

2. 致病性 弯曲菌属为龈沟和龈下菌斑中的常居菌,龈炎和牙周炎时,虽此菌检出率增多,但对其致病作用尚不清楚。

(二十三)沃廉菌属

沃廉菌属(*Wolinella*)为近年来新命名的菌,由于首次分离到此菌者为美国细菌学家Wolin,故而得名。

1. 生物学特征 为螺旋形弯曲或直的小 G^- 杆菌,末端圆或尖,有 1~2 根鞭毛在菌体的一端或两端,能较快速地运动。在血琼脂平板上呈灰或淡黄色半透明到不透明的菌落,能嵌入琼脂。生化反应不活泼,不发酵糖,可产生 H_2S,过氧化氢酶试验阴性。绝对厌氧,在

CO_2 10％、N_2 80％、H_2 10％的环境中生长良好,其中 H_2 为绝对需要的生长因素。口腔中存在的菌种为直形沃廉菌($W. recta$)。

2. 致病性 直形沃廉菌为龈下菌斑中的常居菌,可从人的龈沟或牙周炎标本中检出,其与疾病的联系尚未明了。

(二十四)新月形单胞菌属

1. 生物学特性 新月形单胞菌属($Selenomonas$)为 G^- 弯曲或螺旋形杆菌,末端尖或圆,短细胞呈肾形或新月形,长细胞和链状细胞呈螺旋形。不形成荚膜,有 16 根以上鞭毛,在细胞分裂区新月形凹面中央排列成簇,可进行活跃的波浪式运动。绝对厌氧,发酵糖、氨基酸和乳酸盐,发酵葡萄糖的产物为乙酸、丙酸和 CO_2,不液化明胶。在人口腔中检出的菌种为生痰新月形单胞菌($S. sputigena$)。

2. 致病性 可从人的龈沟中检出生痰新月形单胞菌,但尚不知其与龈炎和牙周炎的联系。

三、其他微生物群

(一)螺旋体

1. 生物学特性 螺旋体($Spirochaetes$)是具有 1 个由原生质构成的中央圆柱体,周围包以细胞膜的螺旋形微生物,有 3～5 根轴丝插入原生质圆柱体的两端。轴丝收缩,使菌体扭曲呈螺旋样。其细胞壁与 G^- 细菌相似,但革兰染色不易着色。其运动方式为沿长轴转动或为菌体细胞的屈曲。由于其弱折射的性质,故用暗视野显微镜或免疫荧光显微镜检视。根据螺旋的数目、大小和规则程度可将螺旋体分为螺旋体、脊螺旋体、密螺旋体、疏螺旋体和钩端螺旋体五个属,其中密螺旋体和疏螺旋体存在于口腔中。口腔中的螺旋体多为绝对厌氧并且其生长需很低的氧化还原电势(在 $-185mV$ 以下),也需一些促生长的物质如动物血清和腹水,多数菌株以氨基酸为主要能源。由于其不易被普通染色剂着色,故可用镀银或吉姆萨染色。口腔内的密螺旋体($Treponema$)有栖牙密螺旋体($T. denticola$)、嗜麦芽糖密螺旋体($T. maltophilum$)、中间螺旋体($T. medium$)、食果胶密螺旋体($T. pectinovorum$)、索氏螺旋体($T. socranskii$)等 5 个菌种。

2. 致病性 对螺旋体的致病毒力因素所知不多,内毒素可能在致病中起作用。梭螺菌混合感染可导致急性坏死性溃疡性龈炎和樊尚咽峡炎。在进展性牙周炎病损中也可检出螺旋体。

(二)支原体

支原体($Mycoplasma$)是能生长在细菌培养基中最小的原核生物,实际上它无肽糖成分的细胞壁,仅由含脂肪和固醇(包括胆固醇)组成的原浆细胞膜包绕,因此具有形态的特性。在口腔中存在的支原体有Ⅰ、Ⅱ、Ⅲ型口腔支原体和肺炎支原体、唾液支原体等。

1. 生物学特性 直径大小为 $0.2～0.3\mu m$,细胞或呈球形或为杆状、棒状和丝状。革兰染色阴性,吉姆萨染色呈淡紫色。多数为兼性厌氧,也有厌氧或嗜氧者。其赖以生长的能源为葡萄糖,或为精氨酸,还需补充固醇或胆固醇,其营养要求高于一般细菌,除了基础营养物质外尚需人或动物血清以提供胆固醇和长链脂肪酸。在固体培养基上的菌落呈半球形,直径 $10～150\mu m$,中央为有颗粒的不透明圆形,向下嵌入培养基中,边缘为扁平透明的环带,状如"荷包蛋"样。但肺炎支原体的菌落边缘无透明区,形态为桑葚状。口腔内几种支原体的生化试验反应见表 1-16。

表 1-16 口腔内几种支原体的生化试验反应

	口腔Ⅰ型支原体	口腔Ⅱ型支原体	口腔Ⅲ型支原体	唾液支原体
精氨酸	+	+	+	+
葡萄糖	−	−	−	−
甘露糖	−	−	+	−
磷酸酯酶	−	+	−	−

2. 致病性 口腔内的几种支原体多栖息在牙菌斑和龈沟口腔黏膜等部位,也有定植在呼吸道者,为正常口腔中寄居数量较少的微生物,对其与口腔生态系的关系以及致病性尚待研究。

(三)病毒

病毒(virus)为非细胞形态的微生物,体积微小,结构简单,由 DNA 或 RNA 组成核心,外覆蛋白质外壳,专性细胞内寄生,以复制方式增殖。本节简述 DNA 和 RNA 两类病毒中与口腔有联系的病毒。

1. DNA 病毒

(1)人类乳头瘤病毒(*human papillomavirus*,HPV):约 40％的健康人正常口腔黏膜中有 HPV,在中年男性占优势。此病毒可引起口腔鳞状乳头瘤和疣。

(2)疱疹病毒(*herpesvirus*):此类病毒中的单纯疱疹病毒与口腔黏膜疾病有联系,一般认为,单纯疱疹Ⅰ型病毒(*herpes simplex virus*-Ⅰ)引致口腔和面部病损,即所谓"腰带上病损",而单纯疱疹Ⅱ型病毒引致生殖器病损,即所谓"腰带下病损"。

(3)水痘带状疱疹病毒(*varicella zoster virus*):在颌面部可引致沿三叉神经分布的带状疱疹。

(4)*Epstein Barr virus*(EBV):此类病毒在人群中广泛分布,大多数成年人对此病毒均有抗体,在初次感染后,潜伏于淋巴细胞中,为单核细胞增多症、非洲淋巴瘤(Burkitt's lymphoma)、中国南部男性人群中的鼻咽癌、口腔舌缘毛状白斑等疾病的致病因子。

2. RNA 病毒 此类病毒包括正黏病毒(*orthomyxoviridae*)和副黏病毒(*paramyxoviridae*),分别为流感和副流感的致病因子。另外,麻疹病毒和柯萨奇病毒亦属 RNA 病毒,麻疹病毒引致麻疹,柯萨奇病毒 A 引致手-足-口病,而柯萨奇病毒 B 可引致新生儿心肌炎。

(四)真菌

真菌(fungi)不同于细菌之处为它是真核生物,而细菌是原核生物。随着临床上抗生素和皮质激素等药物的广泛应用,机体的正常菌丛受干扰,生态平衡失衡而致防御功能减弱,遂使栖息在机体某些区域中的真菌成为机会致病菌而导致真菌病。真菌有酵母菌和霉菌两种基本结构形式,某些真菌在不同时间内以两种形式存在,而某些真菌只能以一种形式存在,这种形态的转换基于周围环境和营养物质的提供。一般,二形性的真菌在天然环境中以霉菌形态生存,而在组织中以酵母形态生存。酵母菌为圆或卵圆形的单细胞,在光镜下所有的酵母菌均呈相同的形态。霉菌为多细胞、带有发挥特殊功能的各种特殊结构。真菌分类为酵母菌、纤毛样真菌和二形性真菌。与口腔疾病有关者为酵母菌中的念珠菌(*Candida*),其中包括白色念珠菌($C.\ albicans$)、热带念珠菌($C.\ tropicalis$)、假热带念珠菌($C.\ pseudotropicalis$)和星状念珠菌($C.\ stellatoidea$)等。因口腔中能检出的主要是白色念珠菌,故在此对其生物学特性和致病性进行简述。

1. 生物学特性 白色念珠菌细胞为圆形或卵圆形 $3.5\mu m \times (5\sim10)\mu m$ 大小的芽生酵母细胞,在较低温度或营养不足的条件下培养时可见到假菌丝。在沙保培养基上呈奶白色扁平或半球形菌落,略带啤酒样香味,也可形成圆的厚壁孢子。

2. 致病性 在半数人群的口腔和肠道中均有念珠菌栖息,在正常状态下念珠菌很少引起疾病,只有在造成易感染条件时,念珠菌可引致体表或系统的念珠菌病,如黏膜念珠菌病、皮肤念珠菌病、呼吸道或尿道的念珠菌病,其导致的感染均为内源性,虽然也可出现交叉感染,但感染方式多为母亲-婴儿或婴儿-婴儿。造成口腔念珠菌病的易感染因素颇多,如慢性局部刺激、过多过度地使用广谱抗生素和激素、头颈部放射治疗、口腔黏膜上皮发育不良、内分泌或免疫功能紊乱、恶性肿瘤、不良修复体、严重的吸烟习惯等。上述诸因素之外,年龄因素也是不可忽视的,婴幼儿以及高龄人群也易感染念珠菌病。

第四节 口腔生物膜疾病与微生物的关系

正如前文所述,生物膜是附着于有机或无机物体表面的被胞外基质包裹的有组织的细菌群体,是细菌在物体表面形成的高度组织化的多细胞结构。这种特殊的生存方式可以帮助细菌抵御苛刻的环境变化,起到屏障作用。这是细菌所具有的一种非常重要的环境适应机制,事实上绝大多数微生物都是以生物膜形式存在于自然环境之中,在人体内也是同样。生物膜对微生物而言构成了一个稳定的生态环境,并与宿主达成共生关系,但在某些情况下,生物膜内的平衡机制被打破时则会造成条件致病菌的感染。而根据美国疾病预防与控制中心统计,65%的人类细菌性感染都与生物膜有关。人类口腔内的牙菌斑即是典型的细菌性生物膜,同样,危害人类口腔健康的两大主要疾病——龋病与牙周病也是典型的生物膜病。

对于微生物的感染性疾病,如果特异性的病原菌能被确定,将极大地有利于疾病的预防与治疗。传统上,一个病原菌的确认必须符合郭霍法则(Koch's postulates),其规定为:①在所有患者身上都能分离出同种微生物,而在健康人身上则不能分离出该微生物;②能从疾病组织中分离出病原菌,并能在人工培养基上进行培养、分离纯化;③用纯化的该微生物接种易感动物可引发相同的疾病;④能在感染者身上再次分离出该微生物,重新获得病原菌纯培养。随着免疫学的进展,又补充了一点就是在感染期间可以检出高滴度的抗体,继而对机体提供保护作用。郭霍法则的提出,时至今日对确定新的病原菌仍有重要指导意义,可避免从病灶中分离获得某菌就轻易将其定义为病原菌的结论。但随着科学的发展,研究者们认识到此法则过于偏重病原菌的致病作用,而忽视了机体的防御功能。目前研究认为与这些生物膜疾病相关的微生物以群的形式存在,然而这些与疾病相关的微生物群在健康人群中同样存在,尽管只有极少的数量,而疾病的发生往往是宿主与生物膜中微生物群之间生态平衡受到干扰而致。因此,针对牙菌斑生物膜致病的郭霍法则有必要作出部分修改:①微生物致病必须要有足够的数量优势;②该微生物能产生高水平的抗体滴度;③致病微生物应该带有相关毒力因子;④该微生物能在动物模型上复制疾病的发生;⑤去除该微生物能导致临床症状的改善。

<h2 style="text-align:center">一、龋病相关微生物群</h2>

龋病是在以细菌为主的多种因素影响下，牙体硬组织发生的慢性进行性破坏的一种疾病，它是人类的常见病、多发病之一，在各种疾病的发病率中，龋病位居前列。在 WHO 的报道中，龋病仅列于心脑血管疾病之后，成为危害人类健康的一类主要疾病。因而针对在牙体组织表面结成的牙菌斑生物膜中微生物菌群的研究成为龋病病因学研究中最重要的一环。

（一）龋病作为微生物感染性疾病的证据

对龋病病因中细菌因素的认识，经过了一个相当漫长的过程。早在 1673 年，显微镜的发明人 Antony van Leeuwenhoek 就用他自制的世界上第一台显微镜观察到了牙垢中的微生物。1890 年，W. D. Miller 提出了著名的化学细菌学说，认为是口腔细菌代谢糖类产生的酸使釉质脱矿从而导致龋病的发生，这一学说奠定了现代龋病病因学的基础。1924 年，Clarke 最早从人类龋病样本中分离培养出变异链球菌（Streptococcus mutans），但当时尚未能揭示出该菌在龋病发生中的可能作用。真正能证明龋病是细菌感染性疾病的证据却形成于 20 世纪 50 年代。当时，无菌动物广泛应用于科学实验中，学者们经过一系列的实验研究发现，无菌动物本身无龋，即使饲以高度致龋的食物（如高糖高黏度的食物等）也不会罹患龋齿。而当这些无龋动物与其他龋活跃的动物同笼饲养时，则会有龋齿发生，进一步的证据来自于将啮齿动物龋坏部位分离获得的链球菌接种于这些无菌动物口腔后，很快就能观察到猖獗龋（猛性龋）的发生。此外，对于啮齿动物口腔采用大剂量抗生素抑制微生物的生长也能显著的抑制龋病的发生。而从病理学检查上也证实所有龋病牙本质样本中均有细菌的存在，这些都提供了完整的证据链证明了龋病是微生物的感染性疾病。

自从证明了龋病是细菌感染性疾病后，大量的研究被引导于研究龋病发生过程中的"特异性"致病菌，众多学者开始对大量龋坏部位，病变好发部位进行采样、分离，许多与龋病的发生发展有着密切关联的菌群被分离鉴定。尽管对健康与疾病状态下的菌斑进行了大量的采样与培养工作，以及从无菌动物上进行了多次感染模型的研究，直到目前为止，菌斑中还没有任何一种微生物被证明完全符合郭霍法则。

（二）变异链球菌的作用

变异链球菌群（Mutans streptococci）在最早的研究中是作为一个单一菌种提出的，但随着生化与分子生物学鉴定技术的发展，研究者们认识到这其实是一组菌，在这一组菌中实际包括了 7 个菌种（S. mutans, S. sobrinus, S. cricetus, S. ferus, S. rattus, S. macacae 与 S. downei）与 8 个血清型（a～h）。变异链球菌（Streptococcus mutans）血清型 c、e、f 与远缘链球菌（Streptococcus sobrinus）血清型 d、g 多见于人类口腔，其中血清型 c 最为常见，其次分别是血清型 d 与 e。

而对于变异链球菌群致龋的证据主要来自于以下几点：①在唾液与菌斑生物膜中变异链球菌群（Mutans streptococci）计数与龋病的患病率（prevalence）与发病率（incidence）呈正相关；②在对龋病发病的队列研究（longitudinal survey）中，变异链球菌群常在龋病发生前的牙齿表面被分离出；③在龋患牙齿上，龋病进展与变异链球菌群计数呈正相关；④在动物实验（啮齿类动物与非人类灵长动物）中，变异链球菌群是致龋能力最强的一组菌；⑤变异链球菌群代谢糖类后能够快速的产生乳酸等有机酸；⑥相比其他菌斑内微生物而言,变异链球菌群能更快的使菌斑内 pH 环境降到临界 pH 之下;⑦在低 pH 环境中,变异链球菌群仍可以维持生长并继续产酸;⑧变异链球菌群可以代谢蔗糖产生胞外多糖（extracellular polysaccharides,EPS）,而胞外多糖作为生物膜的基质有助于微生物之间的聚集以及对牙面的黏附;⑨变异链球菌群能产生如糖原（glycogen）等胞内多糖（intracellular polysaccharides,IPS）,而这些可作为储备能量在外源性糖类不足的情况下供细菌利用;⑩利用变异链球菌免疫动物,可在动物体内产生特异性抗体,并能显著降低实验动物的龋病发病率。

但同样值得注意的是,并不是所有的变异链球菌群成员都拥有上述这些特性,因此即使在同一群中,不同菌种在致龋性上也有差别。同时,尽管变异链球菌与龋病有着这些明显的相关性依据,但在许多研究龋病发生的队列研究中仍不能证明变异链球菌是龋病的特异致病菌。

（三）乳酸杆菌的作用

乳酸杆菌在过去曾被认为是龋病的主要致病菌,当时的依据在于:①它们可在大多数龋病样本中被分离出,且为优势菌（但其中许多研究现在认为与根面龋有明显的相关性）;②在牙面上健康部位所分离的乳酸杆菌,在菌落中均不占优势;③在菌斑与唾液样本中乳酸杆菌菌落计数值与龋活性存在着正相关;④乳酸杆菌可在低 pH 环境中生存（pH<5）,并能继续产生乳酸;⑤乳酸杆菌可代谢蔗糖,并产生细胞外与细胞内多糖;⑥乳酸杆菌的某些菌株在感染无菌动物后可致龋。

然而,从大量队列研究的资料中发现,乳酸杆菌很少在龋病发生前从菌斑中被分离,而在早期龋样本中,乳酸杆菌所占比例也很少。

尽管乳酸杆菌在龋病发生过程中的地位仍不是很明确,但普遍被接受的是:乳酸杆菌积极参与到龋病的发展过程中（早期龋样本中乳酸杆菌量较少,但在深龋样本中乳酸杆菌所占比例显著增高）。此外,组织病理学的研究也证实乳酸杆菌在龋病病变的前沿区,主要在龋坏牙本质深层中多有检出。

（四）放线菌的作用

现有的证据表明放线菌是与根面龋的发展相关联的,主要表现于:①体内实验发现,根面龋样本中放线菌所占比例显著增高;②采用体外纯培养的放线菌可导致牙骨质的脱矿;③在啮齿类动物实验中,利用放线菌可引发龋病。

尽管放线菌（尤其是黏性放线菌 A. viscosus）在绝大多数根面龋病变的样本中被大量检出,但某些研究也报道了在这些部位同时伴有变异链球菌（S. mutans）与乳酸杆菌（Lactobacillus spp.）的感染,而有这些菌混合感染的根面位点通常有着更高的患龋率。因此,对于放线菌在龋病发生发展中的作用目前尚无定论。

（五）其他有助于抑龋的微生物

在对龋病相关菌的研究过程中,微生物的产酸与耐酸能力成为其致龋的主要毒力因子,但在菌斑生物膜这样一个稳定的生态系内,同样存在着许多有助于维持环境稳定的其他细菌,例如韦荣菌与血链球菌、唾液链球菌等。韦荣菌是一类革兰阴性球菌,其在龈上菌斑中大量存在,由于韦荣菌在生长过程中需要乳酸（lactate）,但该菌无法代谢饮食来源的糖类,它们就需要利用其他菌产生的乳酸,并将之转化为相对致龋能力较弱的其他有机酸,如丙酸（propionic acid）等,从而减少了菌斑中乳酸的含量。而唾液链球菌与血链球菌等则能在相对较低的 pH 环境下,利用自身的尿素酶(urease)或精氨酸脱氨酶(arginine deiminase)产生氨等碱性物质,从而减缓菌斑 pH 降低的幅度,以维持环境的稳定,因此这些口腔微生物被认为有助于抑制龋病的发生,而这一保护作用目前也已在体外研究与动物实验中获得了验证。

(六) 对致龋微生物的新认识

正如前文所述,目前已发现龋病可能并不存在特异的致病病原菌,而这一疾病的发生,更可能是在多因素作用下,生态系统环境改变后而引发的内源性感染性疾病,因此,生态菌斑致龋学说逐渐被学界所接受。这一学说认为致龋相关的微生物也作为口腔常居菌的一员存在于牙菌斑生物膜内,但在中性环境下,这些微生物并不在菌群中居于优势地位,在此生态环境中,牙面发生的脱矿与再矿化过程处于平衡状态。但随着食物中糖类在菌斑生物膜中滞留时间的延长,微生物酵解糖产酸,使菌斑 pH 持续下降从而导致环境的改变,而酸性环境更有利于变异链球菌群与乳酸杆菌等的增殖,这一生态种群的变化更促进了酸性代谢产物的释放,使牙面 pH 降至临界 pH(5.5)以下,牙体硬组织脱矿。而在这一过程中,其他微生物都有着不同程度的参与,尽管其产酸的能力可能有所差异,但在生态种群的改建中并不存在着特异性的选择,这也解释了并非所有龋病部位都能检出变异链球菌群或乳酸杆菌的存在。生态菌斑致龋学说参见图 1-4。

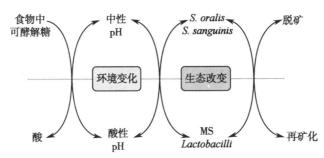

图 1-4　生态菌斑致龋学说模式图

生态菌斑致龋学说不仅仅强调了致龋相关微生物的作用,更指出了龋病预防中同样需重视那些可能引起生态改变的其他因素(如食物中摄取的糖与影响到糖滞留的宿主因素)。同时,生态菌斑致龋学说也不再刻意突出某些致龋相关菌的地位,而是强调了功能微生物群的作用,能产酸与耐酸的微生物都可能是致龋菌,从而在龋病的防治上可能更需要注重生态的维持。

二、牙周病相关微生物群

牙周病是特指只发生于牙周支持组织的(牙龈、牙周膜、牙槽骨与牙骨质)的各种疾病,也是人类口腔的常见病、多发病,包括仅累及牙龈组织的牙龈病和波及深层牙周组织的牙周炎两大类疾病。目前已公认牙周病是多因素疾病,而大量的临床实验、流行病学资料与动物实验研究都证明了牙菌斑生物膜,尤其是龈下菌斑中的细菌及其产物是引发牙周病必不可少的始动因子。

(一) 微生物作为始动因子的证据

在动物实验中,研究者们观察到,仅有牙石或丝线结扎等异物刺激,并不会引起无菌动物的龈炎;而用加有细菌的食物饲养这些动物,则很快可以造成牙周炎症,组织学研究也显示细菌积聚的程度与牙周破坏、骨吸收有着密切的关系。同时,大量的流行病学调查结果发现牙周病的患病率、严重程度等均与该人群的口腔卫生情况、菌斑积聚呈正相关。1965年,Löe等征集了牙周健康的志愿者,在停止口腔卫生措施使菌斑在牙面堆积后,所有受试者均在3周内发生了实验性龈炎,而当恢复口腔卫生措施,清除牙面菌斑后,炎症状态的牙龈在1周内又能全部恢复健康。大量的临床观察也证实抗菌疗法,如用甲硝唑、四环素、螺旋霉素等,治疗牙龈炎与牙周炎症均能有效缓解其临床症状。同时,在牙周病患者的血清与龈沟液内,也能检出那些致病相关菌高滴度的特异抗体,且这些抗体反应在牙周治疗后可显著下降。此外,某些抗体形成能力障碍的人群,极易发生严重而广泛的牙周炎。

　　龈沟的生态环境显著区别于口腔其他部位,龈沟深部是个厌氧的环境,且充满着龈沟液。在疾病状态时,龈沟形成一个病理性的盲袋,袋内氧化还原电势(Eh)降至很低的水平,更适于厌氧菌的增殖。龈沟液也能为其内的细菌提供丰富的蛋白质与糖原,因此,大多数牙周病相关细菌主要通过蛋白水解获得能量,而不像龋病相关细菌那样需要酵解食物中的糖类。随着疾病的发生与进展,牙周生态环境也发生着动态的改建,从而在不同的牙周感染程度下,相关微生物群的组成也有着显著的变化。

　　(二)牙龈炎相关微生物群

　　牙龈炎是机体组织长期暴露于牙龈菌斑内多种混合细菌而致的一种病理反应。随着病变从初期病损向确立期病损转变,龈沟内的微生物群体也发生着显著的变化。在初期病损时,革兰阳性菌与兼性厌氧菌,主要是链球菌属占主体;在早期病损时,放线菌(*Actinomyces spp.*)伴随着嗜二氧化碳的细菌如二氧化碳噬纤维菌(*Capnocytophaga spp.*)与一些专性厌氧菌在龈沟内逐渐增多。有研究报道,在从初期病损(不伴出血的牙龈炎)向早期病损(牙龈炎伴出血)进展时,龈沟内衣氏放线菌(*A. israelii*)与内氏放线菌(*A. naeslundii*)的量几乎翻了一倍,而随着疾病的进一步发展,微生物群落的结构进一步发生改建,一些产黑色素的厌氧杆菌如牙龈卟啉单胞菌(*Porphyromonas gingivalis*)与中间普氏菌(*Prevotella intermedia*)等与螺旋体(*Spirochaetes*)等显著增多。

　　(三)慢性牙周炎相关微生物群

　　慢性牙周炎是最常见的一类牙周病,约占牙周炎患者的95%。与慢性牙周炎相关的微生物如表1-17所示,加深的牙周袋为微生物提供了一个高度厌氧的寄生位点,pH环境也逐渐从中性转为偏碱性(7.4~7.8)。富含蛋白质的袋内液也促进了那些携有蛋白水解酶的厌氧菌的增殖。现有的研究发现龈下菌斑中存在着两大截然不同的结构区,一个是由革兰阳性的球菌与杆菌组成的附于牙面的聚集区,另一个是由革兰阴性菌组成的紧贴龈壁的微生物聚集区。以下讨论与慢性牙周炎密切相关的一些微生物。

　　1999年Socransky等对185名受试者的13 261份龈下菌斑样本通过DNA杂交分析发现,龈下细菌的聚集具有一定的规律,按其聚集特性以及与牙周状态的关系,可分为6个主要微生物复合体,并用不同的颜色对这些微生物复合体命名。其中,红色复合体包括牙龈卟啉单胞菌(*Porphyromonas gingivalis*)、福塞斯坦纳菌(*Tannerella forsythia*)和齿垢密螺旋体(*T. denticola*),这些红色复合体的细菌与牙周袋探诊深度以及探诊出血等临床体征密切相关。

表 1-17 与不同牙周状态相关的龈沟内微生物群

牙周状况	主要微生物	
健康牙周	*Streptococcus sanguis* *Streptococcus oralis* *Actinomyces naeslundii* *Actinomyces viscosus* *Veillonella spp.*	主要为革兰阳性球菌与少量螺旋体或能动杆菌
慢性牙龈炎	*Streptococcus sanguis* *Streptococcus milleri* *Actinomyces israelii* *Actinomuces naeslundii* *Prevotella intermedia* *Capnocytophaga spp.* *Fusobacterium nucleatum* *Veillonella spp.*	革兰阳性菌约占 55%，偶见螺旋体与能动杆菌
慢性牙周炎	*Porphyromonas gingivalis* *Prevotella intermedia* *Fusobacterium nucleatum* *Tannerella forsythia* *Aggregatibacter actinomycetemcomitans* *Selenomonas spp.* *Capnocytophaga spp.* *Spirochaetes*	革兰阴性菌占 75% 左右，其中 90% 以上为绝对厌氧菌，螺旋体与能动杆菌显著增多
侵袭性牙周炎	*Aggregatibacter actinomycetemcomitans* *Capnocytophaga spp.* *Porphyromonas gingivalis* *Prevotella intermedia*	此类疾病常与细胞免疫或基因缺陷相关，微生物群落中 65%～75% 的细菌为革兰阴性菌，伴少量的螺旋体与能动杆菌

1. 螺旋体（*Spirochaetes*） 在健康的牙周组织中，螺旋体的检出只有极少数的报道，检出量也是极少的。而在慢性牙周炎患者的牙周袋内，螺旋体的数量显著增多。因此，曾有学者认为，当龈下菌斑样本中螺旋体所占比例增高时，提示该部位将要或正处于活动性牙周病变中。然而并非在所有病例中都能验证这一结果，目前的研究尚无法对于螺旋体的这一预测指标提供确证，一种或多种密螺旋体（*Treponema spp.*）可能只是与牙周的病变进展相关联。

2. 产黑色素菌群（black-pigmented bacteria） 这是一群革兰阴性、专性厌氧、无运动特性、无芽胞形成、多形性的杆菌。在早期的研究中是归属于拟杆菌属中一大类能产生羟基血色素衍生物的厌氧杆菌，因此曾被称为"产黑色素类杆菌"，近年随着微生物分类学的进展，这类菌被分至新的种属，分别为不能酵解糖，产生黑色素的卟啉单胞菌属（*Porphyromonas*）（也有译作"紫单胞菌"，porphyro- 应来源于希腊文"紫色"）；以及酵解糖，产生黑色

38

素(如 *Prevotella intermedia*)的普雷沃菌属(*Prevotella*)与坦纳菌(*Tannerella spp.*)如福塞斯坦纳菌(*Tannerella forsythia*)。

这些菌与慢性牙周炎密切相关的证据主要来自于：①许多临床研究中，均报道这些菌能在牙周袋内被大量分离获得，并与多种牙周炎症密切相关；②这组菌在体外均能产生许多可干扰宿主免疫防御与破坏牙周组织的毒力因子，包括蛋白酶、胶原酶、透明质酸酶与各种内毒素；③这组菌在实验动物体外的感染可以引发软组织的破坏，并直接引致骨组织的吸收。

(四)侵袭性牙周炎

大多数罹患侵袭性牙周炎的患者都有着外周血淋巴细胞功能障碍，而这一缺陷可能是与大量伴放线聚集杆菌(*Aggregatibacter actinomycetemcomitans*)与二氧化碳嗜纤维菌(*capnocytophaga spp.*)的增殖密切相关。

伴放线聚集杆菌可以引致多种疾病，包括放线菌病(actinomycosis)、腹部与脑部的脓肿、败血病与感染性心内膜炎等，其与侵袭性牙周炎相关的证据源于以下的发现：①在病变部位的龈下菌斑中该菌有着很高的检出率；②患者体内存在的伴放线聚集杆菌抗体滴度相当高，且当疾病获得有效控制时，该抗体滴度也有显著下调；③该菌有着一系列毒力因子如白细胞毒素(leukotoxin)等，值得注意的是并非所有的伴放线聚集杆菌菌株都有着同等的白细胞毒性，某些菌株甚至也可能无白细胞毒素；④辅以四环素类药物的治疗在控制病症的同时也可有效抑制病灶处的伴放线聚集杆菌数量。

(五)坏死性溃疡性牙龈炎

坏死性溃疡性牙龈炎是一种由厌氧微生物复合感染引起的疾病，其主要致病微生物是具核梭杆菌(*Fusobacterium nucleatum*)与口腔密螺旋体(*Treponema spp.*)，也有名为梭杆菌螺旋体性龈炎。

对于这一微生物复合体感染的主要致病依据源于：①病灶部位微生物的检出情况分析；②梭杆菌螺旋体复合体在人体其他部位如扁桃体等也能引起组织破坏；③动物实验中这一感染复合体可以复制出疾病模型；④采用甲硝唑治疗，可以有效地消除梭杆菌螺旋体复合体并控制疾病；⑤具核梭杆菌与螺旋体均能侵入至牙龈组织内；⑥组织培养的方法提示在病灶部位总菌中，螺旋体占比达 30%，具核梭杆菌约为 5%，其余依次为中间普氏菌、韦荣菌与链球菌等。

(六)牙周脓肿(periodontal abscess)

牙周脓肿是由急慢性牙周炎症在活动期时，牙周组织破坏而于牙周袋内形成的脓肿。脓肿往往是由龈下菌斑内多种常居菌引发的混合感染，以下这些菌常能从脓肿部位分离而得：厌氧革兰杆菌，主要是产黑色素卟啉单胞菌(*Porphyromonas spp.*)、普氏菌(*Prevotella spp.*)与具核梭杆菌(*Fusobacteria nucleatum*)等；链球菌属特别是溶血性链球菌与厌氧链球菌等；螺旋体(*Spirochaetes*)，二氧化碳嗜纤维菌(*Capnocytophaga spp.*)与放线菌(*Actinomyces*)等。

(七)对牙周病相关微生物的新认识

从前文可知，不同类型牙周病损中的优势菌各不相同，与健康龈沟中的优势菌也有着很大的差别，因而许多研究者们开始探讨这些牙周致病相关菌来源于何处。近年来的许多研究发现，产黑色素厌氧菌、二氧化碳噬纤维菌、梭杆菌与螺旋体等均可从舌背与口底分离获得。有一项研究报道，牙龈卟啉单胞菌、福塞斯坦纳菌与伴放线聚集杆菌在幼儿舌面的检出率分别为 23%、11%与 30%,因而舌黏膜可能是这些牙周致病相关菌的天然贮库,也有研究发现部分菌甚至可侵入颊黏膜上皮而持续存在。

一般而言,这些牙周致病相关菌与健康龈沟内的正常菌丛无法竞争,从而仅极微量的存在。当大量菌斑持续堆积,并引发宿主的炎症反应时,龈沟液的流速增加(牙龈炎时龈沟液流速可增至正常时流速的 140%,而牙周炎时甚至可达到 30 倍的流速),不仅将宿主免疫成分带入到龈沟内,也带入了大量的宿主蛋白,如转铁蛋白(transferrin)与血红蛋白(haemoglobin)等。这些物质的进入有助于蛋白水解活性的革兰阴性厌氧菌的富集,大量的蛋白水解产物导致了局部 pH 的升高与氧化还原电势的降低。这样一个环境的变化可以上调某些疾病相关菌毒力因子的表达(如牙龈卟啉单胞菌的蛋白酶活性增加),并进一步提高这些致病相关菌在环境中的竞争能力,从而引发生态种群的迁移,使这些菌逐步在疾病区域成为优势种群。

实验研究也为这样一个牙周的生态菌斑致病学说提供了依据。将龈下菌斑培养于人类血清(serum 用于模拟龈沟液),可以选择性地富集产黑色素厌氧杆菌、厌氧链球菌、梭杆菌、螺旋体等牙周破坏相关菌,然而将菌斑直接培养于培养基中,这些菌则几乎很难被检出。另一项研究也报道,将 pH 从 7.0 提高至 7.5,可使牙龈卟啉单胞菌在产黑色素菌群中不足 1%的检出率提高至大于 99%。因此,与龋病相似,牙周病也是由于生态失衡而致的内源性感染性疾病。牙周病生态菌斑致病学说参见图 1-5。

牙周生态菌斑致病学说,也揭示了牙周病的防治不仅可从针对致病相关微生物入手,同样也应针对引起生态改变的因素,例如降低炎症反应强度、改变袋内氧化还原电势以防止绝对厌氧菌的过度增殖,其他可以干扰宿主-微生物间生态平衡的因素还包括创伤、系统疾病或药物治疗后所致的免疫状态的改变甚至吸烟等不良生活习惯等也都应考虑在内。

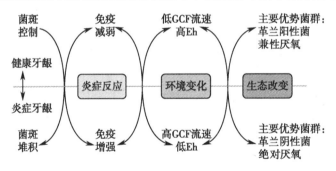

图 1-5 牙周病生态菌斑致病学说模式图

(黄正蔚)

思 考 题

1. 简述生态系及其建立的中心原则。
2. 简述正常菌丛对机体的双重作用。
3. 简述口腔生态系的决定因素。
4. 从哪些特性证明牙菌斑是典型的生物膜?
5. 比较卟啉单胞菌与普雷沃菌生物学特性的异同。

参 考 文 献

1. 刘正. 口腔微生物学. 南京:南京出版社,1995
2. 岳松龄. 岳松龄现代龋病学. 北京:科学技术文献出版社,2009
3. 周学东. 实用口腔微生物学与技术. 北京:人民卫生出版社,2009
4. Marsh PD,Martin MV. Oral microbiology. 5th ed. Churchill Livingstone,2009
5. 李德懿. 牙周病微生物学. 天津:天津科技翻译出版公司,1994
6. Lamont RJ,Jenjinson HE. Oral microbiology at a glance. Wiley Blackwell,2010
7. Samaranayake LP. Essential microbiology for dentistry. 3rd ed. Churchill Livingstone,2006
8. Keijser BJ. Pyrosequencing analysis of the oral microflora of healthy adults. J Dent Res, 2008, 87: 1016-1020

第二章
口腔生物化学

[提要]

　　本章主要介绍牙及周围组织的化学组成、唾液及龈沟液的生化特点、牙菌斑的生物化学、牙体硬组织的生物矿化。要求掌握釉质无机成分、牙本质有机成分、牙周组织胶原的组成和特点;唾液、龈沟液的主要成分;牙菌斑内糖代谢的主要产物及生物学作用,牙菌斑-牙面的矿物质转换的作用;生物矿化、仿生矿化、再矿化的基本概念。熟悉唾液、龈沟液的生理功能;牙菌斑内糖代谢的主要途径;釉质与牙本质生物矿化的基本过程。了解牙菌斑内氮源化合物代谢过程,唾液-牙菌斑的矿物质转换的方式;生物矿化的一般过程和调控机制。

第一节　牙及周围组织的化学组成

一、釉　　质

　　釉质被覆在牙冠表面,是一种半透明的钙化组织,呈乳白或淡黄色,是人体中最坚硬的组织,对机械磨损有较大的抵抗力。

(一) 无机成分

　　釉质内无机物占重量的 $95\%\sim96\%$,占体积的 86%,主要无机物是钙、磷。X 线衍射技术证实,钙、磷是以羟基磷灰石晶体$[Ca_{10}(PO_4)_6(OH)_2]$的形式存在,约占 90%。其他还有碳酸钙、磷酸镁和氟化钙,以及少量的钠、钾、铁、铅、锰、锶等。

　　1. 钙和磷　釉质中钙含量的平均值为 $33.6\%\sim39.4\%$,磷为 $16.1\%\sim18.0\%$。钙、磷浓度由釉质表面到釉质牙本质界呈下降趋势。从表层到内层,钙的含量变化范围为 $34.5\%\sim37.8\%$,磷的含量变化范围为 $15\%\sim18\%$。钙、磷的质量比为 $2.1\sim2.3$。釉质表面的钙、磷比内层低。钙在釉质中的分布不均匀,在牙颈部含量较高。

　　2. 碳酸盐　釉质中碳酸盐占重量的 $1.95\%\sim3.66\%$。在釉质牙本质交界处,含量较高,釉质表面含量较低。碳酸盐的分布特点与成釉细胞的代谢活动有密切关系,反映成釉细胞在成釉过程中的活跃程度。早期,成釉细胞功能旺盛,大量的碳酸盐结合进入釉质矿化部分。但在釉质表面,成釉细胞代谢活动的终止时间比内层早,因而表面成釉细胞分泌功能弱于内层,碳酸盐形成相应减少,最终使釉质表层碳酸盐明显少于内层。

3. **钠** 在釉质无机物中,钠占重量的 0.25%～0.9%。釉质内层的钠含量显著高于釉质表面,其原因可能是因为釉质内层水含量高而钠易与水结合所致。牙萌出前后釉质钠变异相当小。

4. **镁** 在釉质无机物中,镁占重量的 0.25%～0.56%。釉质内镁的分布同碳酸盐和钠,近釉质牙本质界处镁含量是表面的 3 倍。另外,釉质中镁含量不受口腔环境的影响,牙萌出前后镁含量变化不大。

5. **氯** 在釉质的无机物中,氯占重量的 0.19%～0.3%。从釉质表面到釉质牙本质界,氯含量呈梯度降低。牙萌出之前,氯的分布已确定,不受口腔环境影响。

6. **氟** 釉质中,氟占重量的 0.005%～0.5%,其表面含氟量明显高于釉质牙本质界。在所有无机物中,氟浓度的变化最大,其原因在于釉质内氟浓度受多种因素影响:①釉质蛋白,在牙发育时期,氟总是与釉质内的釉质蛋白结合,釉质蛋白含量高时,氟浓度也高,随釉质的成熟,蛋白质含量逐渐减少,氟浓度也随之下降。②组织液,牙钙化形成后,数月或几年后才会萌出,牙在含氟的组织液中要浸润较长时间,表面釉质缓慢吸收氟,导致氟的大量堆积。③外环境,牙萌出后,不断从环境中摄取氟,使表面釉质氟浓度进一步增加。饮水氟对釉质含氟量的影响较大。④生理性磨损,牙萌出后的生理性磨损可造成釉质丢失,表面氟含量减少。在咀嚼磨损的切缘,氟含量相对减少;在牙颈部,氟则大量堆积。

7. **其他微量元素** 已发现釉质中含有 40 多种微量元素(trace element),它们附着在羟基磷灰石晶体表面,或在晶体内部取代钙或磷,或位于晶体的空隙之中。

铁在釉质中含量为 8～219mg/L,表层釉质含铁量较表层下釉质高,釉质含铁量随年龄增加呈上升趋势。锌分布在釉质各层,含量为 2～9mg/L,表层含量高于内层。锡有向釉质表面堆积的趋势。尤其是有银汞合金修复体时,釉质表层锡含量明显增加。乳牙釉质中硒的含量不同于恒牙,前者为 2.6mg/L,后者为 1.5mg/L。铅的含量随年龄而增加,成年后则维持平衡状态,主要分布在釉质表面,约为 9mg/L。

(二)有机成分

成熟釉质中有机物占其重量的 0.4%～0.8%,包括蛋白质、酶、脂类、枸橼酸盐、糖类和水。大部分有机物分布在釉质的带状结构内,如釉板、釉丛、釉柱间质和芮氏线(striate of Retzius)。

1. **蛋白质** 釉质是由成釉细胞合成、分泌釉基质,然后矿化形成的。釉质蛋白质是细胞外基质蛋白,在牙胚发育后期,由成釉细胞合成分泌进入釉基质。新形成釉质内蛋白质的含量为 25%～30%,以后随釉质成熟而减少,逐渐由磷灰石晶体取代。早期研究根据亲水性和酸碱度将发育釉质中的基质蛋白分成两大类:疏水性釉原蛋白(amelogenin)和酸性釉蛋白(enamelin)。釉原蛋白含大量脯氨酸、谷氨酰胺、亮氨酸和组氨酸,是一类疏水性、低分子量的蛋白。发育期釉基质内釉原蛋白的含量为 90%,随着釉质的矿化、成熟而降解、消失。釉蛋白在发育期釉质中比釉原蛋白含量少,主要含谷氨酸、甘氨酸、脯氨酸和天门冬氨酸。目前研究认为,釉蛋白是由数个不同的蛋白质组成,因此将由成釉细胞合成、分泌、与釉原蛋白不同的一族蛋白命名为非釉原蛋白。该蛋白是一类分子质量大小不等,亲水性和糖基化的蛋白家族,占发育期釉质有机成分的 10%,并部分保留在成熟的釉质中。目前已知非釉原蛋白包括:釉丛蛋白(tuftelin)、成釉蛋白(ameloblastin)和釉蛋白。详见第三章。

2. **蛋白水解酶** 主要有基质金属蛋白酶 20(MMP20)和丝蛋白酶。MMP20 是主要的釉原蛋白加工酶,在釉质发育的早期和中期表达。丝蛋白酶由成牙本质细胞和成釉细胞在釉质形成期间表达,在釉质成熟阶段行使降解釉质蛋白质的功能。

3. 其他成分　釉质中,水占其体积的 12%,重量的 4%。一部分水与无机成分结合,另一部分与有机成分结合。在釉质内,羟基磷灰石晶体与水结合,水构成晶体的水合外壳,使离子更易发生吸附和交换。

成熟釉质中脂类占重量的 0.5%～0.6%,枸橼酸盐占 0.02%～0.1%;糖含量也极低,包括半乳糖、葡萄糖、甘露糖等。

（三）釉质晶体的理化特征

羟基磷灰石晶体是牙体硬组织无机盐基本的结构形式。无机物在釉质中占 95%～96%。因此,牙体组织的化学性质、机械性质、热传导性质和膨胀系数、相对密度等均和羟基磷灰石近似。

1. 羟基磷灰石的基本组成　羟基磷灰石是一种磷酸钙物质,属于种类繁多的磷灰石中的一种。磷灰石（apatites）则是广泛存在于自然界中的矿物盐的总称,具有相同晶体结构,化学表达式为 $M_{10}(ZO_4)_6X_2$。表达式中 M、Z、X 各代表不同的元素。在羟基磷灰石中,M 为钙元素,Z 为磷元素,X 为氢氧根。所以羟基磷灰石的分子式表示为 $Ca_{10}(PO_4)_6(OH)_2$。

2. 釉质晶体的物理性质　釉质为长形羟基磷灰石晶体,晶体间有有机物和水,由于晶体组成了釉质的大部分,釉质的性质与羟基磷灰石相似。

（1）硬度:不同牙之间、不同牙面之间的硬度有一定差异。牙萌出后硬度逐渐增加,老年恒牙硬度>年轻恒牙>成熟乳牙>不成熟乳牙。

（2）密度:釉质的密度具有以下特点:①表面釉质密度最高,近釉质牙本质界处则最低;②未萌牙的釉质密度低于已萌牙,乳牙釉质的密度低于恒牙,这可能与萌出后釉质的继续矿化有关。

（3）晶体的基本构型:釉质内晶体最初以长、薄条状出现,排列无规律性。随着晶体的不断生长,薄条状晶体变为六角形,排列逐渐有序。晶体形态可分为偏平六角形,无规则六角形,柱状六角形,少数为长方形。宽为 60～100nm,厚为 26.3～35.0nm,长为 250～1000nm。偏平六角形晶体占多数,其宽与厚之比为 1:99。每个晶体周围均有一层蛋白质包绕。由于标本制作时晶体的断面不同,电镜下晶体有 3 种不同的表现:①窄,但密度高;②宽,但密度低;③板状结构,观察时应加以注意。晶体的长度一致,而厚度和宽度不同说明晶体在核化过程中有融合现象。釉质发育过程中,靠近造牙本质细胞层最初每平方微米有 1240 个晶体,而距釉质表面 200μm 内每平方微米有 781 个晶体,成熟釉质内每平方微米为 588 个晶体,约减少了 35.5%。

3. 釉质晶体的化学性质　矿化组织中磷灰石晶体成分总是处在不断变化当中,这种变化同磷灰石晶体的性质有关。①吸收性,当晶体中的离子直径较大或电位不适合时,其他离子可以被吸收,而不会影响晶体的构型;②离子交换（ionic exchange）,晶体中的离子可以同环境中的离子发生交换。例如 Ca^{2+} 可以被 Na^+、Si^{2+} 等阳离子取代,OH^- 可以被 Cl^-、F^- 等阴离子取代。在釉质晶体内存在的水合层（hydration layer）,使离子更易发生吸收和交换（图 2-1）。

4. 釉质晶体的表面化学　釉质表层晶体排列疏松决定了表层釉质具有一定的渗透性,不断地同口腔环境进行着物质交换。釉质萌出前期,其表面晶体与邻近的组织液之间处于

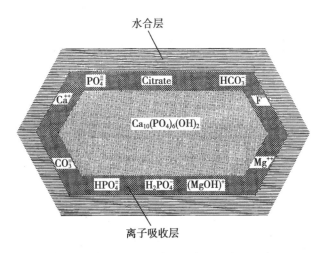

水合层

$PO_4^\equiv$ Citrate HCO_3^-

Ca^{++} F^-

$Ca_{10}(PO_4)_6(OH)_2$

$CO_3^=$ Mg^{++}

$HPO_4^=$ $H_2PO_4^-$ $(MgOH)^+$

离子吸收层

图 2-1　羟基磷灰石晶体的水合层和离子吸收层

动态平衡,生理体液中的大量离子进入晶体的水合层内和晶格表面。进入萌出后期,釉质表面和唾液之间持续的物质交换,使表面釉质的组成发生变化,造成釉质无机组成从表面到内部出现浓度梯度。表层和表层下釉质成分的差异随年龄增大趋于稳定。由于表层的存在,成熟釉质表面对酸的溶解性降低,对龋蚀破坏有一定的抵抗力。组织学和显微放射照相研究早期釉质龋损,发现釉质表层下出现明显的脱矿,而表层相对完整。表层的形成为早期龋的再矿化治疗提供了理论依据。表层无机物含量大,矿化程度高,密度及硬度大,溶解性小。龋损脱矿中首先被溶解的是镁和碳酸盐,而表层镁及碳酸盐含量远较表层下低,约为釉质牙本质界处的 1/3。钙和磷酸盐则明显高于表层下。表层氟含量高出表层下 5~10 倍,氟与磷灰石结合成氟磷灰石,大大降低了表层在酸中的溶解性。有报道锶、铅、锂等微量元素也能增强釉质表层的抗龋力。牙萌出后,距表面 $50\mu m$ 内的釉质继续矿化,表层釉质氟化物含量一生中均有所增加。因此,学者们认为早期釉质龋损存在相对完整的表层是由釉质表层的固有特性所决定的。

二、牙本质和牙骨质

牙本质和牙骨质均来自于间质细胞,其化学组成主要是矿物质,占其重量的 70%,有机物和水为 30%。在有机成分中 90% 是胶原纤维,矿物质构成以羟基磷灰石为主,但其矿化程度和体积均小于釉质的羟基磷灰石晶体。

牙本质是矿化的结缔组织,呈淡黄色,分布于牙冠和牙根部。硬度低于釉质,且具有弹性形变。不同部位的牙本质其组成也有不同。牙骨质是一薄层覆盖于牙根表面的矿化组织,位于牙根部牙本质表面,其有机基质中含有致密的胶原纤维和相对稀疏的颗粒基质,有机基质绝大部分为 I 型胶原约占 95%,以及少于 5% 的 V 型胶原和少量的非胶原糖蛋白。

牙骨质同其他矿化组织的结构不同,它的基础代谢很低,无血液供给,无淋巴系统和神经系统。研究表明,从牙骨质基质提取的非胶原糖蛋白具有促进成纤维细胞合成、生长、黏附和移行的作用,同时还发现病变的牙骨质不能支持成纤维细胞的合成、生长,受慢性感染破坏的牙骨质也无结缔组织的再黏附。

（一）无机成分

牙本质、牙骨质的无机成分主要是碳、磷酸矿物盐和少量的钠、镁、氯以及各种微量元素。牙本质的羟基磷灰石晶体的钙磷质量比为 1∶2.13，晶体比釉质要小得多，宽为 20～30nm，厚为 3～4nm，长为 60～70nm。牙本质晶体的大部分与胶原纤维伴行，沉积在纤维内。部分晶体沉积在胶原纤维的周围，由矿化基质和牙本质小管排列而形成长牙本质。还有部分晶体与纤维不发生关系，而是沉积在钙球内。

（二）有机成分

牙本质的有机物约占 20％，是成熟釉质的 40 倍，主要包括胶原、非胶原蛋白、枸橼酸盐以及脂类等成分。和牙本质相似，牙骨质的有机物含量也较高，是其重量的 22％，其中大部分是胶原基质，其他非胶原蛋白和无定形基质含量较少。

1. 胶原 牙本质有机成分中，约 90％为胶原，主要为Ⅰ型胶原及少量的Ⅴ型胶原。

胶原（collagen）是由牙本质细胞合成，分泌后进入前期牙本质，排列成纤维。胶原纤维网在接近成牙本质细胞体处并不致密，但在前期牙本质、釉质牙本质界处则含量较高。牙本质胶原所含的氨基酸具有与骨、腱相似的组成，甘氨酸、丙氨酸、脯氨酸、羟脯氨酸四种氨基酸占残基总量的 2/3，但牙本质胶原中羟赖氨酸的含量高于皮肤。牙本质胶原有以下特点：①胶原原纤维对矿物盐有较大的吸收力，其表面有一层硫酸黏多糖，能吸引矿物盐到牙本质基质中，确切机制尚不清楚，目前认为有磷酸钙或羟基磷灰石晶体的晶核沉积在原纤维之间的黏合物质或原纤维上。随着沉积，晶核变大，小颗粒的晶核融合成球体，形成钙球而矿化。牙本质胶原的排列比软组织杂乱，一般需要放大数倍方可观察到单个纤维成分。牙本质内胶原细胞内的纤维间隙 0.6nm，而软组织内仅 0.3nm。磷离子的直径约 0.4nm，可以渗入硬组织的分子间隙。因此，牙本质内胶原纤维有足够的间隙容纳羟基磷灰石晶体。②牙本质胶原比软组织胶原稳定，不易溶于酸和中性溶液。这种稳定性是由于胶原的高度交链结构所致，最基本的交联键是二羟赖氨酸正亮氨酸（dihydroxy lysine positive leucine，DHLPL）（图 2-2）。

牙骨质的有机成分中大部分为不溶性胶原，主要为Ⅰ型胶原，其余为少量的非胶原蛋白和无定形基质。牙骨质胶原中同样有大量的交叉链。

2. 非胶原蛋白 牙本质基质中 9％～10％是非胶原蛋白（non-collagenous proteins，NCPs）。该蛋白为带负电荷、富酸性的蛋白。根据蛋白的来源不同，将牙本质非胶原蛋白分为成牙本质细胞源性和非成牙本质细胞源性。前者包括主要存在于牙本质中的牙本质磷蛋白和牙本质涎蛋白，主要存在于矿化组织中的牙本质基质蛋白Ⅰ、骨涎蛋白、骨钙素，以及多组织非特异性的骨桥素和糖胺多糖。后者主要指血清来源蛋白，即由身体其他细胞（主要是肝细胞）合成并分泌进入血清的蛋白，这些蛋白虽不由成牙本质细胞合成，但对牙本质有高度亲和力，可由血液循环进入牙本质中，又称为牙本质亲和性蛋白（详见第三章）。

3. 脂类 牙本质中脂类含量约为 0.33％。包括中性脂、磷脂两大类。前者主要由游离脂肪酸、甘油一酯、甘油二酯、甘油三酯、胆固醇、胆固醇脂构成；后者则包括磷脂酰胆碱（卵磷脂）、磷脂酰乙醇胺（脑磷脂）、磷脂酰肌醇、磷脂酰丝氨酸、磷脂酸、髓鞘磷脂、二磷脂酰甘油（心磷脂）等成分。

4. 枸橼酸盐 广泛分布于矿化组织中的一种有机阴离子体，约占牙本质重量的 1％，常与钙离子形成复合物。用中性或酸性 EDTA 脱矿，可以分解枸橼酸盐和磷酸钙的沉淀物。

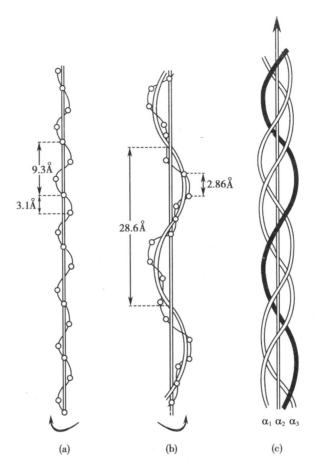

图 2-2　胶原多肽链的空间分布(单位:10^{-2}nm)

三、牙 周 组 织

(一) 牙周组织的胶原

胶原是牙周组织的主要蛋白成分,不同类型的胶原在不同的组织和部位呈特征性分布。在正常的牙龈结缔组织,Ⅰ型和Ⅲ型胶原是主要的胶原类型,另有少量的Ⅳ和Ⅴ型胶原,其中Ⅰ型胶原在胶原中的含量为 85%~87%,Ⅲ型胶原为 12%~13%。牙周膜以Ⅰ型和Ⅲ型胶原为主,另有少量的Ⅴ型胶原。牙槽骨与其他骨组织一样,其胶原主要为Ⅰ型胶原;而牙骨质的胶原为Ⅰ型胶原和少量的Ⅲ型胶原。

牙周病变过程中牙龈胶原的改变如下:

1. 胶原含量的减少　比较正常和牙周炎部位牙龈结缔组织胶原含量,发现病变部位牙龈胶原的含量明显减少。对牙龈胶原的生化分析显示,病变部位牙龈胶原量减少了 60%~70%,对手术切除的严重炎症的牙龈组织的生化分析发现,炎症牙龈组织胶原含量的下降主要为酸溶性胶原的下降,而盐溶性胶原无明显下降。炎症部位牙龈胶原含量的下降,有两方面的机制:一是在炎症过程中,成纤维细胞、中性粒细胞、单核巨噬细胞对胶原纤维的吞噬活性增强,胶原的破坏增加;二是胶原的产生受到抑制。这是局部胶原含量下降的重要原因,可能也是炎症部位牙龈胶原减少的主要原因。

2. 胶原类型的变化　在牙周炎的牙龈结缔组织中,不仅胶原的量发生了变化,胶原的质也发生了改变,其变化包括3个方面:①Ⅴ型胶原的含量明显上升:在正常的牙龈结缔组织中,Ⅴ型胶原约占总胶原量的 2%,但在炎症部位的牙龈结缔组织中,Ⅴ型胶原量高于8%。②出现Ⅰ型胶原三聚体:Ⅰ型胶原三聚体是由 3 条相同的 α1(Ⅰ)组成,正常Ⅰ型胶原为[α1(Ⅰ)]$_2$α2(Ⅰ);正常的牙龈组织中不存在这种三聚体,但存在于皮肤、胚胎组织和某些肿瘤组织中。③Ⅲ型胶原的含量下降:在炎症的牙龈结缔组织中,Ⅲ型胶原在总胶原中的含量小于5%。炎症部位牙龈结缔组织胶原的这种变化,一方面可能是由于不同类型的胶原对胶原酶的敏感性不同,如Ⅲ型胶原对胶原酶的敏感性远高于Ⅴ型胶原,这可以部分地解释为什么在炎症部位Ⅲ型胶原相对减少而Ⅴ型胶原相对增加;另一方面可能是炎症部位牙龈成纤维细胞生物行为的改变,从牙周炎部位来的牙龈成纤维细胞在体外培养中,其分泌的胶原蛋白也有类似的变化。

3. 参与胶原破坏的因素　牙周病变过程中,牙周炎相关细菌产生的内毒素、胶原酶等诸多因素参与了胶原的破坏,胶原酶作为胶原降解的始动因子在胶原损伤中起重要作用。胶原酶有两类:①细菌来源的胶原酶;②宿主来源的胶原酶。两者降解胶原的机制不同,前者作用于胶原的甘氨酸残基,使胶原降解成许多小片段;后者只有一个作用点,将胶原切成 1/4 和 3/4 两个片段,再由其他蛋白酶继续降解。宿主来源的胶原酶可由上皮细胞、单核巨噬细胞及中性粒细胞产生。牙周膜中发现的胶原酶来源于宿主。细菌及其代谢产物能趋化中性粒细胞游走至牙周膜,分泌胶原酶造成胶原破坏。

牙周袋内挥发性巯基复合物(volatile sulphur compounds,VSCs)是口腔微生物对蛋白质代谢作用的产物,主要包括硫化氢和甲基硫醇(methyl mercaptan)。VSCs 在活跃性牙周病时增多,是引起口臭的主要原因。VSCs 可通过抑制脯氨酸的转运降低胶原合成,其巯基(S)还可直接结合到胶原的肽链上,增加胶原对酶降解的敏感性,促进胶原分解。

细菌内毒素是引起牙周炎的一个重要因素,可侵入深层牙周组织,直接作用于成纤维细胞或间接通过刺激产生的细胞因子如前列腺素、白细胞介素-1、肿瘤坏死因子等促进胶原的吞噬和降解,在牙釉表面组织没有明显破坏的情况下引起深层牙周膜纤维的损伤。

(二)牙周组织蛋白多糖

蛋白多糖(proteoglycans,PGs)是牙周组织的非胶原细胞外基质,由核心蛋白和共价连接到蛋白的糖胺聚糖(glycosaminoglycans,GAGs)组成。其结合到每个核心蛋白的糖胺聚糖从 1 个分子到 150 个分子不等。糖胺聚糖是长的、不分支的、以二糖为重复单位的多糖。糖胺聚糖的二糖单位中总有一个氨基糖(N-乙酰氨基葡萄糖或 N-乙酰氨基半乳糖)。在多数情况下,这个氨基糖是硫酸化的。第二个糖是葡萄糖醛酸,其中只有硫酸角质素例外,它含的是 D-半乳糖而不是葡萄糖醛酸。常见的糖胺聚糖有透明质酸、4-硫酸软骨素、6-硫酸软骨素、硫酸角质素、硫酸肝素。核心蛋白在蛋白多糖中的比例变化很大,氨基酸组成也颇具特点,丝氨酸、甘氨酸、脯氨酸和谷氨酸是核心蛋白的主要氨基酸。

1. 牙龈的蛋白多糖　采用电泳、酶解和化学鉴定技术证实,人牙龈组织含有透明质酸、硫酸肝素、硫酸皮肤素和 4-硫酸软骨素。就量而言,硫酸皮肤素是存在于牙龈的主要糖胺聚糖,在总糖胺聚糖中占 60%,硫酸肝素含量较少,为 7%,而透明质酸和硫酸软骨素为剩下的 33%。硫酸糖胺聚糖的分子量从硫酸肝素的 15kD 到硫酸皮肤素的 25kD,透明质酸的分子量最大,为 360kD。人牙龈成纤维细胞体外培养能合成上述四种糖胺聚糖,且糖胺聚糖之间的比例也与体内一致。

同牙龈结缔组织一样,牙龈上皮中也存在糖胺聚糖。放射自显影技术、电子显微镜技术和生化分析技术证实,牙龈上皮的糖胺聚糖约占组织干重的 0.07%,包括透明质酸、硫酸肝素、硫酸皮肤素和 4-硫酸软骨素,其中硫酸肝素最多,约占总氨基多糖的 60%。

对牙龈上皮和结缔组织蛋白多糖的研究显示,至少有 3 种蛋白多糖,它们的糖胺聚糖组成和相对分子量各不相同。这些蛋白多糖含硫酸肝素、硫酸皮肤素或硫酸软骨素,其中含量最多的是一个分子量非常小的富含硫酸皮肤素的蛋白多糖,另外有一个中等分子量的富含硫酸软骨素的蛋白多糖和一些大分子量的硫酸软骨素蛋白多糖和硫酸肝素蛋白多糖。人牙龈或纤维细胞体外培养也能合成上述 3 种蛋白多糖。

2. 牙周膜的蛋白多糖 牙周膜的蛋白多糖至少在两个方面起着重要作用:①由于其高度亲水性,有助于牙周膜在咀嚼压力下水分排出后对水的再吸收;②与牙周膜内大量的胶原纤维发生相互作用。研究证实透明质酸、硫酸肝素、硫酸皮肤素和硫酸软骨素存在于牙周膜中,其中硫酸皮肤素是牙周膜中主要的糖胺聚糖。牙周膜中有两种蛋白多糖,即硫酸皮肤素蛋白多糖和硫酸软骨素-硫酸皮肤素蛋白多糖,蛋白多糖中糖胺聚糖的分子量为 18～20kD。

3. 牙槽骨和牙骨质的蛋白多糖 对牙槽骨蛋白多糖的研究甚少,目前的资料来自于对长骨的研究。4-硫酸软骨素是骨的主要糖胺聚糖,另外,还有少量的透明质酸、6-硫酸软骨素、硫酸皮肤素和硫酸角质素。有两种主要的蛋白多糖存在于骨组织,一种存在于矿化的基质中,一个小的核心蛋白结合有 1～2 个硫酸软骨素链;另一个大的蛋白多糖发现于新形成的骨,在胶原纤维间与纤维平行排列。组织化学研究表明,牙骨质蛋白多糖的分布与组成可能与骨和牙本质类似。

4. 蛋白多糖的降解与牙周病变过程中蛋白多糖变化 软骨中蛋白多糖的降解首先是核心蛋白降解。在炎症的牙龈组织中,蛋白多糖的降解是通过对核心蛋白的水解完成的。人中性白细胞分泌的中性蛋白酶或组织蛋白酶 β 样蛋白酶可能是降解核心蛋白的酶。

四、口腔黏膜组织

(一)口腔黏膜上皮与结缔组织交界——基底膜的生化特征

1. 胶原性蛋白质 Ⅳ型胶原是所有基底膜的主要结构成分,位于致密层,不具备其他胶原的纤丝状和带状外观。Ⅳ型胶原保留了终端肽非螺旋部分,因此,它更像一种原胶原。Ⅳ型胶原由 3 个多肽 A 链组成,其多肽链比其他胶原要大,且由二硫键连接。两个主要多肽是前-α1 和前-α2,其分子量分别为 185kD 和 170kD。Ⅳ型胶原比其他成分更易屈曲。3,4-羟脯氨酸的比例、总羟脯氨酸和脯氨酸的比例、羟脯氨酸和赖氨酸的比例都较大。糖类的含量也较高,主要是与羟赖氨酸结合的葡萄糖和半乳糖等。

2. 非胶原性糖蛋白 是基底膜的另一类主要组成成分。

(1)层粘连蛋白:是主要的非胶原性糖蛋白,位于基底膜的透明层,呈十字形分子构型。其分子量为 100kD。层粘连蛋白含有 3 条短臂 A 链(分子量 20kD)和 1 条长臂 B 链(相对分子量 40kD)。

(2)蛋白多糖:蛋白多糖位于致密层的上下两侧。其分子量为 75kD,具有等量的蛋白质和共价结合的硫酸乙酰肝素。目前认为,所有基底膜均含有蛋白多糖,其中有些蛋白多糖可与层粘连蛋白、纤维连接蛋白以及Ⅳ型胶原的不同部分发生相互作用。

(3)纤维连接蛋白:是一种广泛存在于多种组织中的糖蛋白,特别在成纤维细胞的表面和结缔组织基质中含量高,血清和血浆中其含量也较丰富。分子量为24kD,具有较高的生物学活性。过去认为纤维连接蛋白仅存在于结缔组织中,因为上皮细胞不能产生该类蛋白。近期的研究证明,角朊细胞能合成纤维连接蛋白,该蛋白还可调节细胞的生物学活性。

(4)大疱性类天疱疮(BP)抗原:BP抗原主要存在于口腔黏膜等复层鳞状上皮的基底膜,其他如尿道、膀胱、支气管和胆囊上皮的基底膜也可能存在该抗原。其分子量约为22kD,是一种跨膜糖蛋白,在细胞内与半桥粒有关,在细胞外层与透明层有关。

(5)获得性大疱性表皮松解症(EBA)抗原:由于该抗原首先在EBA患者血清循环抗体中检出,故称为EBA抗原。EBA抗原位于致密层中或致密层下区,分子量为29kD,由两个亚单位通过共价键相连所成。

(二)口腔黏膜结缔组织的生物化学

1. 胶原纤维 是一种糖蛋白,其中糖的含量为0.3%~0.5%,主要由己糖、半乳糖和葡萄糖等成分组成。蛋白质部分含有较多的甘氨酸、羟脯氨酸及羟赖氨酸。

胶原纤维的主要结构是一种多肽链,构成其蛋白分子的肽链有两类,分别为α1和α2。其中,α1又分为α1(Ⅰ)、α1(Ⅱ)、α1(Ⅲ)、α1(Ⅳ)四型。每个胶原分子由三条肽链作螺旋缠绕而成,每条肽链约由1000个氨基酸残基组成。胶原纤维的这种三股螺旋结构非常稳定,不易被一般的蛋白酶所水解,但可被胶原酶从分子3/4处水解为2个片段。口腔黏膜的胶原纤维代谢异常主要见于两类疾病,一类为恶性肿瘤,胶原酶的活性增高使胶原纤维破坏与肿瘤细胞的侵袭行为密切相关;另一类疾病为癌前状态,典型的疾病如口腔黏膜下纤维变性。

2. 弹力纤维 弹力纤维在极易变形的衬里黏膜中含量最丰富。与胶原纤维相比,弹力纤维更细且含量较少。HE染色不能显示弹力纤维,需用特殊的染色法如酸性地衣红法等。在口腔黏膜组织中,弹力纤维相互交织成立体网状,缠绕于胶原纤维束周围。用透射电镜观察,发现弹力纤维由直径为10~12nm的电子致密原纤维包埋于较透射的无定形弹性蛋白中。在成熟的弹力纤维中,弹性蛋白的含量为90%以上。弹性蛋白分子的结构为单条多肽链,其分子量为69.4kD。该多肽链富含非极性疏水氨基酸,而极性氨基酸如天冬氨酸、谷氨酸、赖氨酸和精氨酸的含量则不足5%,不含色氨酸、胱氨酸和甲硫氨酸。甘氨酸约占该肽链氨基酸总量的1/3,但并非像在胶原纤维中那样有规律地分布。在弹性蛋白分子中,某些小片段肽链如缬-脯-缬-甘,及赖-丙-丙-丙-赖将重复出现,前者是构成弹性蛋白特有的二级结构(β-螺旋构型)所必需的成分,后者则在交联中起重要作用。弹力纤维分子不含羟脯氨酸,但胱氨酸含量极高,说明其中有大量的二硫键。

3. 结缔组织基质 结缔组织基质或称结缔组织间质是一种胶质样复合物,它将其他的结缔组织成分包裹在一起。在光镜或电镜下观察,这些组织成分没有特定的形态,因此常被描述为无定形状。

口腔黏膜的结缔组织基质主要是由蛋白多糖所构成,其间有组织液渗透。组织液中含有血浆蛋白质、维生素类、激素类、酶类、电解质类等代谢产物。间质成分的变化处于动态平衡,其提取物成分主要取决于周围组织细胞的代谢状态,因此它对于组织细胞的物质交换具有重要的生理作用。

口腔黏膜结缔组织基质中的蛋白多糖是由糖胺聚糖与蛋白质共价结合所形成的一类糖

蛋白,它的结构特点为:①单糖的组成:蛋白多糖中糖胺聚糖所含单糖的种类较少,除硫酸角质素含有半乳糖外,其他糖胺聚糖仅含两种氨基己糖(氨基葡萄糖和氨基半乳糖)及两种己糖醛酸(葡萄糖醛酸和艾杜糖醛酸)。而一般糖蛋白的构成较复杂,含有多种糖成分。②糖链的组成:蛋白多糖中糖胺聚糖多由一个氨基己糖和一个己糖醛酸构成二糖单位,该二糖单位重复连接形成糖胺聚糖醛,后者再呈线性排列于核心蛋白链上。而一般糖蛋白的糖链则呈分支状无规律地排列于蛋白链上。③糖链数:蛋白多糖中单位长度的蛋白链上连接的糖链数较多,而一般糖蛋白则较少。④相对糖含量:蛋白多糖中糖含量超过蛋白质含量,而一般糖蛋白则以蛋白质为主。

　　糖胺聚糖是一种多聚阴离子,分别由氨基己糖和己糖醛酸通过不同的糖苷键连接而成。糖胺聚糖分子中含有己糖醛酸,且分子内连有硫酸基团,因此呈酸性。与口腔黏膜组织相关的几种糖胺聚糖为:①透明质酸:基本结构是单一的糖胺聚糖,其二糖单位严格按照一个葡萄糖醛酸、一个氨基葡萄糖组成。与其他几种糖胺聚糖相比,透明质酸的分子量最大,且分子中不含硫酸基团。透明质酸也是唯一能以自由链的形式在体内游离存在而不与蛋白质链相结合者。上述结构特点为其发挥特有的生理功能奠定了基础。②硫酸软骨素:是在体内分布最广的糖胺聚糖,其二糖单位由葡萄糖醛酸和氨基半乳糖组成。在氨基半乳糖的第4位或第6位可发生硫酸化,根据硫酸化部位的不同,分别称为4-硫酸软骨素和6-硫酸软骨素。③硫酸肤质:结构酷似硫酸软骨素,所含氨基己糖部分也是氨基半乳糖,并于碳链的第4位上发生硫酸化。不同之处在于硫酸肤质所含的己糖醛酸为艾杜糖醛酸而非葡萄糖醛酸。④肝素和硫酸肝素:分子中除含有一种氨基己糖(氨基葡萄糖)外,还同时含有两种己糖醛酸(葡萄糖醛酸和艾杜糖醛酸)。上述单糖的多处发生硫酸化,因此,肝素和硫酸肝素是硫酸化程度最高的糖胺聚糖。此外,肝素和硫酸肝素与其他糖胺聚糖的显著差异在于其分子中存在 N 位连接的硫酸基团。

(李继遥)

第二节　唾液及龈沟液的生物化学

一、唾液的生物化学

(一)唾液与口腔环境

　　口腔环境中很重要的组成是唾液(saliva)。唾液是一种复合的外分泌液,主要由三对大唾液腺(salivary glands)包括腮腺、下颌下腺、舌下腺及小唾液腺的分泌物所组成,在口腔内恒定地浸泡并覆盖于软、硬组织表面。唾液中含有多种成分,发挥多种生理功能。唾液分泌有静态分泌和刺激分泌。静态分泌是指无刺激状态下唾液腺的基础分泌,其中分布在唇、颊腭、舌等部位黏膜下的小唾液腺分泌是其主要来源,也是形成唾液薄膜的重要部分。刺激分泌又叫动态分泌,指在味觉或咀嚼等刺激下唾液腺的分泌,主要由 3 对大唾液腺的分泌组成,主要反映唾液腺的储备功能,对进食的吞咽等起重要作用。

　　人的大小唾液腺均在口腔黏膜开口,唾液在口腔内形成恒定的覆盖口腔表面的一层薄膜,这层唾液薄膜对于正常口腔功能十分重要。口腔是一天然开放系统,并为口腔中微生物的持续培养提供相对恒定的条件,这种条件可由唾液流来保证。一方面唾液流伴随以频繁的摄入食物包含有食物及唾液自身营养,可提供微生物所需的新鲜底物;另一方面微生物所产生的可溶性产物可持续地被唾液所去除,并被吞咽到胃肠道,使这些产物的浓度保持在较低的水平。另外,唾液对口腔内软硬组织起营养、润滑、保护等作用,在维护口腔形态及功能上起非常重要的作用。

(二)唾液成分

唾液是无色、无味、黏稠性液体,比重 1.002~1.008,pH 5.6~7.6,平均 6.8。唾液的主要成分是水,占 99% 以上,固体成分约占 0.7%,其中无机物约占 0.2%,主要是电解质;有机物约占 0.5%,主要是蛋白质;另外还有少量气体,如二氧化碳、氧、氮。

1. 无机成分 主要包括钠、钾、氯、无机磷酸盐、钙、碳酸氢盐、硝酸盐,另外还有微量电解质,如镁、硫、氟、碘、硫氰酸盐、硫酸盐、锌、铅、铜、铬等。

(1)钠、钾、氯:是唾液中主要的阳离子和阴离子。原始唾液自腺泡细胞分泌后,经导管系统进行离子交换,在导管系统中,钾离子由导管上皮分泌到唾液,钠和氯离子则被导管上皮主动吸收。因此当唾液流速低时,钾离子浓度较高,是血浆浓度的 7 倍(约 28mmol/L),钠、氯较低;当流速高时,钾离子相对低,是血浆浓度的 3~4 倍,钠和氯离子浓度相对高。

(2)钙和磷:唾液中钙浓度为 0.55~2.825mmol/L,平均 1.45mmol/L,分泌速率低时,唾液中钙、磷含量相对较高。唾液中钙以三种方式存在:Ca^{2+};无机复合物如钙磷酸盐等;与有机物结合,如蛋白质、糖类等。下颌下腺分泌唾液的钙浓度是腮腺的 2 倍,静态分泌的唾液中主要是离子钙,占总钙的 90% 以上。唾液中钙通过辅助唾液糖蛋白黏附到羟基磷灰石上,减少细菌表面的负电荷,减弱对细菌的排斥力,活化细菌细胞表面的葡聚糖受体等作用促进口腔细菌的定植。

唾液中 10% 的磷是有机物组成,如磷酸化糖类;10% 以上为焦磷酸盐,是磷酸盐沉淀抑制物,可能影响牙结石形成;另有 6%~24% 的磷以复合物状态存在。唾液中的主要磷酸盐是双水磷酸二钙、磷酸钙及羟基磷灰石。

唾液中最常见的钙及磷酸盐是磷酸氢钙、磷酸八钙、磷酸钙、羟基磷灰石等。这些钙磷酸盐大多处于过饱和状态,对牙表面的再矿化提供有利条件,并促进早期釉质龋的再矿化,对维持牙组织的完整性起着十分重要的作用。

(3)氟:唾液中氟浓度在 0.01~0.05mg/L,稍低于血浆氟浓度,混合唾液中氟离子浓度大约是腮腺和下颌下腺唾液的 2 倍。氟化物有明显防龋作用,但必须在唾液的环境中才能发挥作用。在牙萌出进一步矿化期间,唾液中的氟可以进入牙内,与牙内的羟基磷灰石发生置换反应,形成抗酸力强的氟磷灰石,提高牙的抗龋力。

(4)硫氰酸盐:唾液中硫氰酸盐浓度为 0.125~0.375mmol/L,静态分泌的唾液中硫氰酸盐较刺激性分泌高。硫氰酸盐与过氧化氢、乳过氧化物酶组成唾液的抗过氧化物酶系统,对口腔一些微生物起抑制作用。

(5)重碳酸盐:唾液中的重碳酸盐主要来自腮腺和下颌下腺,其浓度随唾液分泌流率的增加而增加,是口腔环境最重要的缓冲系统。

(6)氢离子及气体:唾液中的氢离子和二氧化碳与唾液的 pH 密切相关,唾液的氢离子浓度变异较大,因年龄、个体、食物种类、时间不同而不同。非刺激唾液中二氧化碳含量为 10%~20%,刺激状态时可达 50%,收集唾液时由于二氧化碳丢失,唾液的 pH 升高。非刺激性腮腺唾液平均 pH 为 5.50±0.01,刺激性腮腺唾液平均 pH 为 7.4±0.5。非刺激性下颌下腺唾液平均 pH 为 6.4 ± 0.6,而刺激性下颌下腺唾液平均 pH 为 7.1 ± 0.3。由此可知,唾液 pH 对唾液流速极敏感,低流速时 pH 下降,高流速时 pH 升高。

唾液中二氧化碳对钙存在形式有一定影响。当二氧化碳含量高时,钙呈溶解状态,当二氧化碳减少时,钙盐则沉淀。这些变化过程与牙结石形成和牙再矿化过程密切相关。唾液中二氧化碳还可以通过改变细胞通透性、缓冲能力而影响细菌生长。另外,口腔细菌也可以产生二氧化碳。

(7)唾液硝酸盐和亚硝酸盐:唾液中含有较高浓度的硝酸盐,腮腺液中其浓度最高,相当于血清浓度的 $6\sim10$ 倍,混合唾液硝酸盐浓度相当于血清浓度的 3 倍。一般认为腮腺具有主动摄取分泌硝酸盐的功能,是机体内调节硝酸盐代谢的重要器官。正常腮腺、下颌下腺唾液中不存在亚硝酸盐,硝酸盐在口腔内由硝酸盐还原菌作用而转化为亚硝酸盐,在一定范围内,混合唾液中的亚硝酸盐含量与硝酸盐的含量呈正相关。唾液硝酸盐、亚硝酸盐的功能尚未十分清楚,已有研究表明具有抑制细菌和真菌及调节口腔内微生态的作用。另外,唾液亚硝酸盐到上消化道后可转化为亚硝酸胺类化合物,后者可能是胃癌等上消化道恶性肿瘤的重要的致癌剂。

(8)微量元素:唾液中含有大量的微量元素,如铜、锰、镍、钛、钼等,对口腔疾病的发生起一定的作用。

2. 唾液有机成分 唾液中含多种蛋白质,大多数蛋白质由唾液腺腺泡所合成、分泌,少量唾液蛋白来自血清渗出,浓度很低。唾液腺不同类型的腺细胞分泌蛋白不同,浆液性腺泡分泌蛋白主要包括富脯氨酸蛋白、糖蛋白、富组蛋白、富酪蛋白、α-淀粉酶等;黏液性腺泡分泌黏蛋白;导管上皮及基底细胞分泌乳铁蛋白、溶菌酶、SIgA、唾液过氧化酶等。唾液总蛋白含量为 $150\sim250$ mg/100ml,约占血浆蛋白的 1/30。与血浆蛋白的浓度相对恒定相比,不仅浓度低得多且浓度个体差异及不同时间不同分泌状态波动较大。唾液总蛋白的浓度与唾液流速等条件密切相关,腮腺及下颌下腺唾液的蛋白浓度均随流速的增加而有所增高。另外,唾液蛋白浓度存在昼夜的生理性节律变化。

口腔中的蛋白绝大多数为糖蛋白或蛋白多糖,是一类含糖的结合蛋白,其辅基部分是混合多糖,又称黏多糖。根据糖蛋白中的氨基乙糖含量可将糖蛋白分为黏多糖(mucins)和糖蛋白,前者氨基乙糖含量小于 4%,后者大于 4%。根据糖蛋白的蛋白质部分氨基酸组成特点将其分为富脯蛋白(proline-rich protein,PRPs)、富组蛋白(histidine-rich proteins,HRPs or Histatin)、富酪氨酸(statherin)、富半胱蛋白(cystatin)等。它们构成唾液蛋白的主要成分,参与牙面获得性膜的形成,覆盖口腔黏膜的表面,对于维持牙和黏膜的完整性,对微生物在口腔组织表面上黏附定居与清除,细菌间的共集与集聚,调节口腔菌丛平衡、牙的再矿化与牙结石形成均有重要影响。按照唾液蛋白的各种功能将唾液中的蛋白质分为如下几类:

(1)润滑作用:唾液中黏蛋白起主要润滑作用,对正常口腔功能至关重要。

1)唾液黏蛋白:唾液黏蛋白是唾液一组含糖类的特异蛋白,是唾液中的主要有机成分,具有黏滑性质。由下颌下腺、舌下腺及小唾液腺分泌,其中小唾液腺分泌占整个唾液黏蛋白的 70%。人类唾液中含高分子量和低分子量两种不同类型的黏蛋白,分别命名为 MG I 和 MG II。MG I 分子量大于 1000kD,由除腮腺以外的其他唾液腺分泌,MG I 中糖类含量较高,占 78%,约含 290 个寡糖链,其中约 120 个含有神经氨酸。MG II 分子量为 $200\sim250$ kD,除腭腺及腮腺外的其他腺体分泌,MG II 中糖类含量相对较低,约占 68%,约有 170 个寡糖链,其中 70 个含神经氨酸。

MGⅠ和 MGⅡ的组成、结构及生物学功能不同。MGⅠ具有大量的疏水结构,其无膜区域含有疏水袋(pockets of hydrophobicity)。MGⅡ寡糖链显著小于 MGⅠ,基本上没有疏水功能区段。具有润滑作用的主要是疏水性的 MGⅠ。MGⅠ型唾液黏蛋白借助疏水部位的疏水键覆于表面,维持黏膜润湿,减少咀嚼时的摩擦力,阻止致病菌及潜在有害物质以及酸和蛋白水解酶的入侵,从而保护口腔组织。此外,MGⅠ对羟基磷灰石的选择性亲和力较大,作为牙面初期获得性膜的组成成分,参与牙面获得性膜形成,对牙起到保护作用。

2)富脯蛋白:主要由腮腺分泌,下颌下腺也有少许分泌,是人类唾液中最大的一族蛋白,约占唾液总蛋白的 70%。根据共性区可分为酸性、碱性和糖激化型三类。酸性富脯蛋白的脯氨酸含量高,达 25%～40%;碱性富脯蛋白是一种糖蛋白,糖类占整个分子的 40%。具有润滑特性的主要是糖性富脯蛋白,碱性富脯蛋白的功能尚不明确。

(2)维持黏膜的完整,修复口腔软组织:唾液内的蛋白质如蛋白酶、菌蛋白、富半胱蛋白、生长因子等,可以直接与外源性或内源性有害物质反应,从而防止各种有害物质直接作用于黏膜,保护口腔黏膜免受侵害。此外,唾液还具有修复软组织的作用,如唾液内的表皮生长因子和神经生长因子能够促进口腔软组织的修复,从而加快伤口的愈合。

(3)调节口腔菌群平衡:口腔菌群是决定口腔健康的主要因素之一,唾液在调节口腔菌群的生态平衡方面起关键作用。唾液既可抑制微生物生长,也可为其生长提供营养。一方面唾液有抑制微生物生长的因子如溶菌酶、乳铁蛋白、过氧化物酶、黏蛋白、免疫球蛋白、富组蛋白、富半胱蛋白、淀粉酶等,还有杀菌的化学物质包括硫氰酸盐、过氧化物、碘化物,硝酸盐、氯化物、氟化物。另一方面唾液中有聚集细菌的因子,如黏蛋白 MGⅠ和 MGⅡ,使细菌聚集在一起,并附着到固体表面,为细菌生长起到培养基的作用。

1)溶菌酶:是一种低分子量不耐热的碱性蛋白质,精氨酸含量较多。体内很多组织和体液中都含有溶菌酶,如乳汁、唾液、肠液,还可存在于鸡蛋清及某些细菌中。唾液溶菌酶除唾液腺产生外,还有龈沟液及游走进入口腔的白细胞也产生少量的溶菌酶。下颌下腺及舌下腺唾液溶菌酶的浓度比腮腺的高。人类溶菌酶为 130 个氨基酸连成的一条单链,由 4 个二硫键连成的球状蛋白,分子量 15kD 的碱性蛋白质,在酸性环境中稳定。

溶菌酶对多种非致病的革兰阳性菌有溶菌作用,其机制是破坏细菌细胞壁氨基多糖,使细胞壁黏肽链发生水解,肽链断裂,细菌内容物逸出而溶菌。人腮腺液溶菌酶可以溶解轻链球菌,及经预先用 pH 8.2 缓冲液处理后的变形链球菌,还可以和补体共同作用于细菌起到溶菌作用。

2)唾液过氧化物酶:唾液中的另一种强烈的抗菌系统是过氧化物酶系统。它主要由过氧化酶、过氧化氢(H_2O_2)和硫氰酸盐组成。其中过氧化物酶包括唾液过氧化物酶和少量髓过氧化物酶,前者由唾液腺合成分泌,后者来自中性粒细胞。唾液腺也可使血中硫氰酸盐进入唾液,并使其浓度增加 10 倍。唾液过氧化物酶在口腔内经过氧化物酶催化后产生离解产物,可有效地控制口腔及上消化道细菌的生长。

3)免疫球蛋白:唾液内的免疫球蛋白主要有 IgA、IgG 和 IgM,其中分泌型 IgA(SIgA)最为重要。SIgA 一般认为是由大小唾液腺的浆细胞合成,在混合唾液中的浓度为 0.6～49mg/100ml。其结构由丁链连接的 IgA 二聚体和二硫键连接的分泌片(secretory piece)组成,分子量约 38kD。SIgA 起重要的局部免疫作用,阻止病菌微生物黏附,通过结合病原微生物表面分子如黏着素,而阻止病原菌黏附定植。SIgA可与溶菌酶及补体共同作用引起细菌溶解。还可中和病毒和其他毒素。

4)乳铁蛋白:乳铁蛋白是一种分子量为80kD的铁结合糖蛋白,存在于乳汁内,其他分泌液也含有一定量,如唾液、泪液、胆汁、胰液。由一条多肽链组成,对蛋白酶有一定的抵抗力。唾液中乳铁蛋白的主要生物学作用是抑菌作用,通过利用细菌所需的铁,从而抑制细菌增殖。

5)唾液黏蛋白MGⅡ型:MGⅡ型唾液黏蛋白含大量的神经氨酸,能与一些细菌发生特异性作用,还能与血链球菌和轻链菌结合,促进细菌凝集成团,有利于细菌从口腔中清除,调节口腔菌丛,防止龋病及牙周病的发生和发展。

6)富组蛋白:富组蛋白是一组阳离子性多功能蛋白质,仅存在于人类和其他灵长类动物的唾液中,是唾液腺的特异性产物,主要组成包括组氨酸、精氨酸、赖氨酸等,共有7个亚型。富组蛋白具有较强抗真菌及抑制细菌作用,可杀灭白色念珠菌孢子,并抑制白色念珠菌芽生孢子产生,阻止白色念珠菌在口腔内定植,还可抑制变形链球菌的生长。

(4)参与获得性膜,维持牙齿再矿化及牙结石的形成。

1)富组蛋白:富组蛋白与羟基磷灰石有很强的亲和力,吸附于釉质表面,参与获得性膜的形成。还可抑制磷酸钙结晶形成,此外,富组蛋白具有缓冲作用,中和细菌产生的酸,升高菌斑pH,阻止龋病的发生。

2)富酪蛋白:由腺泡细胞分泌,是富含酪氨酸和脯氨酸的磷蛋白,分子量5380Da,由43个氨基酸组成,肽链中的电荷不对称,有较强的极性。在结构及生物学功能上与富脯蛋白十分相似。富酪蛋白能竞争性抑制富脯蛋白在牙面上吸附,参与获得性膜的形成。能促进放线菌在牙面的黏附,有良好的润滑作用,能抑制羟基磷灰石晶体的生长,抑制磷酸钙沉积。

3)富半胱蛋白:唾液富半胱蛋白含有120个氨基酸残基,有多种亚型,主要由腮腺及下颌下腺的浆细胞分泌。主要功能是抑制蛋白分解,抑制半胱氨酸酶,减少不必要的蛋白分解,可能是一种保护机制。参与获得性膜的形成,与羟基磷灰石有很强的亲和力,还可抑制磷酸钙结晶形成。

4)唾液淀粉酶:是唾液中最丰富的蛋白质之一,主要来自腮腺。根据淀粉酶分解产物的旋光性分两大类,一类是α-淀粉酶,一类是β-淀粉酶。唾液淀粉酶属α-淀粉酶,β-淀粉酶多存在于植物中。α-淀粉酶是一种水解酶,在淀粉消化中起重要作用,并且参与釉质获得膜的形成及吸附细菌的作用,后者可促进牙菌斑形成。另外,由于淀粉类食物可被淀粉酶分解而导致pH降低和牙的脱矿作用,而认为可能会促进龋齿的发生。

5)酸性富脯蛋白:具有多种功能,可以结合Ca^{2+},维持唾液的钙磷稳定,可抑制唾液中磷酸钙盐的形成及其在牙面上羟基磷灰石晶体的沉积,维持唾液中的钙超饱和状态,可维持唾液中游离Ca^{2+}浓度,为釉质提供防御和修复的环境;此外还参与唾液获得膜的形成,酸性富脯蛋白对釉质和羟基磷灰石有很高的亲和力,易于吸附在牙面;同时还具有协助细菌黏附的作用,人酸性富脯蛋白可选择性地促进细菌黏附在牙矿化组织上,对于细菌在牙面上黏附和定居牙菌斑的形成有重要作用。

(5)其他作用:唾液还具有消化作用,唾液中的各种酶类如蔗糖酶、淀粉酶、脂酶、蛋白酶等,均具有消化分解相应底物的功能。唾液中的味觉素对于味觉的维持具有十分重要的作用。此外,唾液中还有少量游离葡萄糖(0.028～0.057mmol/L);含脂量为2～3mg/100ml,

可能在牙面上形成脂肪膜,有一定保护作用;维生素主要是水溶性, 部分由细菌合成,另部分来自血液,如维生素 B、维生素 C。唾液中存在多种氨基酸,平均含量为 34.4～47.8mg/L,来源于肽类和蛋白质的分解,如天门冬氨酸、谷氨酸等,可以作为唾液细菌生长所需的养料。唾液中有一定的尿素,由唾液腺从血液中过滤而来。还有少量血型物质(blood group substance),可能与某些口腔微生物细菌表面结构特性相关。

(三)唾液腺及唾液的功能

1. 唾液腺的分泌功能

(1)外分泌功能:人体每天唾液总分泌量为 540～640ml。在几组唾液腺中,分泌量最大的是下颌下腺,占总唾液分泌量的 60% 左右,其次是腮腺,占 20%～25%,舌下腺占 7%～8%,小唾液腺分泌量不超过 8%。人体唾液分泌分为静态分泌和刺激分泌,每天绝大部分时间唾液腺处于静态分泌之中,混合唾液静态分泌流率为 0.1～0.4ml/min,由于时间长,静态分泌对维持口腔的功能有非常重要作用。混合唾液刺激流率在 1～4ml/min,主要与进食、吞咽、消化等有关。

(2)内分泌功能:唾液腺合成并分泌入血的肽类物质达 30 种以上。这种分泌功能存在于许多动物种类,但在人体上尚待进一步证实。常见的激素类物质或调节肽有腮腺激素(parotin)、表皮生长因子、神经生长因子、胃泌素、血管舒缓素(kallikrein)、肾素等。这些多肽大多在下颌下腺内纹管细胞合成并分泌。人类唾液腺内分泌功能尚有待进一步研究。

2. 唾液消化及营养功能 唾液通过以下几种方式来协助消化食物及营养口腔的功能。

(1)协助咀嚼和吞咽:唾液为咀嚼提供了液体,使食物变成食团,从而易于在口腔内移动并被吞咽。

(2)直接参与消化作用:唾液中有多种消化酶,如淀粉酶、消化糖类;唾液脂酶消化脂肪;唾液中蛋白酶也可能参与食物中蛋白质的消化。

(3)维持味觉功能:唾液为化学物质的溶解提供了溶剂,只有溶解了的物质才能为味觉所感受到。另外,唾液中有一种与锌结合的蛋白味觉素(gustin),为味觉感受时所需要。

(4)提供各种营养来维持口腔软硬组织的代谢平衡:唾液中各种成分如水、电解质、蛋白对软硬组织提供必要的营养,来维持其正常代谢平衡。

3. 唾液的保护功能 唾液最重要的功能是通过多种途径对口腔软硬组织及牙齿的保护作用。

(1)润滑作用:唾液中黏蛋白起主要润滑作用,对正常口腔功能至关重要。

(2)维持黏膜的完整:各种有害物质直接作用于黏膜。

(3)软组织修复作用:通过唾液内表皮生长因子和神经生长因子来加快伤口的愈合。

(4)清除作用:清除和排泄口腔内物质,保持口腔相对清洁卫生状态。

(5)调节口腔菌群平衡:唾液既可抑制微生物生长,也可为其生长提供营养。

(6)维护口腔缓冲能力:唾液的缓冲作用及清除作用对抑制牙菌斑由细菌分解糖类产酸使 pH 下降,维持菌斑 pH 起至关重要作用。唾液中主要缓冲系统为碳酸氢盐和磷酸盐,其他影响因子有尿素和其他肽类物质。

(7)维持牙齿矿化:唾液的重要功能之一是预防龋齿,唾液腺功能低下的患者均有大量龋齿。唾液本身不能与牙硬组织直接接触,因为牙表面有一层很薄的来源于唾液的物质覆盖于釉质,称为获得性膜,即使清除后唾液蛋白和脂质立即形成薄膜吸附在釉质上,这层薄膜保护釉质,免于机械和化学损害,并对钙沉积及溶出过程有调节作用。

4. 唾液的诊断作用 探讨利用唾液来诊断疾病已有近一百年的历史,其优点是取样简便、无痛、无损伤,但由于缺点明显,尚未在诊断学上占有应有的一席之地。首先,口腔本身是一个复杂的非清洁环境,大量微生物存在引起其成分有较大的变异。其次,体内有些物质经唾液腺细胞代谢后可发生明显改变。另外,口腔内常有血液与唾液混合而干扰唾液成分,个人口腔卫生也影响唾液成分。不过已有研究表明唾液在一定程度上能反映①身体内物质合成和代谢水平;②治疗使用药物水平;③进入体内毒物水平;④机体免疫状况;⑤机体营养状况;⑥激素水平。

(1)诊断口腔疾病:唾液分泌量及组成成分改变可反映口腔局部状况,例如:①唾液腺炎症中,慢性复发性腮腺炎可有唾液 SIgA 升高,慢性阻塞性腮腺炎可有 Na^+ 和 Cl^- 显著下降;②龋病,检验唾液乳杆菌或变链菌可能对龋病易感性等有辅助诊断意义,测定唾液缓冲能力有预测龋病发生的意义;③牙周病,对牙周病的唾液指标研究相对较少。

(2)诊断全身性疾病:通过测定唾液流率和成分来辅助诊断全身性疾病。

1)舍格伦综合征:唾液成分浓度显著性增高,而单位时间总量显著性下降是该病的特征性改变。

2)糖尿病:唾液葡萄糖水平大多增高,但含量仍较低,不易测定,且变异较大,与血糖的相关关系尚未确定。

3)乙型肝炎:测定唾液中的乙型肝炎表面抗原可作为常规筛选,但其灵敏度及特异性均较血清低。

4)甲型肝炎:可测定唾液中甲型肝炎病毒抗体,与测定血清的抗体效果相当。

5)获得性免疫缺陷综合征(艾滋病):收集口腔黏膜渗出液检测 HIV-1 抗体精确度可达97%,有些国家已广泛使用唾液来监测 HIV 抗体。

(3)药物监测:利用唾液可监测药物动力学参数,与身体损害的相关关系,估测血液中药物浓度等。例如:①酒精,唾液中酒精含量较血液含量稍高,且相对稳定,是反映体内酒精的良好指标,用唾液检测机体内酒精的方法已经被采用;②咖啡因,摄入咖啡因后,唾液中很快可检出,测定唾液浓度比血清浓度更准确;③苯丙胺类药物,唾液中浓度是血浆浓度的 2～3倍,更易测定;④鸦片类,使用鸦片类毒品后,唾液中可测出吗啡因,但持续时间较短,只有4～8 小时,通过唾液测定吗啡因可推测使用毒品的时间。

(4)测定激素水平:目前常用以唾液为样品的激素分析主要是类固醇激素,包括睾酮、雄烷二酮、雌激素和孕激素。测定显示有良好的重复性,与血浆游离和结合的激素有高度相关性。

(5)检测体内的环境毒物:唾液中汞、铅、铬等也常被用来作为观察机体内这些毒物含量的指标。

二、龈沟液的生物化学

在游离龈与牙面之间形成一条狭窄的沟隙称龈沟,从龈沟上皮渗出的液体、蛋白、电解质构成龈沟液(gingival crevicular fluid)的主要成分,同时也是混合唾液的组成部分。

(一)龈沟液的组成

1. 细胞成分包括细菌、脱落上皮细胞、中性多形核粒细胞、淋巴细胞、单核细胞等。在健康人的龈沟液中白细胞主要为中性粒细胞,淋巴细胞主要是 B 淋巴细胞。

2. 电解质 Na$^+$ 和 K$^+$ 浓度每天随时间而波动，Na$^+$ 中午低于早晨，而 K$^+$ 在中午高于早晨。局部发生炎症时，Na$^+$ 浓度升高。

3. 有机成分龈沟液中的蛋白质主要有 IgG、IgA、IgM、C3、C4，血浆蛋白包括清蛋白、纤维蛋白等。另外，还有葡萄糖、葡萄糖己糖胺和糖、醛、酸。龈沟液中葡萄糖水平高出血清的 3～4 倍，反映局部组织代谢活动及局部微生物代谢活动非常活跃。

4. 龈沟液中的酶类及其他成分

(1) 胶原酶(collagenase)：存在于正常牙龈和龈沟液中，随炎症程度加剧而明显增加，其活性随牙龈炎症、牙周袋深度和骨丧失程度增加而增加。龈沟液中胶原酶抑制因子在病变部位显著低于健康部位。

(2) 组织蛋白酶(cathepsin)：是一组细胞内半胱氨酸蛋白酶，当释放入细胞外间隙能分解包括胶原在内的细胞外间质成分。游离的和总组织蛋白酶均随炎症程度加重而增加，龈沟液中组织蛋白酶 D 水平与牙周袋深度和骨丧失程度显著相关。

(3) 碱性磷酸酶(alkaline phosphatase)：其活性与骨代谢和嗜中性白细胞脱颗粒密切相关。牙周炎部位龈沟液中溶酶活性与牙周袋深度和平均牙槽骨丧失显著相关，并与病变活性显著相关，炎症活动部位的龈沟液中此酶活性较血清中酶活性高出 20 倍。

(4) β-葡萄糖苷酸酶(β-glucuronidase)和芳基硫酸酯酶(aryl sulfatase)：此两酶的活性与牙周炎炎症程度、牙周袋深度及牙槽骨丧失显著相关。

(5) 天门冬氨酸氨基转移酶(aspartate aminotransferase)：为一种胞质酶，在细胞死亡之后释放出来。该酶在龈沟液中的水平可能与牙周病活动性相关。在实验性牙周炎的发展与恢复过程中，龈沟液中该酶的活性与牙龈炎症密切相关。

(6) 其他酶类：包括弹性蛋白酶(elastase)、胰蛋白酶(trypsin)、糜蛋白酶(chymotrypsin)和甘氨酰脯氨酰二肽酶(glycyl-prolyl dipeptidase)，均存在于炎症部位的龈沟液中，且可能与炎症的严重程度相关。

(7) 炎症的介导因子：主要有白三烯(leukotriene)类物质和前列腺素(prostaglandins)，前者为由细胞膜类脂层的花生四烯酸由磷脂酶 A2 分解经脂氧化酶代谢产生，在牙龈炎症早期明显升高。前列腺素(PG$_2$)是牙槽骨吸收的主要介导者，龈沟液中前列腺素 E$_2$(PGE$_2$)水平与局部附着丧失存在很强的相关关系。

(8) 内毒素：是 G$^-$ 菌的胞壁外膜脂多糖成分，对牙龈组织和牙周组织有很强的毒性作用。龈沟液中的内毒素浓度与牙龈炎症程度及牙周炎有高度相关性。

(9) 其他：龈沟液中存在对所感染细菌抗原成分的抗体；纤维连接蛋白分子；骨结合蛋白(osteonectin)；氨基多糖；细菌产生的多种分解宿主的细胞外间质的酶，如蛋白酶、透明质酸酶等；及细菌分解糖和氨基酸产生多种酸性或碱性终末产物，如氨、胺等。这些龈沟液中存在的成分大多对组织有一定毒性作用，但它们在龈沟液中的浓度与局部牙周病变的关系尚有待进一步研究。

(二) 龈沟液的生理功能及临床意义

1. 龈沟液的抗菌防御作用 龈沟液通过缓冲作用可将细菌及其代谢产物带出龈沟；通过龈沟液中存在的有活性的白细胞、溶菌酶、乳铁蛋白等吞噬抑制或杀灭细菌；通过龈沟液中的抗体来调理、趋化吞噬细胞，以及激活补体系统来发挥抗菌作用。

2. 龈沟液成分变化作为牙周病变的评判指数 虽然龈沟液成分较多，经过系统研究分析后发现,只有少数几种成分的含量与局部牙周病变程度密切相关,主要包括碱性磷酸酶、β-葡萄糖苷酸酶、天门冬氨酸基转移酶、前列腺素 E_2 等。

(王松灵)

第三节　牙菌斑的生物化学

牙菌斑内的物质代谢(metabolism)活动颇为复杂,其中有很多过程尚不清楚。总的为两个方面:菌斑内微生物的物质代谢活动和菌斑内的矿物质转换。由于龈上和龈下菌斑具有不同的细菌组成和生态环境,其代谢活动具有较大的差异。下面将以龈上菌斑为例讲述牙菌斑的物质代谢。

一、牙菌斑内主要物质代谢

细菌是牙菌斑内物质代谢活动的主体。牙菌斑内的细菌不断地进行着新陈代谢。新陈代谢是由无数复杂的生化反应组成的,而这些生化反应需要在酶的催化下进行。新陈代谢包括物质的分解代谢和合成代谢两个方面。分解代谢为细菌提供生命活动所需的能量和生物合成所需的前体,合成代谢是分解代谢的基础。这些代谢活动的进行必须有可被细菌利用的物质,即代谢底物的存在。菌斑内的优势微生物与代谢底物有关,代谢底物来源于食物、唾液和龈沟液,主要成分有糖类、蛋白质、氨基酸、肽类、脂类、尿素、糖蛋白和细胞外多糖等。从代谢角度而言,菌斑细菌可分成两组,即利用含氮物质产生碱性物质使 pH 升高的细菌和酵解糖类产酸降低 pH 的细菌。参与牙菌斑糖代谢的酶见表 2-1。

表 2-1　参与牙菌斑糖代谢的酶

1. 葡萄糖激酶	18. 磷酸葡萄糖酸水解酶
2. 磷酸葡萄糖异构酶	19. 2-酮-3-脱氧-6-磷酸葡萄糖醛缩酶
3. 磷酸果糖激酶	20. 果糖-6-磷酸乙酮醇酶
4. 果糖二磷酸醛缩酶	21. 乙酸激酶
5. 磷酸丙糖异构酶	22. 磷酸乙酰转移酶
6. 3-磷酸甘油醛脱氢酶	23. 乙醛脱氢酶
7. 3-磷酸甘油酸激酶	24. 乙醇脱氢酶
8. 磷酸甘油酸变位酶	25. 乳酸脱氢酶
9. 烯醇酶	26. 磷酸乙酮醇酶
10. 丙酮酸激酶	27. 1-磷酸果糖激酶
11. 6-磷酸葡萄糖脱氢酶	28. 腺苷酸环化酶
12. 6-磷酸葡萄糖酸脱氢酶	29. 磷酸二酯酶
13. 核酮糖磷酸异构酶	30. 丙酮酸甲酸裂解酶
14. 核糖磷酸异构酶	31. 糖原磷酸化酶
15. 转酮醇酶	32. 磷酸葡萄糖变位酶
16. 转醛醇酶	33. ADP-葡萄糖焦磷酸化酶
17. 果糖二磷酸酶	

（一）糖的分解代谢

1. 丙酮酸的生成途径 进入牙菌斑的糖经细菌的转运系统转运到细胞内,经过复杂的代谢,变成能被细菌糖分解途径降解的形式。细菌的糖代谢中,丙酮酸是关键性的中间产物,几乎所有的六碳、五碳和四碳都是先转变为丙酮酸,然后由丙酮酸进一步降解或合成其他物质。葡萄糖是作为细菌碳源的主要糖类,它可由 4 种不同的途径转变为丙酮酸,这些途径是以发现和确定途径学者的名字或按照该途径的主要成分来命名的,它们是:①EMP 途径;②HMP 途径;③ED 途径;④磷酸乙酮醇酶途径。

（1）Embden-Meyerhof-Parnas(EMP)途径:此途径又称己糖二磷酸途径,即经 1,6-二磷酸果糖的降解途径,是细菌中广泛存在的一种代谢途径。主要步骤见图 2-3。

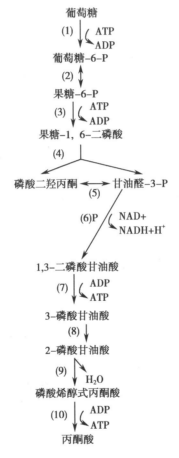

图 2-3 葡萄糖分解的 EMP 途径

图中数字序号代表的酶见表 2-1

此途径的特点是:①葡萄糖进入细菌后,被磷酸化作用激活,生成 6-磷酸葡萄糖,如葡萄糖是通过细胞膜上磷酸化(PTS)方式进入细胞,则葡萄糖从胞外进入胞内时就生成了 6-磷酸葡萄糖,此时磷酸直接来自细胞内的磷酸烯醇式丙酮酸(PEP)。②催化 6-磷酸果糖生成 1,6-二磷酸果糖的磷酸果糖激酶是兼性厌氧菌 EMP 途径中唯一不涉及其他糖类降解的一个酶。因此,这个酶在葡萄糖的利用方面起着重要的作用。同时,它可能是

EMP 途径的速度限制因子。③1,6-二磷酸果糖醛缩酶是 EMP 途径的第二个关键酶。它催化 1,6-二磷酸果糖裂解成两个可以互变的磷酸丙糖,即 3-磷酸甘油醛和磷酸二羟丙酮。只要 EMP 途径运行,反应就向着 3-磷酸甘油醛方面进行。④PEP 是关键的中间产物之一。⑤1 分子的葡萄糖经 EMP 途径可生成 2 分子 ATP 和 2 分子的 NADH＋H$^+$(还原型烟酰胺腺嘌呤二核苷酸),它们可在丙酮酸进一步降解时分别用于生物合成和作为氢供体。总反应式如下:

$$葡萄糖＋2ATP＋2NAD^+ \longrightarrow 2 丙酮酸＋4ATP＋2(NADH＋H^+)$$

(2)Hexose-Monophosphate(HMP)或 Warburg-Dickens 途径:即己糖单磷酸途径,又叫己糖磷酸旁路或磷酸戊糖途径。其基本过程是,葡萄糖经磷酸化生成 6-磷酸葡萄糖后,在 6-磷酸葡萄糖脱氢酶的催化下,脱氢、水解生成 6-磷酸葡萄糖酸。然后在 6-磷酸葡萄糖酸脱氢酶作用下,脱氢、脱羟生成 5-磷酸核酮糖。5-磷酸核酮糖受两种异构酶作用,生成 5-磷酸木酮糖和 5-磷酸核糖。5-磷酸核糖是生物合成嘌呤、嘧啶和芳香族氨基酸的前体。5-磷酸木酮糖和 5-磷酸核糖在转酮醇酶作用下,裂解成 3-磷酸甘油醛和 7-磷酸景天庚酮糖。这两个中间产物在转醛醇酶作用下,裂解成 6-磷酸果糖和 4-磷酸赤藓糖。4-磷酸赤藓糖与 5-磷酸甘油醛在转酮醇酶作用下裂解成 3-磷酸甘油醛和 6-磷酸果糖。HMP 途径的反应步骤见图 2-4。

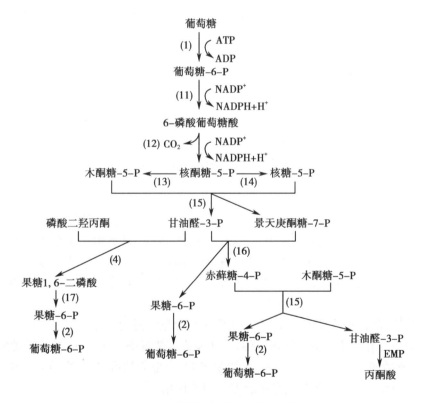

图 2-4　葡萄糖分解的 HMP 途径
图中数字序号代表的酶见表 2-1

由于转酮醇酶和转醛醇酶催化的裂解反应结果生成了 3-磷酸甘油醛和 6-磷酸果糖,故

HMP 途径与 EMP 途径就能连接起来了。

（3）Entner-Doudoroff（ED）途径：此途径与上面两条途径的区别是，6-磷酸葡萄糖酸在磷酸葡萄糖酸水解酶作用下，脱水，生成 2-酮-3-脱氧-6-磷酸葡萄糖，然后在 2-酮-3-脱氧-6-磷酸葡萄糖酸醛缩酶作用下，裂解成丙酮酸和 3-磷酸甘油醛，3-磷酸甘油醛可参与 EMP 途径形成丙酮酸，同时可利用 HMP 途径中相同的酶，反方向运转，生成嘌呤、嘧啶和芳香族氨基酸生物合成所需要的前体（图 2-5）。

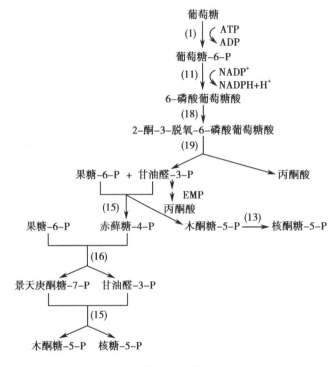

图 2-5　葡萄糖分解的 ED 途径
图中数字序号代表的酶见表 2-1

（4）磷酸乙酮醇酶途径（phosphoketolase，PK）：除了上面所提到的三种主要途径外，少数细菌如双歧杆菌不存在或仅有微量的 1,6-二磷酸果糖醛缩酶和 6-磷酸葡萄糖脱氢酶，异（杂）发酵乳杆菌缺乏 1,6-二磷酸果糖醛缩酶和转酮醇酶，它们基本上不存在 EMP、HMP 和 ED 途径。它们主要通过 PK 途径利用葡萄糖，分解葡萄糖，产生 CO_2、乳酸、乙醇或乙酸（图 2-6，图 2-7）。

葡萄糖代谢的四种途径中，有许多酶和中间产物是共同的。然而，有些酶是个别途径所特有的，因它只存在于那个特定的途径中，这些酶称为关键酶。例如，磷酸果糖激酶（EMP）、6-磷酸葡萄糖酸脱氢酶（HMP）、2-酮-3-脱氧-6-磷酸葡萄糖酸醛缩酶（ED）、磷酸酮醇酶（PK）。这些酶在区分各种代谢途径中起着重要的作用。

四条不同的代谢途径中，每一条途径都能在代谢活动中的某些方面起作用。EMP 途径可供给更多的 ATP，但是它不能提供生物合成嘌呤、嘧啶等所需的重要前体 5-磷酸核糖和4-磷酸赤藓糖。相反，HMP 途径能产生生物合成嘌呤、嘧啶所必需的前体，但它产生的 ATP 只有 EMP 途径的一半。此途径不能直接产生丙酮酸，需要 EMP 途径的酶才能由 3-磷

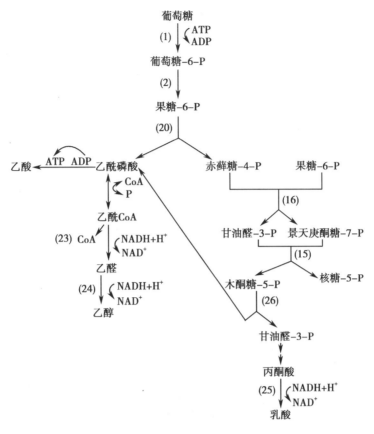

图 2-6　双歧杆菌利用葡萄糖的 PK 途径

图中数字序号代表的酶见表 2-1

酸甘油醛和 6-磷酸果糖形成丙酮酸。ED 途径可能存在逆向的 HMP 途径,但可直接形成丙酮酸,使它可能独立于其他两个途径。EMP、HMP 和 ED 三条途径间的联系见图 2-8。

这四条代谢途径对某种细菌来说,往往以一条途径为主,而辅以另一条途径,也有部分细菌只有一条途径。除 PK 途径目前只发现存在于少数细菌外,其余三条途径广泛存在于菌斑细菌中。

一般兼性厌氧菌,如链球菌以 EMP 为主,辅以 HMP 途径。同(纯)发酵乳杆菌,如嗜酸乳杆菌、唾液乳杆菌以 EMP 为主。而异(杂)发酵乳杆菌,如发酵乳杆菌以 PK 途径为主。而兼性异(杂)发酵乳杆菌,如干酪乳杆菌、胚芽乳杆菌兼有 EMP 和 PK 途径。双歧杆菌没有完全的 EMP 途径。主要靠 PK 途径。少数 G⁻ 菌只能通过 ED 途径降解葡萄糖。

其他糖,如果糖、乳糖、半乳糖作为能源时,必须通过诱导酶的作用,转变成固有糖分解途径中的中间产物才能被利用。而糖醇,如山梨醇、甘露醇在进入糖分解途径前需经脱氢酶脱氢。例如果糖,通过 PEP-果糖磷酸转移酶系统磷酸化后进入细胞,再经磷酸果糖激酶催化生成 1,2-二磷酸果糖方进入 EMP 途径。转移酶系统和磷酸果糖激酶均系诱导酶,葡萄糖和果糖分解的起始过程见图 2-9。

乳糖由透性酶系统转运入细胞内。一进入细胞内即被 β-半乳糖苷酶水解为葡萄糖和半乳糖,而透性酶和半乳糖苷水解酶是乳糖诱导下产生的诱导酶,半乳糖能诱导细菌合成半乳

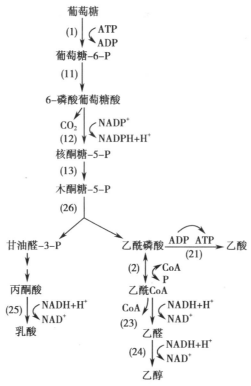

图 2-7　异(杂)发酵乳杆菌的 PK 途径

图中数字序号代表的酶见表 2-1

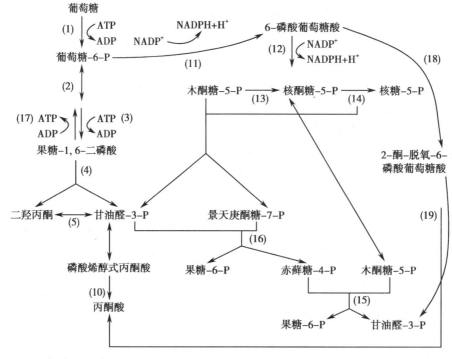

图 2-8　细菌分解葡萄糖三条主要途径之间的联系

图中数字序号代表的酶见表 2-1

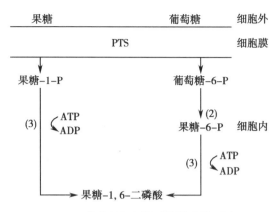

图 2-9　葡萄糖与果糖分解的起始反应

糖激酶或半乳糖脱氢酶等,在这些诱导酶作用下,半乳糖变成 1-磷酸半乳糖或半乳糖酸,分别进入 EMP 和 ED 途径。甘露醇、山梨醇经 PTS 转运系统磷酸化,分别转变成 1-磷酸甘露醇和 6-磷酸山梨醇后进入细胞内,再分别经 1-磷酸甘露醇脱氢酶和 6-磷酸山梨醇脱氢酶的作用脱氢,转变为 EMP 途径中的中间产物——6-磷酸果糖。

2. 糖的分解代谢及产物　糖经以上四种不同的代谢途径最终都转变成为丙酮酸,丙酮酸以后的代谢在不同的细菌中不完全相同,同时环境中的氧、二氧化碳含量,糖的种类和量对其代谢也有影响,丙酮酸经不同的代谢途径可产生不同的产物。

在菌斑表层,有氧存在,主要为有氧分解代谢,通过需氧菌的作用,丙酮酸进入三羧酸循环,经氧化脱羧作用彻底氧化生成二氧化碳和水,并产生大量能量。在菌斑深层,由于氧不易进入,同时菌斑外层的需氧菌将其耗尽,使菌斑深层呈缺氧状态,所以菌斑深层主要是无氧酵解。

酵解是微生物细胞内发生的一种氧化还原反应,在反应过程中,有机物氧化放出的电子直接交给基质本身未完全氧化的某些中间产物,同时放出能量和产生各种不同的代谢产物。显然酵解是在一种厌氧条件下发生的,不以氧或无机物作为电子受体而是以有机物作为最终电子受体的生物学过程。酵解类型随微生物的种类而异,它主要取决于细菌的酶系统和环境条件。丙酮酸的主要酵解类型及其终末产物见图 2-10。

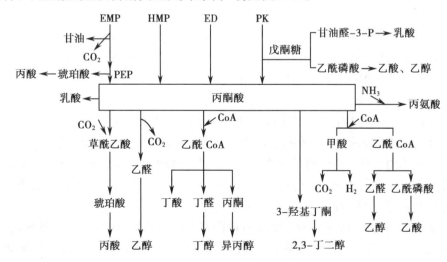

图 2-10　碳水化合物发酵的终末产物

从图 2-10 中看出,丙酮酸酵解的终末产物为有机酸,如乳酸、甲酸、乙酸、丙酸及乙醇等。有机酸以质子形式移到细胞外,集聚在胞外基质中,当外源性糖易于获取时,胞外高浓度的有机酸(主要是乳酸)可抑制产酸,以至于最后中止代谢。

细菌种类不同,发酵的终末产物也不同。在链球菌、乳杆菌和双歧杆菌中,丙酮酸可降解成乳酸、乙酸、乙醇和甲酸。放线菌可将丙酮酸降解为琥珀酸、乳酸、甲酸、乙酸、乙醇和二氧化碳。韦荣菌可使丙酮酸形成琥珀酸、乙酸、丙酸。梭杆菌、梭菌和优杆菌可产生丁酸。

即使同一种细菌,在不同的环境条件下,代谢产物也不同。如链球菌,在外源性糖丰富时,可经乳酸脱氢酶作用生成大量乳酸。乳酸脱氢酶是一固有酶,总是以高浓度存在于细菌内,它的活性取决于 1,6-二磷酸果糖是否存在。有丰富外源糖供给时,1,6-二磷酸果糖增加,使乳酸脱氢酶活化。在外源性糖供应不足时,通过丙酮酸甲酸裂解酶(pyruvate formate-lyase,PFL)作用形成乙醇、甲酸和乙酸。

丙酮酸甲酸裂解酶的合成受到糖分解中间产物 3-磷酸甘油醛和磷酸二羟丙酮的调节,它们是丙酮酸甲酸裂解酶的抑制因子,在外源性糖供应不足时,这两种中间产物缺乏,可诱导丙酮酸甲酸裂解酶产生。所以在外源性糖不足时,细菌可通过丙酮酸甲酸裂解酶通路获取能量。此酶对氧极其敏感,所以必须在厌氧条件下才可利用此通路。在放线菌,当 CO_2 缺乏时,可形成乳酸。但在有 CO_2 时,可形成琥珀酸、甲酸、乙酸,因在烯醇式丙酮酸经烯醇式丙酮酸羧化激酶作用生成草酰乙酸的反应中 CO_2 是必需的。在有氧时,放线菌主要形成乙酸和 CO_2。代谢的终末产物可被一些细菌进一步降解,使环境的酸度发生改变。例如,韦荣菌能利用乳酸生成乙酸和丙酸,丙酸和乙酸的 pKa 值较乳酸高,所以,可作为缓冲剂,升高基质的 pH。乳酸也可被丙酸杆菌、梭菌和真杆菌利用。

$$2CH_3CHOHCOOH \longrightarrow CH_3CH_2COOH + CH_3COOH + CO_2 + H_2$$
$$(乳酸\ pKa = 3.08,丙酸\ pKa = 4.87,乙酸\ pKa = 4.75)$$

一些弯曲菌和拟杆菌可利用甲酸作为能源,在与硝酸盐、延胡索酸盐反应中,甲酸作为电子供体,使硝酸盐、延胡索酸盐分别还原成亚硝酸盐和琥珀酸盐。梭菌、真杆菌能利用乙酸生成丁酸、己酸,而丁酸、己酸使环境酸度增加的能力小于乙酸,从而使环境的酸度降低。

菌斑内的酸产物来自各种细菌分解糖的代谢产物,而不等于任何一种细菌的代谢产物。饥饿菌斑有机酸分析表明,主要的酸是丙酸、丁酸、甲酸,pH 为中性,或略偏碱性。一旦菌斑与糖接触后总酸量立即增加,其中乳酸的量明显增加。

(二) 糖的合成代谢

菌斑内糖的合成代谢主要有两个途径,即细胞内和细胞外途径。

1. 细胞内途径 在外源性糖丰富时,将环境中的糖转化为胞内多糖(主要是糖原)贮存于细胞内。细胞内多糖可由任何可转变成 1-磷酸葡萄糖的糖合成,在外源性糖丰富或一些营养成分限制了细菌的生长时,细胞内 1,6-二磷酸果糖和其他糖分解中间产物增加,ADP-葡萄糖焦磷酸化酶(ADP-glucose-pyrophosphorylase)活化,促进了糖原的合成。

胞内多糖(intracellular polysaccharide,ICP)在外源性糖缺乏时,可作为能源,且使细菌继续产酸,胞内多糖受外源性糖的调节,当外源性糖有限时,胞内磷酸烯醇式丙酮酸水平增加,糖原磷酸化酶(glucogen-phosphorylase)活化,促进了糖原的分解。

外源性糖缺乏时,在严格的厌氧条件下,变链球菌细胞内多糖可通过丙酮酸甲酸裂解酶作用产生大量的甲酸、乙酸和乙醇,而在有氧条件下细胞内多糖主要形成乳酸和丙酮酸,因丙酮酸甲酸裂解酶对氧极其敏感,有氧时即失去活性。在厌氧条件下产酸的总量较有氧时多,由此看出,在变链菌的细胞内多糖的代谢中,丙酮酸甲酸裂解酶的作用较乳酸脱氢酶重要。在外源性糖丰富时,除了以细胞内多糖作为贮能形式外,一些细菌还以多聚 β-羟丁酸或多聚磷酸盐形式贮能。在外源性碳源化合物缺乏时,多聚 β-羟丁酸可被分解,生成乙酰 CoA,乙酰 CoA 进一步分解,放出能量和产生生长所需的前体物质。

2. **细胞外途径** 在细胞外,通过糖基转移酶(即胞外多糖合成酶)的作用把一个糖分子从糖苷转移到另一个糖苷上,合成细胞外多糖(extracellular polysaccharides,ECP)。菌斑中的一些细菌能产生糖基转移酶,如葡萄糖基转移酶(glucosyltransferase,GTF)和果糖基转移酶(fructosyltransferase,FTF)。它们能以蔗糖为底物,将蔗糖裂解后产生的葡萄糖、果糖分别合成葡聚糖(glucan)和果聚糖(fructan)。有的细菌可合成杂聚糖(heteropolysaccharides)。所形成的多聚糖可作为引物,使糖基转移酶将糖基加入到正在生长的多糖链上。反应式如下:

$$X\ 蔗糖 + \underset{葡聚糖}{(葡萄糖)_n} \xrightarrow{GTF} \underset{葡聚糖}{(葡萄糖)_{n+x}} + X\ 果糖$$

$$X\ 蔗糖 + \underset{果聚糖}{(果糖)_n} \xrightarrow{FTF} \underset{果聚糖}{(果糖)_{n+x}} + X\ 葡萄糖$$

GTF 和 FTF 是固有酶,存在于菌细胞外。它们在菌斑的复杂环境中能保持活性,与其以下特性有关:①对蔗糖有高度特异性,即只能利用蔗糖作为底物,合成细胞外多糖,而不能利用其他糖。这是因为蔗糖的两个组成部分,葡萄糖和果糖是由还原官能团——苷键连接起来的,此键容易破裂,变成稳定的葡萄糖和果糖。此键裂解时能释放出大量自由能,此自由能被 GTF 或 FTF 利用,分别将葡萄糖、果糖合成葡聚糖和果聚糖,自由能的释放使蔗糖合成多糖的酶促反应一直向右进行,即只要有蔗糖存在,就能自发地合成多糖。②有广泛的 pH 适应度(pH 5.2~7.0),其适应范围与菌斑 pH 相符,GTF 的最适 pH 是 5.5,当 pH 降低到 4.5 以下则失去活性。③由于是细菌自发合成的固有酶,它的合成不需诱导,它的量与培养基有关,在含蔗糖的培养基中,酶的产量较含葡萄糖的高。

根据其水溶性,葡聚糖有水溶性和水不溶两种。其水溶性与分子结构有关,水溶性葡聚糖又称右旋糖酐(dextran),以 α-1,6-糖苷键为主,占分子中总糖苷键的 65%~96%。分子的分支程度低,呈线型分子结构;而水不溶性葡聚糖又称变聚糖(mutan),α-1,3-糖苷键相对多些,可达 35%~75%,分支程度高,呈高度交链结构。果聚糖又称左旋糖酐(levan),是 D-呋喃果糖通过大量的 β-2,6-糖苷键构成主链及少量 β-2,1-糖苷键构成侧链聚合而成,分子的分支少,为水溶性。

菌斑内细菌合成多糖的能力与细菌的酶系统有关,并且与其致龋性密切相关。水不溶性细胞外多糖参与菌斑基质(plaque matrix)的组成,促进细菌的黏附、集聚,加速菌斑的形成。多糖还具有生物屏障作用,使菌斑内、外物质的出入受到限制。一些大分子物质或带电荷的物质被阻止在菌斑外,而一些低分子糖类或不带电荷的简单分子容易渗入。同时,菌斑内的细菌代谢产物,如有机酸不容易扩散出去,作为贮能形式,在外源性糖源缺乏时,可降解成单糖,放能、产酸。

(三) 氮源化合物代谢

牙菌斑内,除糖代谢外,氮源化合物代谢对菌斑细菌的生长也很重要,氮源化合物代谢可为细菌的生长提供必需的氨基酸。当氨基酸的量多于更新蛋白质的需要量时,氨基酸也可作为能源,提供能量。同时,氮源化合物代谢的碱性产物对菌斑 pH 的调节起了重要作用。

1. 氨　是口腔细菌可利用的最简单的氮源。人"静态"菌斑(rest plaque)中,氨的浓度约为 18mmol/L,主要来自唾液。唾液中氨的浓度 2～6mmol/L,主要来自唾液中的尿素,唾液中尿素的浓度约为 2mmol/L,尿素经细菌尿素酶的作用水解成二氧化碳和氨。

$$(NH_2)_2CO + H_2O \xrightarrow{\text{尿素酶}} 2NH_3 + CO_2$$

氨也可来自氨基酸,氨基酸经脱氨基作用释放出氨。氨也可被菌斑细菌利用合成氨基酸。

2. 蛋白质　微生物利用蛋白质一般首先通过蛋白水解酶使蛋白质水解成胨、肽,最后被肽酶水解成氨基酸。微生物不同,利用蛋白质的能力也不同。一般来说,真菌利用蛋白质的能力强,而且能利用天然蛋白质。而大多数细菌不能利用天然蛋白质,只能利用某些变性蛋白和它们的降解产物如胨、肽等。

蛋白质不同,催化它们降解的蛋白酶也不同。微生物合成的蛋白水解酶大多数分泌到细胞外,在适宜条件下将蛋白质水解成多肽。微生物不同,合成蛋白酶的能力也不同。梭杆菌、芽胞杆菌、假单胞菌合成的胞外蛋白酶的活性很高,葡萄球菌、链球菌合成的胞外蛋白酶的活性低,乳杆菌不合成胞外蛋白酶。细菌的致病性与其产生的酶相关。如龈下菌斑中的一些细菌产生的胶原酶可降解胶原而破坏牙周组织。

3. 氨基酸

(1)氨基酸的合成代谢:菌斑中游离氨基酸的浓度约为唾液的 10 倍,主要来自唾液、龈沟液和菌斑基质蛋白的水解。

细菌还可通过各种途径合成氨基酸。除通过转氨反应合成外,一些细菌可将氨与有机物结合生成氨基酸。糖类物质代谢过程的中间体,如 3-磷酸甘油酸、丙酮酸、磷酸烯醇式丙酮酸、4-磷酸赤藓糖等可经一系列的生物化学反应合成氨基酸,如:

$$\alpha\text{-酮戊二酸} + NH_3 \xrightarrow[\text{谷氨酸脱氢酶}]{NADPH+H^+ \quad NADP^+} L\text{-谷氨酸} + H_2O$$

$$\text{丙酮酸} + NH_3 \xrightarrow[\text{丙氨酰酸脱氢酶}]{NADH+H^+ \quad NAD^+} L\text{-丙氨酸} + H_2O$$

$$L\text{-谷氨酸} + NH_3 \xrightarrow[\text{谷氨酰胺合成酶}]{ATP \quad ADP} L\text{-谷氨酰胺} + H_2O$$

$$\alpha\text{-酮戊二酸} + \text{谷氨酰胺} \xrightarrow[\text{谷氨酸合成酶}]{NADH+H^+ \quad NAD^+} 2L\text{-谷氨酸} + H_2O$$

细菌中,合成氨基酸的能力有很大差异,如乳杆菌和链球菌合成氨基酸能力较差。

（2）氨基酸的分解代谢：游离氨基酸能进一步降解，为细菌代谢提供能量。菌斑中，相当多的厌氧菌和兼性厌氧菌能进行氨基酸的分解代谢。分解氨基酸的微生物远比分解蛋白质的微生物多，但微生物不同，分解氨基酸的能力也不同。如 G^+ 菌中的乳杆菌、链球菌分解氨基酸能力较差，而 G^- 菌中的变形杆菌、假单胞菌几乎能分解所有氨基酸。氨基酸的分解可通过脱氨、转氨和脱羧作用等方式完成。

脱氨作用：氨基酸失去氨基的脱氨基作用是氨基酸分解代谢的一种重要方式。细菌的脱氨基作用有氧化脱氨和非氧化脱氨两种形式，它随细菌细胞内酶的组成而定。氧化脱氨基作用在菌斑细菌中不常见。在菌斑中，多数厌氧菌和兼性厌氧菌是通过非氧化脱氨基作用脱氨的。

氧化脱氨过程可由两种类型的酶来催化完成，一类是氨基酸氧化酶在有氧条件下分两步催化氨基酸脱氨，生成 α-酮酸、过氧化氢和氨，反应式如下：

$$1\frac{1}{2}O_2 + R - \underset{\underset{NH_2}{|}}{CH} - COOH + H_2O \xrightarrow{\text{氨基酸氧化酶}} R - \underset{\underset{NH}{\|}}{C} - COOH + 2H_2O_2$$

$$R - \underset{\underset{NH}{\|}}{C} - COOH + H_2O \rightarrow R - \underset{\underset{O}{\|}}{C} - COOH + NH_3$$

另一类氨基酸脱氢酶在厌氧条件下可以分为两步催化氨基酸生成 α-酮酸和氨，反应式如下：

$$R - \underset{\underset{NH_2}{|}}{CH} - COOH \xrightarrow[\text{氨基酸脱氢酶}]{NHDP^+ \quad NADPH + H^+} R - \underset{\underset{NH}{\|}}{C} - COOH$$

$$R - \underset{\underset{NH}{\|}}{C} - COOH + H_2O \rightarrow R - \underset{\underset{O}{\|}}{C} - COOH + NH_3$$

氨基酸氧化酶是一类专一性不高的酶，通常一种氨基酸氧化酶能催化多种氨基酸分解，但它们催化每种氨基酸脱氨的能力不同。氨基酸脱氢酶是一类不需氧的氨基酸氧化酶，它催化氨基酸分解脱下的氢不直接交给氧，而以辅酶 NAD（或 NADP）为受氢体，再通过电子传递链将氢交给氧，生成水并产生 ATP。

非氧化脱氨基作用有还原脱氨基、水解脱氨基等方式。在严格无氧条件下，一些含氢化酶的微生物能以还原脱氨基方式使氨基酸脱去氨基，生成相应的饱和脂肪酸和氨，反应式如下：

$$R - \underset{\underset{NH_2}{|}}{CH} - COOH + 2H \xrightarrow{\text{氢化酶}} R - CH_2 - COOH + NH_3$$

氨基酸在水解酶作用下脱氨基，生成羟醛酸和氨，反应式如下：

$$R - \underset{\underset{NH_2}{|}}{CH} - COOH + H_2O \xrightarrow{\text{水解酶}} R - \underset{\underset{OH}{|}}{CH} - COOH + NH_3$$

转氨基作用:转氨基作用是 α-氨基酸的氨基通过转氨酶作用转移到 α-酮酸的酮基位置上,生成与原来的酮酸相应的氨基酸,原来的氨基酸转变成相应的 α-酮酸。此反应可用下列反应式表示:

$$
\underset{R_1}{\overset{COOH}{\underset{|}{CH}}}-NH_2 + \underset{R_2}{\overset{COOH}{\underset{|}{C}}}=O \xrightarrow{\text{转氨酶}} \underset{R_1}{\overset{COOH}{\underset{|}{C}}}=O + \underset{R_2}{\overset{COOH}{\underset{|}{CH}}}-NH_2
$$

氨基酸的转氨基作用既是氨基酸分解的重要方式,也是氨基酸合成的途径。氨基酸通过转氨作用生成的 α-酮酸可以不同的方式进入糖的分解途径进一步降解。

脱羧基作用:氨基酸分解代谢除脱氨、转氨作用外,脱羧基作用也是氨基酸分解的一种方式,但不是主要方式。在低 pH 时,氨基酸可通过菌斑细菌的氨基酸脱羧酶的作用脱羧,生成胺和二氧化碳。如:

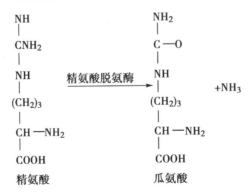

氨基酸脱羧酶是一类专一性很强的酶,一般一种氨基酸具有一种脱羧酶,细菌脱羧酶的最适 pH 为 4.5~6.0,它们仅在氨基酸存在和低 pH 时被诱导合成。当菌斑 pH 降低时,脱羧反应增加,胺产生,使 pH 升高。实验证明,脱羧反应中和酸的作用只有在菌斑葡萄糖浓度低时才能发挥作用。脱羧反应产生的胺不足以中和饮食中高浓度的蔗糖产生的酸。胺在胺氧化酶作用下可生成相应的醛和氨,酸进一步氧化生成有机酸,再按有机酸分解方式进行分解。

氨基酸脱去氨基后进一步降解, 一般来说,这些反应的产物有乙酸、丙酸、丁酸、异丁酸、异戊酸、氨等,有时有 CO_2 形成。这些代谢产物对菌斑 pH 的影响不大,然而精氨酸和唾液素(sialin)的代谢有其特殊性,精氨酸系碱性氨基酸,唾液素系四肽氨基酸(甘氨酸-甘氨酸-精氨酸-赖氨酸),它们能通过精氨酸通路产生碱性产物。

$$
\begin{array}{c}
NH \\
\overset{|}{C}NH_2 \\
\overset{|}{NH} \\
\overset{|}{(CH_2)_3} \\
\overset{|}{CH}-NH_2 \\
\overset{|}{COOH}
\end{array}
\xrightarrow{\text{精氨酸脱氨酶}}
\begin{array}{c}
NH_2 \\
\overset{|}{C}-O \\
\overset{|}{NH} \\
\overset{|}{(CH_2)_3} \\
\overset{|}{CH}-NH_2 \\
\overset{|}{COOH}
\end{array}
+NH_3
$$

精氨酸　　　　　　　　　　瓜氨酸

$$
\begin{array}{c}
NH_2 \\
| \\
C - O \\
| \\
NH \\
| \\
(CH_2)_3 \\
| \\
CH - NH_2 \\
| \\
COOH
\end{array}
\quad +Pi \xrightarrow{\text{转移酶}}
\begin{array}{c}
NH_2 \\
| \\
(CH_2)_3 \\
| \\
CH - NH_2 \\
| \\
COOH
\end{array}
\quad + \quad
\begin{array}{c}
CO - NH_2 \\
| \\
OH_2PO_3
\end{array}
$$

瓜氨酸　　　　　　鸟氨酸　　　氨甲酰磷酸

$$
\begin{array}{c}
CO - NH_2 \\
| \\
OH_2PO_3
\end{array}
\quad +ADP \xrightarrow{\text{氨甲酰激酶}} CO_2+NH_3+ATP
$$

精氨酸通路在细菌中广泛存在,如血链球菌、变链球菌、米勒链球菌和粪肠球菌等,此通路作为在厌氧条件下的能量来源,并由于氨的产生使菌斑 pH 增高,精氨酸通路由精氨酸的增加而诱导产生。此通路也作为鸟氨酸的一个来源。

氨基酸的降解反应多由龈沟、牙周袋的厌氧细菌产生,这些区域的组织破坏和蛋白水解可产生大量的氨基酸。菌斑中,糖代谢与氮源化合物代谢是相互关联的,糖可用于合成氨基酸的碳链结构,经氨基化或转氨基作用生成相应的氨基酸。如糖分解产生的丙酮酸与氨作用生成丙氨酸,此外,糖分解过程中产生的能量可供氨基酸、蛋白合成之用。一些生糖氨基酸,如甘氨酸、丙氨酸、丝氨酸、天门冬氨酸、谷氨酸、脯氨酸、精氨酸、赖氨酸等在脱氨基后转变成丙酮酸,再经糖异生作用逆糖酵解方向合成糖。

二、牙菌斑内矿物质的转换

菌斑内的矿物质转换主要是菌斑与釉质之间的矿物质转换,此转换与菌斑的矿物质浓度和 pH 密切相关。参与这种转换的物质主要位于菌斑的细胞外液中,唾液中的离子浓度直接影响菌斑的矿物质代谢。

(一)菌斑-唾液间的矿物质转换

唾液是菌斑矿物质的主要来源,唾液中矿物质浓度和存在形式直接影响到菌斑内的矿物质浓度。唾液中的钙、磷和氟的浓度随不同个体而不同,同一个体又随唾液的流速而不同。但因钙、磷常与蛋白结合,以复合物形式存在,不可能立即获得游离的活性形式,而钙、磷的离子活性与磷灰石的溶解性密切相关,唾液中的钙、磷离子浓度分别为 0.5mmol/L 和 2mmol/L。正常情况下,唾液中氟的浓度为 0.01mmol/L,主要以离子形式存在。

唾液和菌斑中离子形式的钙、磷和氟等矿物质可以相互转换。此转换主要以离子扩散的方式进行,离子扩散过程取决于浓度梯度,即浓度差,扩散的速度随浓度差的缩小而降低。扩散的过程是一可逆的过程,最终在唾液-菌斑间达到一动态平衡,唾液和菌斑中钙、磷、氟等离子浓度的变化可影响扩散的方向和速度。

(二)菌斑-牙面间的矿物质转换

菌斑-牙面间的矿物质转换是在菌斑液(plaque fluid)中进行的。菌斑内的矿物质含量明显高于唾液,因为:①菌斑作为一离子屏障,可阻挡牙面离子的扩散;②菌斑中的矿物质与蛋白结合;③菌斑中的细菌具有结合一些离子的能力,一些矿物质实际上是菌斑细菌的代谢产物。如:一些口腔链球菌可合成多聚磷酸盐。

菌斑中的钙、磷、氟除少数以离子形式或与蛋白结合存在于菌斑液中外,多以各种磷酸盐形式存在,如羟基磷灰石[$Ca_{10}(PO_4)_6(OH)_2$]、氟磷灰石[$Ca_{10}(PO_4)_6F_2$]、磷酸氢钙($CaHPO_4$)、磷酸八钙[$Ca_8(PO_4)_4(HPO_4)_2 \cdot 5H_2O$]、磷酸三钙[$Ca_3(PO_4)_2$]等。磷酸盐的性质是由钙、磷的相对浓度和菌斑基质 pH 决定的。Ca/P 比高的固相不易溶解,反之,Ca/P 比低的固相易溶解。在酸性环境下,作为固相存在的磷酸钙会变成 Ca/P 离子比例低的易溶相,钙离子释放入菌斑液中;反之,在碱性环境下,低溶性的、Ca/P 比例高的相形成,磷酸根离子释放。所以,pH 可调节磷酸盐的存在形式及其生物性能。

1. 菌斑 pH 与龋病 pH 降低可引起釉质溶解性增加。在 pH 7～4 范围内,pH 降低 1 个单位,羟基磷灰石的溶解性可增加 7 倍。其原因是:①OH^- 的浓度与 H^+ 浓度成反比,H^+ 增加,OH^- 则减少;②磷酸根的形式取决于溶液的 pH,pH 降低,较多的 PO_4^{3-} 变成 HPO_4^{2-} 和 $H_2PO_4^-$。这样,菌斑液中的活性离子的量大大减少,从而加速羟基磷灰石的溶解。

酸性条件下,作为固相的磷酸钙,主要是羟基磷灰石变成 Ca/P 比例低的易溶相,Ca^{2+} 释放入基质中。反应式如下:

$$Ca_{10}(PO_4)_6(OH)_2 + 8H^+ \longrightarrow 6CaHPO_4 + 2H_2O + 4Ca^{2+}$$

微酸条件下,磷酸氢钙($CaHPO_4$)是较稳定的盐,但仍要逐渐地、缓慢地离解成离子成分,释放入液相中。反应式如下:

$$CaHPO_4 + H^+ \longrightarrow Ca^{2+} + H_2PO_4^-$$

由于磷酸氢钙离解速度很慢,它对下面的羟基磷灰石实际上起到了一保护套的作用。磷酸氢钙离解的速度取决于菌斑液中钙、磷离子的浓度。离子浓度越高,速度越慢,反之,离解速度快。

当菌斑内的酸逐渐被与羟基磷灰石的反应、细菌的碱性代谢产物和唾液的缓冲作用中和后,菌斑的 pH 增高,趋于恢复到稳定状态。这时,磷酸氢钙变成 Ca/P 比例高的磷灰石,最终变成羟基磷灰石。在中性条件下,羟基磷灰石是最稳定的形式。其反应式如下:

$$10CaHPO_4 + 8OH^- \longrightarrow Ca_{10}(PO_4)_6(OH)_2 + 4HPO_4^{2-} + 6H_2O$$

羟基磷灰石的结构复杂,它不可能直接形成。迄今,其形成过程尚不清楚。一些学者认为,磷酸氢钙可能先进行分子重构,形成非晶形的磷酸盐作为中间体,其步骤可能如下:

$$3CaHPO_4 \longrightarrow Ca_3(PO_4)_2 + HPO_4^{2-} + H^+ \qquad ①$$

$$3Ca_3(PO_4)_2 \longrightarrow Ca_9(PO_4)_6 \qquad ②$$

$$Ca_9(PO_4)_6 + Ca(OH)_2 \longrightarrow Ca_{10}(PO_4)_6(OH)_2 \qquad ③$$

反应①、②趋于使 pH 降低,因为它们分别产生 H^+ 和移去 OH^-。所以,高 pH 的维持有助于反应的进行,特别在 F^- 存在时。

正常的生理钙化过程可能是直接的,它受到有机基质的控制。而羟基磷灰石溶解后再沉积,形成羟基磷灰石的过程是非直接的,它不可能再形成原来釉质中整齐、规则的结构,因此,再形成的磷灰石结构是不规则的。

在菌斑-釉质界面,随着 pH 的变化不断地进行着磷灰石的溶解、再沉积。如菌斑-釉质界面的 pH 长期维持在低 pH 状态,使牙长期受到酸的攻击,溶解再沉积过程就不再完全可逆,而逐渐导致钙、磷从釉质,特别是在富含镁和碳酸盐的区域恒久地失去。开始,脱钙区域在相对完整的电子密度的表层下形成,临床上表现为白垩斑。最后,不规则的、透过性的表层破坏,细菌侵入,更多的菌斑形成,引起更严重的酸的攻击,最终釉质破坏,形成龋洞。

唾液、菌斑液和釉质间的分子相互交换取决于浓度梯度。一般,带电荷的离子或分子比中性分子扩散困难些。不带电荷的、非离解形式的乳酸更容易扩散入釉质,在釉质中离解,降低内部 pH,攻击深层釉质。同样,Ca^{2+} 也能以不带电荷的乳酸钙形式从釉质失去。

综上所述,菌斑内磷灰石晶体的溶解性变化可归纳为:①正常菌斑维持与唾液相似的 pH,磷酸钙处于饱和且稳定的状态;②致龋菌斑的 pH 较平均 pH 低,在 pH 5 以下时,磷酸钙处于非饱和状态,易于溶解;③致牙石菌斑的 pH 较平均 pH 高,导致磷酸钙的沉积。

2. 菌斑 pH 与牙石 唾液和龈沟液中矿物质是牙菌斑矿化过程中无机物的主要来源,钙、磷较葡萄糖更易渗入菌斑内。菌斑基质中含有高浓度的钙、磷,它们以离子形式存在,或与蛋白结合形成磷酸钙-蛋白复合物,特别是在唾液腺导管口处,菌斑基质浓缩来自唾液的钙、磷,这些钙、磷在高 pH 时可形成磷酸钙晶体,导致菌斑钙化,形成牙石,也称为牙结石。

牙石(calculus)主要由大量的无机物和少量的有机质组成,按其部位分为龈上牙石(supragingival calculus)和龈下牙石(subgingival calculus)。无机盐约占牙石重量的 70% ~ 90%,是组成牙石的重要成分,其余为有机物和水。

X 线、电子衍射等技术确定牙石中 2/3 以上的无机物成分是以结晶的形式存在。牙石中四种主要的结晶形式是:羟基磷灰石晶体、白钙磷石(magnesium whitlockite)晶体、磷酸八钙(octacalcium phosphate)晶体和二水磷酸钙(brushite)晶体。牙石中各种结晶形式出现的频率并不均等,这与牙石形成的时间长短和存在的部位有关。

牙石的形成机制尚不清楚。一般认为菌斑中过饱和的钙、磷等矿物质不能自发沉积,它必须依靠引晶介质(seeding agents)来介导钙盐的沉积,并导致小的钙化中心膨大并融合形成钙化的团块。牙菌斑的细胞间基质是矿物质沉淀的基础,其中的蛋白质多糖复合体可以通过从唾液中螯合钙离子并将其移出而引发钙化过程,形成钙化的核心,并介导随后的矿物质沉积。牙菌斑中的细菌也被看做是可能的引晶介质。

第四节 牙体硬组织的生物矿化

生物矿化(biomineralization)是指生物体内的钙磷等无机离子在多种生物因子的调控下通过化学反应产生难溶性盐,并与有机基质结合,形成机体矿化组织。生物矿化有生理性和病理性之分。生理性矿化是指机体生长发育成熟过程中,无机离子通过生物因子调控在机体的特定部位与有机基质中的生物大分子结合形成具有一定结构的矿化组织。矿化组织中的矿化物包括存在于牙和骨骼中的难溶性磷酸盐、磷灰石晶体、海藻、海绵中的硅酸盐以及重金属氧化物和氢氧化物等。病理性矿化则是由于机体对生物矿化调控作用失衡,无机离子在不该矿化的部位形成异位矿化或异常矿化组织,或造成矿化组织矿化过度或不足。病理性矿化组织主要成分是非晶体化的钙盐。异位矿化包括口腔中的牙结石,消化系统中的胃结石、胆结石、胰结石，泌尿系统的肾结石、膀胱结石。异常矿化包括变性坏死的组织细胞在组织愈合过程中形成钙化团，如结核病灶的钙化（calcification）。

一、生物矿化组织的组成结构

（一）矿化组织的组成

人类矿化组织包括骨骼、釉质、牙本质和牙骨质，其无机成分主要为磷灰石晶体和大量的非晶体化的磷酸钙盐类。磷灰石晶体主要为羟基磷灰石，其分子式为 $Ca_{10}(PO_4)_6(OH)_2$，表示由两个分子组成的晶体结构，其分子量为 1004.8D，理论钙、磷原子比为 1.67，理论钙、磷重量比为 2.16。

普遍认为牙和骨骼中的晶体为不纯的羟基磷灰石，其中的 Ca^{2+} 能被 Mg^{2+}、Na^+、Sr^{2+} 置换，PO_4^{3-} 能被 CO_3^{2-}、HCO_3^-、HPO_4^{2-} 置换，OH^- 能被 Cl^-、F^- 取代，形成氟磷灰石（fluorapatite）或氯磷灰石（chlorapatite）。因此生物矿化组织在干重情况下，除了钙、磷外，CO_3^{2-} 占 5%，枸橼酸盐占 1%~2%，Na^+ 占 1%~2%，Mg^{2+} 占 0.5%~1%，KCl 占 0.2%~0.5%，另外还有微量的 F^-、Zn^{2+}、Mn^{2+}、CO^{2+}、Fe^{3+}、Cu^{2+}、Pb 以及 Sr、Sn、Al 等元素。所有这些因素都将影响晶体中钙磷比值（图 2-11，图 2-12）。

（二）羟基磷灰石晶体的结构

羟基磷灰石晶体（hydroxyapatite crystal）由六棱柱的晶胞构成，有一条 c 主轴，三条 a 轴；a 轴与 c 轴垂直相交，a 轴互成 120°。每个晶胞由 10 个 Ca^{2+}，6 个 PO_4^{3-} 和 2 个 OH^- 构成。沿 c 轴从上向下投影呈蜂窝状结构垂直排列，OH^- 位于晶胞中央，周围 6 个 Ca^{2+} 分两层形成两个平行的三角形，位于蜂窝状六边形的每个顶上，两个三角形互成 60°；在最外层，又有 6 个 PO_4^{3-} 分两层形成两个平行的三角形，磷位于三角形的顶点，PO_4^{3-} 是以磷为中心的平行四边形，氧位于四边形的四个顶。OH^- 中氧原子半径较大，因此 OH^- 与 Ca^{2+} 不在同一平面，氧在平面的上方或下方（图 2-13，图 2-14）。

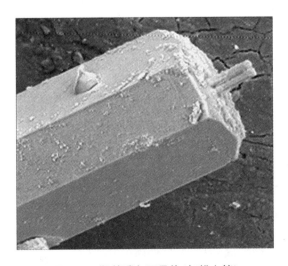

图 2-11 羟基磷灰石晶体（扫描电镜）

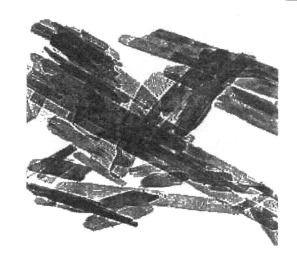

图 2-12 羟基磷灰石晶体（透射电镜）

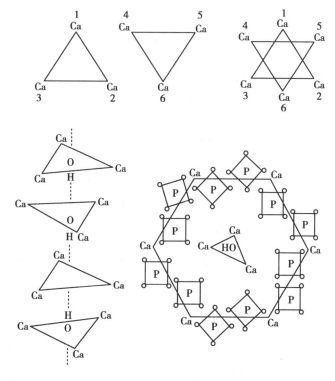

图 2-13 羟基磷灰石晶体的结构解析

二、生物矿化的机制

(一)生物矿化的过程

生物矿化常局限于机体需要高机械强度、脆或硬的部位,如骨骼、牙,偶尔也发生在指甲等部位,而不会发生在软组织。生物矿化是特殊的反应介质、基质对矿化的指导和细胞参与的结果。生物矿化组织与一般矿物质相比,在结构上高度有序,矿物质既在有机质中形成,

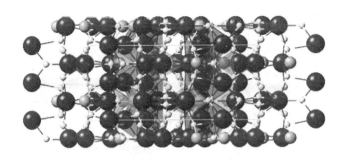

图 2-14 羟基磷灰石晶体的空间结构模式图

又被包埋在基质中,矿物质既参与组织的矿化-脱矿平衡,又参与代谢过程。生物矿化的结晶过程包括成核、成长、集聚以及固相转化。结晶形态和大小与 pH、矿物质饱和度、温度、压力等因素有关。

1. 成核 晶体的成核包括种晶和初晶形成、晶核形成等过程。种晶(crystallite seeds)是晶体形成需要的最初基本诱导单位。晶核(crystal nucleus)是在种晶的基础上经过离子的集聚,形成的具有晶体基本结构的最初结晶体,它是指导晶体生长的基础。

离子结晶必须先形成晶核,初始晶核从无任何颗粒或表面存在的情况下由均匀溶液产生,称为均相成核。均相成核时离子相互结合,集聚成有序的簇状结构,簇达到一定数目即临界簇时发展成晶核。

羟基磷灰石作为晶核引起更多的钙磷沉淀和晶体的生长,此时形成的核为均相成核。

均相成核在没有固相存在时,初始固相形成非常困难,必须克服一个较大的能阈,需要特定的理化条件,如一定的矿物饱和度、一定的温度、一定的压力、一定的 pH 等。矿物离子过饱和度越高,表面能越低,成核越快。在过饱和度没有达到一个临界值时,成核极慢,无固相析出,溶液处于亚稳态,一旦达到临界饱和度,成核速率突然增加,晶核形成。

除均相成核外,人体组织液中含有固相组织,固体表面能促进过饱和液中新的晶体形成,任何固体表面对促进晶核形成都有一定的作用,若固体表面与新形成的固体有相似的结构,将更易形成晶核,此时所形成的晶核为异相成核。

2. 晶核成长 是晶体在特有方向和空间生长的有序过程。晶核成长包括两个基本过程:溶质由溶液向晶体附近运送和结合到晶体中,即运送过程和表面过程。

结晶与溶解是同时发生的,在过饱和溶液中,结晶速率大于溶解速率,晶体成长速率为正值。表面过程则包括离子在成长的晶面上的吸附与解吸、结合与释放。

3. 集聚 是晶体形成中的过程之一。固相颗粒变大有时并非晶体成长,而是小颗粒的集聚,该过程和颗粒所带电荷有关。带相同电荷时,不发生集聚。当溶液中阴阳离子浓度比刚好等于它们在固相中的组成比或在某些离子影响下颗粒电荷减少时,悬浮的颗粒集聚并沉淀。集聚有两种:一种是基本不靠基质,仅靠电荷的相互作用;一种为多聚电解质如糖蛋白作为"黏合剂"促进颗粒集聚。

4. 固相转换 钙磷结晶首先是形成无定形磷酸钙或磷酸八钙,然后在 pH 6.2 时转化为羟基磷灰石。

由此可见，羟基磷灰石晶体的形成包括结晶的成核和晶体成长动力学与集聚和固相转化动力学两方面，两者互相交错。

（二）生物矿化的调控机制

生物矿化是细胞及基质共同参与的结果，整个过程是在基因调控下完成的。

1. 基质效应　生物矿化发生在机体内的特定矿化部位，而不发生在软组织，这与组织液中基质成分有关。这些基质成分，如蛋白质、磷脂、胶原和糖类等，能够控制晶体形核位点、晶体取向、晶体形状以及最终生成的物相，并在矿物生长阶段所起到的调节作用。

在矿化过程中，有机成分内或表面存在一定形式的电荷，它与羟基磷灰石的离子晶格配对时，作为晶体的晶核。Ca^{2+}、HPO_4^{2-}由于静电引力而吸附到作为晶核的基质表面，形成与羟基磷灰石晶体相似的晶格。有机核心的存在降低了离子集聚的能量屏障，这样稳定的集聚能够利用包围在其周围的过饱和溶液中的离子沉淀促进其增长，产生更大和更稳定的集聚，逐渐形成矿化组织中的羟基磷灰石晶体。目前认为对骨、牙本质和牙骨质来说，这种有机核心最可能是胶原纤维。组织学显示在磷灰石中，胶原丰富且均匀一致地分布于骨、牙本质和牙骨质，几乎所有的磷灰石晶体均位于胶原纤维内部。电镜观察羟基磷灰石微晶囊与胶原纤维长轴方向平行排列，位于胶原纤维 64nm 的空间区域。实验也证实，64nm 空隙的胶原纤维能够在生理的 Ca^{2+}、HPO_4^{2-}溶液中矿化，并且晶体与胶原纤维平行有规律地排列在相关的 64nm 空间。但真正促进磷灰石成核的，是与钙离子能配位结合而又能与胶原蛋白结合的磷蛋白。磷蛋白的立体排布与所形成的固相晶格匹配，同时磷蛋白能与骨架蛋白——胶原蛋白结合，磷酸根与 Ca^{2+}结合，成为胶原蛋白与矿物质间的"黏合剂层"。

基质中存在矿化促进成分，同时存在矿化抑制剂，如焦磷酸根离子（$P_2O_7^{4-}$）。$P_2O_7^{4-}$吸附于羟基磷灰石晶体表面，竞争性抑制 HPO_4^{2-}的吸附，$P_2O_7^{4-}$基团太大不适合羟基磷灰石晶格，导致晶体停止生长。尽管细胞内的焦磷酸盐被焦磷酸酶很快破坏，但焦磷酸盐广泛存在于体液中，阻止机体组织矿化。在矿化部位，细胞外的碱性磷酸酶将 $P_2O_7^{4-}$降解成 2 分子磷酸根，增加矿化部位无机磷酸根的浓度。因此，碱性磷酸酶在矿化部位的主要功能是破坏焦磷酸盐，而不是释放无机磷酸根。

综上，目前认为生物矿化中有机基质的作用为：①控制矿物形核：控制形核位点和组织形式、无机相的结构和晶体学位向；②调控空间组织：控制生长的具有半渗透功能的微环境的空间分割；③修饰机械性能：例如力学性能中强度和韧性的修饰，以满足生物行为的需要；④辅助矿物稳定：通过矿物溶解或相的转变达到矿物的稳定。

2. 细胞效应　在机体不同的发育阶段，组织中存在不同的细胞类型，通过特定的时空表达相应蛋白，调节矿化。即通过合成分泌基质、转运钙离子以及浓缩钙磷离子，对生物矿化起重要的调节作用，特别是在硬组织的初始矿化阶段。生物体内矿化相关细胞有成釉细胞、成牙本质细胞、成牙骨质细胞、成骨细胞。细胞外液的 Ca^{2+}、PO_4^{3-}浓度高于细胞内，两者通过自由扩散进入细胞内，与细胞膜、线粒体膜内的磷脂结合，形成三元配合物 Ca-磷脂-PO_4^{3-}，使 Ca^{2+}、PO_4^{3-}经线粒体浓集，最后与细胞脱离关系后，不定形的离子转换成针形晶体，胞囊中的水逐渐失去，囊内 Ca^{2+}、PO_4^{3-}浓度不断增高，最终沉淀形成不定形的磷酸钙 $[Ca_3(PO_4)_2 \cdot XH_2O]$（X 为系数），而不是羟基磷灰石，然后通过固相转换成更稳定的羟基磷灰石。

综上,细胞通过形成基质和离子转运创造了局部矿化条件;通过合成和分泌非胶原蛋白,诱导和调节矿化过程;通过基质囊泡和酶的作用调控晶体形成,促进矿化。

3. 基因调控 生物矿化本质上是一个受基因精确表达与调控的过程。在纳米尺度上,矿化组织的组装受蛋白质-蛋白质相互作用和蛋白质-晶体相互作用所限制。而特定蛋白质的分泌是由基因控制的。在中等尺度上,组织的分级组装是由多种细胞活动控制的,而这些细胞活动也是通过基因表达调控的。基因调控的过程包含了基因活化、转录起始、转录后加工、mRNA 降解、蛋白翻译、翻译后加工修饰和蛋白降解等过程,其中任一环节发生异常变化,均会影响整个基因的表达水平。

三、釉质与牙本质的生物矿化

牙体硬组织的矿化是由基因调控、细胞因子介导、矿化细胞完成的生物矿化过程。

(一)釉质的生物矿化

1. 釉质矿化的机制 釉质的最初矿化是在前期牙本质形成之后开始的。由于釉质晶体与牙本质晶体在釉质牙本质界处的高度延续性,许多学者认为,牙本质晶体对釉质基质的初始晶核形成有诱导作用。研究发现,用高浓度的 Ca^{2+} 溶液灌注大鼠后,在切牙的成釉细胞之间及牙本质基质内,广泛分布着高浓度的电子致密颗粒,上皮细胞(成釉细胞)与牙本质细胞之间有钙离子沉集的区域。釉质基质可与牙本质晶体相连,在牙本质晶体的诱导下釉质晶核形成。釉质基质为釉质晶核的形成提供了适当环境,这些有机质对晶体的生长、排列可能有调控作用。釉质矿化时,所需的矿化物质可以通过两种方式进入矿化区,即细胞周围的被动扩散和成釉细胞的跨细胞转运,后者为主要的方式。随着基质中蛋白成分的降解,有机质和水分逐渐排除,釉质的矿化程度不断增加。有机质的降解、排除,为矿化物质沉集、晶体生长提供空间。

2. 釉质矿化的步骤 ①在成釉细胞顶端分泌釉原蛋白和非釉原蛋白;②羟基磷灰石晶体开始形成,晶体被紧包在非釉原蛋白中,其外是连续性的釉原蛋白;③上述这些过程在釉质牙本质界处发生,而晶体长轴与釉质牙本质界呈垂直延伸;④成釉细胞后退,留出空隙,这些细长的空隙与基质接触;⑤釉柱在空隙中形成,长轴与空隙方向平行,组装有序化;⑥釉原蛋白减少,晶体长大成熟,最后基本只留下非釉原蛋白作为基质。

(二)牙本质的生物矿化

1. 牙本质矿化的机制 牙本质发生中,成牙本质细胞首先分泌细胞外基质,主要为 I 型胶原,占 90%。以此为细胞外基质支架,发生矿物晶体沉积。基质蛋白中的其余部分,主要为非胶原蛋白,如牙本质磷蛋白。牙本质形成的最初阶段,成牙本质细胞进行牙本质基质成分的合成、分泌和重吸收,最先形成的是罩牙本质基质,包括胶原和非胶原成分,随后形成前期牙本质。前期牙本质由一层 $15\sim20\mu m$ 宽的细胞外基质组成,其近中侧是成牙本质细胞体,远中侧是矿化前沿。胶原在近胞体处分泌,形成原纤维,发生分子间和分子内的交联。胶原网在矿化前沿发生矿化。

2. 牙本质矿化步骤 ①在成牙本质细胞层的顶端分泌胶原蛋白,成为牙本质的前身,为矿化作准备;②合成磷蛋白并把它直接分泌在矿化前沿的胶原蛋白层上;③部分磷蛋白与胶原蛋白结合,部分降解;④磷酸钙的微晶或钙离子与磷蛋白结合;⑤在结合的钙离子或晶体上形成 HA 晶体,而且按胶原纤维排成有序结构。

四、氟对牙体硬组织生物矿化的影响

氟属卤族元素,是自然界中最活泼的非金属元素,常以氟化物或络合物形式广泛分布于土壤、水和动植物体内。氟是人体的必需元素之一,通过生物矿化作用参与牙、骨骼的构成,影响釉质发育。氟对牙齿发育的影响如下:

(一)增加晶体结构的稳定性

牙发育过程中,若组织液中存在低浓度的氟,则氟离子可进入正在形成的矿化的磷灰石中,形成氟磷灰石$[Ca_{10}(PO_4)_6F_3]$,使磷灰石晶体的稳定性得到增强。牙硬组织中的矿化物是一种不纯的羟基磷灰石。羟基磷灰石晶体呈六方棱柱体,其晶体结构中Ca^{2+}围绕c轴呈三角形分布于两个平面,OH^-的氧原子半径大,3个Ca^{2+}不能在同一平面上围绕OH^-,只与H^+共在一平面,O_2^-离该平面约$0.03nm$,可位于平面上方,也可位于平面下方。当F^-取代OH^-以后,F^-半径较小,与3个Ca^{2+}位于同一平面;F^-强负电荷与Ca^{2+}形成强烈的静电引力,增加了晶体结构的稳定性,使晶格排列更有序和致密,降低了釉质的溶解度,增强了釉质对口腔微生物产生有机酸的抵抗力(图2-15)。

同时,晶体稳定性的改变还可改善牙的形态,减少牙的直径和牙尖高度,使牙的沟裂变浅。这些形态的改变有利于牙的自洁作用,增强了牙的抗龋力。

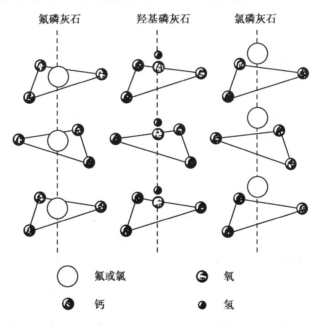

氟磷灰石   羟基磷灰石   氯磷灰石

○ 氟或氯   ⬤ 氧
⬤ 钙   ⬤ 氢

图 2-15　磷灰石中 OH^-、F^-、Cl^- 置换的原子结构图

形成的磷灰石晶体参与牙的构成,主要发生在牙萌出前釉质发育阶段。氟进入磷灰石晶体的反应方式主要是 F^- 置换磷灰石中的羟基(OH^-)、碳酸根(CO_3^{2-})和柠檬酸根($C_6H_5O_7^-$)等;或者直接填补羟基磷灰石中的空缺位置。

(二)影响发育期釉质晶体的形成

牙齿发育过程中,若摄入过量的氟,则可引起釉质的矿化不良。研究认为氟离子影响釉质晶体形成的机制可能有:影响基质的合成、分泌;直接或间接作用于基质蛋白酶,阻碍釉原蛋白的移除,干扰晶体的矿化。

1. 氟与釉质基质蛋白的合成和分泌 许多研究表明在釉质形成期摄入过量的氟可抑制釉质基质蛋白的合成,使分泌期釉质的量减少。氟可能通过结合 ATP 酶,抑制其活性,影响氨基酸运输,使细胞摄入氨基酸减少,但对蛋白质和氨基酸的组成没有明显影响。

2. 氟与釉原蛋白的移除 釉质成熟过程中,蛋白质的移除是釉质最后矿化的关键步骤。在釉质分泌期,釉原蛋白开始水解和清除,至釉质成熟期,移除的速度逐渐加快。氟延缓釉原蛋白降解的可能机制是过量氟影响分泌期或成熟期的釉原蛋白,减少蛋白酶分解和降解产物的吸收;氟也可直接抑制蛋白酶的活性。

3. 氟与釉质晶体的矿化 研究认为氟离子本身可以加速局部钙离子向釉质晶体的沉积,改善其矿化动力学,并且加快磷酸八钙等前体物质向磷灰石转化。但过量氟离子使局部釉质晶体出现过度矿化,相应的在过度矿化周围,出现钙离子显著降低的区域,这些区域的釉质晶体和基质矿化出现停滞,晶体形态异常。过度矿化不可逆转,在过度矿化的釉质与新形成的釉质之间,始终可以见到矿化不良的或宽或窄的区域,该区域晶体不能形成釉柱形态,排列方向异常,其受损程度与氟的剂量、作用时间呈正相关。这便形成了氟化釉质的组织学特征——过度矿化与矿化不足相伴随。

五、再矿化与仿生矿化

牙借助生物矿化发育完成,在口腔中萌出后,又处于再矿化的环境中。生物矿化与再矿化最大区别在于前者有基因调控、细胞和基质参与。体现为生物在特定的部位,在一定的物化条件下,在有机物质的控制或影响下的有序过程。再矿化则更趋于是一个由酸碱调节的无机离子的沉积过程。近年来,又提出了仿生矿化的新概念。仿生矿化是在体外模拟机体环境,利用生物矿化的机制,制备形成结构性能优异的矿化物,其基本原理和再矿化不同,前者强调体外对生物过程的模拟,后者则主要是一个化学过程。再矿化和仿生矿化在牙体硬组织损伤修复中均具有重要作用。

(一)牙体硬组织的再矿化

再矿化(remineralization)是指牙萌出后,在没有细胞参与调控的情况下,通过钙、磷、氟等无机离子沉积达到修复或者替代牙体硬组织的一种自然过程。牙体硬组织处于脱矿-再矿化的动态平衡中,一定条件下,再矿化过程能逆转脱矿过程。

釉质的再矿化可发生在以下两种情况:①生理状态下牙萌出后的再矿化;②病理状态下脱矿区域的修复。从结晶学的角度来看,两者几乎没有差别。在病理状态下脱矿区的再矿化有以下 3 种形式:

1. 晶体部分溶解的修复 边缘溶解的晶体通过磷灰石晶胞的增加可使锯齿状边缘逐渐变平滑,但是晶格的未完全连接;在中心穿孔处,通过体积较小的晶体不断地生长和融合形成新的晶体,最终修补穿孔的空间。

2. 新晶体的形成 在釉质龋损的任何区域均可有新晶体的形成。但是,因为新晶体是在病理状态下形成,并没有成釉细胞的参与,所以不能观察到中轴暗线。在 c 轴剖面,新晶体呈现规则的六边形或者扩大的六边形,晶格条纹相互间形成 60°的夹角,但是晶格条纹间距却存在着差异:规则六边形晶体的晶格条纹间距为 0.817nm,扩大的六边形晶体的晶格条纹间距为 0.812nm。前者为氟磷灰石晶体,后者为羟基磷灰石晶体。

3. 残余晶体的生长 在釉质龋损区残余的釉质晶体表面有晶体继续生长的迹象。中心暗线可以作为判断晶体生长方向的一个参考。

再矿化区内晶体的主要成分是氟磷灰石和无定形的氟化钙，以及少量的白磷钙石、磷酸氢钙、磷酸八钙等。再矿化区晶体结构完整，但排列紊乱，大小不规则，有体积较大的羟基磷灰石，稍小的氟磷灰石等。但新晶体的厚度有限，最大的厚度仅 $20\sim30\mu m$，在微观结构、物理性能、生物力学性能等方面同天然牙体硬组织仍有较大差异。单纯再矿化的化学方法是无法在体外实现晶体的调控生长的。

(二)牙体硬组织的仿生矿化

仿生矿化(biomimetic mineralization)是指将生物矿化的机制引入材料制备，在体外模拟机体环境，通过分子仿生合成、分子自组装等技术，以基质材料为模板，在其表面形成无机矿化物，并控制无机矿化物的形成过程及成分，从而制备出具有独特微细结构，并具有优异的生物学性能的复合材料。由于萌出后成釉细胞的消失，在口腔环境中，釉质缺乏自我再生的能力，仿生矿化为牙体硬组织的修复提供了新的途径。

仿生矿化同体内的生物矿化相似，是一个程序化的过程。①有机基质大分子的预组装为矿化过程提供构造有序的反应环境，该阶段将决定矿化发生的起始位置；②有机-无机界面的分子识别，包括晶格匹配、静电作用、螯合作用、空间电荷分布、立体化学互补等，决定晶体的形核、长大和聚集；③化学矢量调节控制晶体的生长及组装，决定了晶体的形状、大小、取向与结构；④细胞参与下的调控与加工，构建更大尺度或更高层级的结构，这种复杂多级结构是天然生物材料与人工材料在性能上差别显著的重要原因，也是仿生矿化的最终目标。

仿生矿化研究中，设计和构造有机大分子模板，为无机相多尺度的分级组装提供理想的模板是关键之一。目前研究的有机大分子模板主要有：天然生物大分子，如糖类、蛋白质等；人工合成大分子，如具有氢键识别功能的大分子、聚电解质、嵌段大分子、树脂状大分子等等。

目前，牙体硬组织的仿生矿化修复尚处于起步阶段，多数研究仅是在体外实验中达到羟基磷灰石的简单形核、沉积，并不具有形成像釉质一样高度密排、有序的结构。但随着对生物矿化机制的进一步研究，将使在牙体硬组织表面直接形成新生矿化组织成为可能。

(李继遥)

思　考　题

1. 从釉质晶体理化性质说明其表面特性。
2. 唾液的基本成分包括哪些？
3. 唾液蛋白包括哪几类？
4. 唾液的主要功能有哪些？
5. 唾液分泌的主要测定方法有哪几种？
6. 龈沟液的主要组成及其功能。
7. 以蔗糖为例说明菌斑内的糖代谢过程。
8. 试述菌斑-牙面矿物质转换与 pH 的关系。
9. 简述牙菌斑内糖转运途径的特点。
10. 试述釉质与牙本质生物矿化的基本过程。

11. 试述氟对牙体硬组织生物矿化的过程。

12. 简述生物矿化、仿生矿化、再矿化三个基本概念的异同。

参 考 文 献

1. Edgar WM,O'Mullane DM. Saliva and Oral Health. 2nd ed. Margate:Thanet Press Limited,1996

2. Wang SL,Zhao ZT,Li J,et al. Investigation of the clinical value of total saliva flow rates. Arch Oral Biol,1998,43:39-42

3. 王松灵. 涎腺非肿瘤疾病. 北京:科学技术文献出版社,2001

4. 周学东. 口腔生物化学. 成都:四川大学出版社,2002

5. Liam C Palmer,Christina J Newcomb. Biomimetic Systems for Hydroxyapatite Mineralization Inspired By Bone and Enamel. Chem Rev,2008,108:4754-4783

6. 大塚吉兵衞,鉄也,安孫子宜光,等. スタンダド口腔生化学. 東京:株式会社学建書院,1997

7. Busch S. Regeneration of human tooth enamel. AngewandteChemie-International Edition Angew Chem Int Edit,2004,43(11):1428-1431

第三章

口腔疾病分子生物学

［提要］

　　分子生物学是研究生物分子的特征、相互关系及其对生命活动影响的学科,分子生物学在医学中的应用有助于从根本上理解生物的生理及病理机制与过程。通过本章学习,掌握基因的基本结构、功能及表达的调节,熟悉分子生物学研究的主要方法与原理,了解牙发生中的分子机制及口腔常见致病菌的毒力因子及检测方法,理解分子改变所导致遗传病的原理。

第一节　分子生物学基础

一、概　　述

　　19 世纪末,生物学家就已经认识到细胞内染色体是遗传信息的载体。染色体由蛋白质和核酸组成。核酸仅由 4 种亚基构成,而蛋白质的基本组成单位——氨基酸有 20 种,这些基本单位通过不同的排列组成核酸和蛋白质,因此后者的多样性比前者显然高得多。故当时认为只有蛋白质才可能负载含有巨大信息量的遗传信息。

　　直至 20 世纪 40 年代,才确认 DNA 是细菌的遗传物质。随后也相继证实真核生物的遗传物质也是 DNA。少量病毒不含 DNA 而只有 RNA,现已证明这类病毒的遗传物质是 RNA。因此,可以认为生命的遗传信息是由核酸负载的。

　　不同物种的 DNA 数量有较大差异。大肠杆菌基因组 DNA 约有 500 万碱基对,人类基因组 DNA 约有 30 亿碱基对,含约 3 万个基因,可编码约 10 万种蛋白质。DNA 上碱基 A、T、G、C 可以有各种排列顺序,这种无穷无尽的变化便是物种多样性无可穷尽的原因。

二、基　　因

　　基因是一段 DNA 序列,其转录产物是编码一条多肽或蛋白的 RNA 或具独立功能的 RNA(tRNA 或 rRNA),基因决定遗传性状。基因在基因组上呈直线排列并世代相传。

　　基因组(genome)是指细胞或生物体的整套 DNA,基因组包含整套基因的编码序列,同时还包括基因内的非编码序列及基因间序列。这些序列也同样含遗传指令。

　　1. 基因的结构　基因包括结构基因与转录调控序列,结构基因是指可转录成 mRNA

的序列,而转录调控序列是指结构基因以外与转录相关的序列。

真核基因结构特点:

1)内含子和外显子的概念:在真核生物中,其基因由若干个不连续的 DNA 片段组成。由此出现了两个概念,即内含子(intron)和外显子(exon)。所谓内含子,即插入序列,位于基因的内部,是能够被转录的一段 DNA。但在转录之后,与之相应的那部分转录产物在拼接(剪接)中被去掉了。所谓外显子,就是基因中与成熟的 mRNA 相对应的 DNA 片段,它包括为蛋白质编码的部分及 5' 和 3' 末端不翻译的侧翼序列。例如釉原蛋白基因在染色体全长约8kb(千碱基对),含有 7 个外显子和 6 个内含子,经拼接后约有 800bp(碱基对)编码釉原蛋白(图 3-1)。

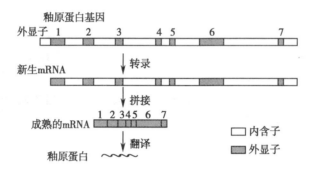

图 3-1 釉原蛋白基因表达示意图

2)启动子(promoter):位于基因转录起始点上游 100～200bp 内的转录调控序列,能与RNA 聚合酶结合并相互作用而启动基因的转录。常含有以下元件:

TATA 框(TATA box),位于 5' 端上游 25～35bp 处的一个保守序列,由 7 个碱基组成,与转录起始位点的准确定位有关。

CAAT 框(CAAT box),位于转录起始点 75～80bp 的一段由 9 个碱基组成的保守序列,与 TATA 相比较为少见。CAAT 框常导致定量高效转录。

GC 框(GC box)为 GGCGGG 序列,位于 CAAT 框的两侧,GC 框能与转录因子 SP1 相结合,有激活转录的功能。

3)增强子(enhancer):一般是启动子上游或下游的一段 DNA 序列。它能增强基因的转录效率,在基因的上游或下游都能起作用,且相对不受距离变化的影响,即使序列颠倒仍起作用。

4)沉默子:沉默子是一种负调控顺式元件,使基因转录或关闭。沉默子的作用可不受序列方向的影响,也能远距离发挥作用,可对异源基因的表达起作用。

5)终止子(terminator):由一段回文序列和特定的 5'-AATAAA-3' 序列组成。回文序列是转录终止信号,这一序列是多聚腺苷化的附加信号。

2. 基因的功能 基因主要是通过编码蛋白发挥功能的。在 20 世纪 40 年代就提出一个基因一种酶的假说,大量的研究证实了这一假说,但也提出了很多补充。由于有的酶或蛋白是由几条多肽组成,特别是那些多条不同肽链组成的蛋白质,如成人血红蛋白 A 由四条多肽链组成,两条相同的 α 链和两条相同的 β 链($\alpha_2\beta_2$)。显然 α 和 β 多肽链是由不同基因所控制的,所以又提出"一个基因一条多肽链"(one gene-one polypeptide chain)的假说。

　　随着 RNA 剪接的研究不断深入,人们认识到在高等真核生物中,大多数的前体 mRNA 含有多个内含子,通常情况下内含子被有序切除,由外显子前后相连成为一个成熟的 mR-NA。但当 RNA 序列中出现多种不同剪接信号时,同一个前体 mRNA 也可以不同的剪接方式而产生多种 mRNA,翻译出多个不同蛋白质,这种剪接方式称为选择性剪接(alternative splicing)。高等真核生物中有 35%～60% 的基因能以这种方式剪接,形成的多种蛋白产物既具有相同的同源结构或功能域,又有特异性质的差别。

　　因此,一个基因可编码多条多肽链,在不同的组织、发育阶段发挥不同作用。

　　3. 基因与基因组　虽然大多数基因在染色体 DNA 链上有序地先后排列,相互独立,但也有一部分基因表现为相互重叠,形成“你中有我,我中有你”的关系。

　　(1)重叠基因:两个或两个以上的基因共用一段重叠的核苷酸序列称重叠基因(overlapping gene)。重叠基因有多种重叠方式:

　　1)大基因之内包含小基因:其阅读框可以相同也可以不相同。

　　2)两基因前后首尾重叠:两个基因间重叠了部分核苷酸。

　　3)3 个基因的三重重叠:如 G 病毒的 A、B、K 基因采用不同的阅读框,共用一段核苷酸序列。

```
G4 DNA 序列        T T C T G A T G A A A
基因 A       ………T T C T G A T G A A A………
                  Ser   Asp   Glu
基因 B       ………T T C T G A T G A A A………
                  Phe   终止
基因 K       ………T T C T G A T G A A A………
                  起始   Val
```

　　4)反向重叠:DNA 的两条链均转录,分别作为不同基因的编码链,其转录方向相反,形成不同的蛋白质。如人的Ⅰ型神经纤维瘤(neurofibromatosis type Ⅰ,*NFI*)基因的第一个内含子中有 3 个编码蛋白质的 *EV12A*、*EV12B* 和 *OMGP* 基因,这 3 个基因的转录方向与 *NFI* 基因的转录方向相反。

　　由此可见,内含子同外显子的区分是相对的。*NFI* 基因的内含子序列是这 3 个基因的外显子序列,*NFI* 基因的模板链则是这 3 个基因的编码链。

　　(2)基因家族:在进化早期,随物种的进化,基因的数量增加,基因增加的方式主要是基因复制倍增(duplication),复制的基因再逐渐产生差异而形成相似但功能不完全相同的基因。一个祖先基因经过重复和变异而产生的一组基因,组成一个基因家族(gene family)。基因家族的成员可以集中成簇分布在某染色体上的特殊区域,称为基因簇(gene cluster),也可以分散分布在多条或同一条染色体上。如人类白细胞抗原(HLA)系统的 7 个基因形成一个基因簇,人类的血红蛋白 α 和 β 珠蛋白基因簇分别串联排列于 16p13 和 11p15 上,组蛋白基因簇群集于 7q32-q36。

三、基因表达

　　DNA 的遗传信息是通过控制蛋白质的合成,再由蛋白质发挥各自特定功能而表达的。DNA 通过其本身的碱基顺序决定蛋白质的氨基酸顺序,但是蛋白质的合成并非直接以 DNA 为模板合成,而是通过另一种核酸——RNA 来完成的。

（一）RNA 的生物合成——转录

转录是在 RNA 聚合酶(RNA polymerase)作用下,以 DNA 为模板合成 RNA 的过程。在这一过程中,遗传信息从 DNA 传至 RNA。转录是一个复杂的生物合成过程,有很多因素参与。下面就几个主要因素进行讨论。

1. 转录的模板和方向　在 RNA 合成时,作为模板的 DNA 链称有义链(sense strand),非模板链则称之为反义链(antisense strand)。

转录有固定的方向,自然界只有 5′核糖核苷三磷酸为底物的 RNA 聚合酶,新接到 RNA 链上的核苷酸总是在 3′末端,所以 RNA 的合成和 DNA 合成一样,按 5′→3′方向进行的。RNA 合成既然按 5′→3′方向进行,RNA 聚合酶只能利用 3′→5′的 DNA 链作为模板。

2. RNA 聚合酶与启动子　RNA 聚合酶是一种复合酶,能识别 DNA 上特定的序列,即 RNA 合成起始信号。RNA 聚合酶识别起始信号后即将游离的核糖核苷三磷酸的碱基跟 DNA 一条链上露出的碱基配对,随后在排列着的邻近核苷酸间形成 3′,5′磷酸二酯键。这样使核糖核苷酸逐一连接。RNA 在合成中无需引物的存在。

细菌染色体启动子由两个共同序列组成,都是 6 个核苷酸,分别位于−10 和−35 区域(转录起始点为＋1,即位于转录起始的 5′端 10 个核苷酸和 35 个核苷酸区)。在细菌的基因中存在着几种启动子,其中最常见的是−10 区的 TATAAT,−35 区的 TTGACA,两者相隔 16～18 个碱基。这两段序列实际上就是 RNA 聚合酶识别并与之结合的部位。应该强调,启动子中−10 及−35 区的位置及序列并非绝对不变,如变异链球菌葡糖基转移酶(GTF-I)的基因启动子−10 区为 TAGAAA,−35 区为 TTGACA,两者间隔 17 个碱基。不同的启动子其活性各不相同,所合成 mRNA 的数量也相差很大。

真核生物大部分启动子都包括一段位于转录起始位点上游(即 5′端)25～35bp 处的高度保守序列,其共有序列是 TATA (A/T)A(A/T),称为 TATA 框(TATA box)。TATA 框与原核生物中的−10 区序列(TATAAT)很相似,不同的是前者位于上游更远处。这两个元件本质上都有相同的功能,即被 RNA 聚合酶识别,并使其准确定位于转录起始点。TATA 框附近的序列对转录起始效率有重要作用。

3. 转录的起始与延伸　在 RNA 聚合酶识别并结合启动子后,从 10 区开始大约有 17 对核苷酸的碱基配对被打开,局部形成单链,转录模板被暴露,RNA 聚合酶开始从 10 区 3′端约 10 个碱基处开始合成 RNA,并沿模板向 3′端移动。在合成中,前方的 DNA 双链不断被打开,新合成的 RNA 不断离开模板,而后面已经转录过的 DNA 单链不断还原成双链,直至遇到转录终止信号。此时,转录终止,RNA 聚合酶脱离模板,一次转录结束(图 3-2)。在一定时间内,

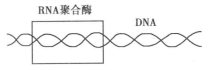

RNA聚合酶　　　　　　DNA

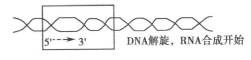

DNA解旋,RNA合成开始

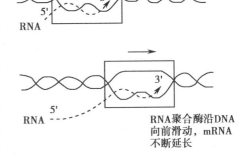

RNA聚合酶沿DNA
向前滑动,mRNA
不断延长

图 3-2　**RNA 的转录**

从 DNA 上一个基因区可转录上千条 mRNA 以供这一特定蛋白质合成。

原核生物中,编码蛋白质的基因的 mRNA 转录产物在翻译前很少或不需要修饰。但在真核生物中,由编码蛋白质的基因转录而来的初级 RNA 转录物必须经过一系列加工过程才能成为功能性 mNRA 分子:5′端修饰形成 5′帽子结构;3′端被切除并加上一条 poly(A)尾巴,通过 RNA 剪接去掉内含子序列。

加帽,开始转录后,转录物的 5′端发生去磷酸,并在鸟苷酰转移酶的作用下通过 5′→5′共价键加上一个 G 残基,被甲基化后形成 7-甲基鸟嘌呤核苷(m7G)。邻近的一个或者两个核苷酸中的核糖残基也可通过将一个甲基加到糖的 2′羟基上而被甲基化。帽子保护 mRNA 的 5′端不会被核糖核酸酶降解,并在蛋白质合成起始中发挥作用。

RNA 剪接,内含序列由 RNA 剪接去除,在外显子-内含子的交界处切开 RNA,并将外显子的末端连接起来。在进化中保守的共有序列为切割的识别位点。在大多数情况下,内含子总是以 U 开始,以 AG 结束。一些生物甚至能将两个不同 RNA 分子的外显子连接起来,这种情况称反式剪接。

加尾指在加帽的同时,mRNA 前体 3′端在腺苷酸聚合酶作用下,经多聚腺苷酸化(polyadenylation)附加大约 200 个腺苷酸的长链,即多聚腺苷酸(polyA)尾。加尾是在 3′端非编码区一个 6 核苷酸信号 AAUAAA 下游的 18～20bp 的部位加上 A 碱基。多聚 A 尾促进 mRNA 从核向细胞质的搬运和保护 mRNA 的 3′端免受核酸酶降解。

(二)蛋白质的生物合成——翻译

1. 遗传密码 mRNA 是蛋白质合成的模板,而遗传密码决定蛋白质中氨基酸的排列顺序。mRNA 中的遗传密码由不同排列顺序的核苷酸组成,三个核苷酸一组,代表一种氨基酸。

遗传密码的性质:①所有的密码都是由 3 个连续的核苷酸组成,相邻的两个密码之间没有间隔的核苷酸存在;②64 个密码子中,有 3 个是终止密码(UAA、UGA、UAG),其余 61 个都能编码氨基酸,其中 AUG 是起始密码;③密码具有简并性,即一种氨基酸有一个以上的密码(色氨酸与甲硫氨酸除外,它们只有一个密码);④密码具有通用性。大量研究表明,在不同物种或同一物种的各种蛋白质中,密码是相同的。

2. 蛋白质合成的步骤 蛋白质的合成有四个步骤:氨基酸活化、蛋白质合成的起始、肽链的形成和延伸、合成的终止。

(1)氨基酸活化:氨基酸不能识别遗传密码,需首先结合至能识别遗传密码的相应 tRNA 上,才能按密码合成蛋白质。氨基酸结合至 tRNA,即氨基酸活化,由氨酰-tRNA 合成酶催化。氨酰-tRNA 合成酶上有 2 个识别系统,能特异性地识别某特定氨基酸及其相应 tRNA。在细胞中,至少有 20 种不同的氨酰-tRNA 合成酶,分别识别各自的氨基酸和 tRNA。氨基酸与 tRNA 结合后,由 tRNA 根据遗传密码将氨基酸按顺序排列合成蛋白质。

(2)蛋白质合成的起始:蛋白质合成在核糖体上进行,核糖体由 rRNA 和核糖体蛋白质构成,前者占细菌中总 RNA 的 80%。在细菌中,蛋白质合成的第一个氨基酸是甲酰化的甲硫氨酸(fMet)。它与相应的 tRNA 结合成甲酰甲硫 tRNA,只有它才能识别起始密码并进入核糖体的特定部位,从而启动蛋白质的合成。

(3)肽链的延伸:蛋白质合成启动后,根据 mRNA 模板,相应的 tRNA 携带特定的氨基酸与核糖体结合,在酶作用下,n 与 n+1 氨基酸间形成肽键。随后 mRNA 向 5′方向移动一个密码位置，下一个氨基酸依次连接在肽链上。

（4）蛋白质合成的终止：当核糖体沿 mRNA 不断延伸肽链遇到终止密码时，肽链终止继续合成，脱离核糖体。

3. 新生多肽的加工 新合成的多肽常常没有活性，需经适当修饰才能变成有生物学活性的蛋白质。如前所述，蛋白质合成由甲酰甲硫氨酸起始，多肽合成完毕后，这个氨基酸要被水解掉。同时多肽链可折叠，互相间形成二硫键以达到一定空间结构。另外，新生肽还有磷酸化、糖基化、甲基化等修饰。

细胞合成的蛋白质有些在细胞内发挥功能，有些需分泌到细胞外发挥作用。通常分泌性蛋白合成后，其 N 端有一段由碱性和疏水氨基酸残基组成的肽链在分泌至胞外的过程中被剪切除去，这段肽称信号肽。如变异链球菌葡糖基转移酶（GTF）为胞外酶，当 GTF 合成后，其 N 端的信号肽插入，固定在细胞膜内部，其后面合成的多肽则穿过内膜进入膜的另一边；当酶合成完毕后，于氨基端第 38 个氨基酸处切下信号肽，这时新合成的 GTF 已穿过细胞膜了。

四、基因表达的调节

在个体发育过程中，从一个受精卵增殖分化形成各种细胞组织和类型，最终形成一个完整的生物体。生物体的完整生活史是基因按一定的时空秩序，在特定的组织表达——即开启需要的基因，关闭某些基因的结果。原核生物远比真核生物简单，但也是有严格的时空秩序开启或关闭基因。基因表达的开启和关闭的时空秩序，是各种组织的调控因子和基因的上下游特定序列作用的结果。

在功能上配套或相近的酶或蛋白质的结构基因有时在基因组上位置靠近甚至前后相接，共同接受调节基因的调控，以便协调发挥功能。在变异链球菌中，与蔗糖代谢有关的酶，如蔗糖磷酸化酶（sucrose phosphorylase）、果聚糖酶（fructanase）、果糖基转移酶（fructo-syl-transferase）、6-磷酸蔗糖水解酶（sucrose-6-phosphate hydrolase）、葡聚糖结合蛋白（glucan binding protein）的结构基因集中于基因组的某一段，另两种与蔗糖代谢有关的酶，葡糖基转移酶 I 和葡糖基转移酶 S（基因分别为 *gtf*B 和 *gtf*C）又前后相接于另一段。这些相关基因集中在一起，共同接受调节，有利于协调发挥作用。在 GTF-I 和 GTF-SI 的存在下，变异链球菌对牙面有很强的黏附能力。最近发现当 *gtf*B 与 *gtf*C 表达不协调时（如 *gtf*B 过度表达），变链的黏附能力反而下降（图 3-3），这充分说明基因表达的调控在维持正常生理功能上的重要性。

根据目前人们对基因表达调控的认识，无论原核还是真核生物，基因调控主要是发生在转录水平上。因为任何一系列连锁反应过程，控制第一步反应是最经济和最有效的。限于篇幅，这里只介绍操纵子模型。

乳糖操纵子模型

大肠杆菌的乳酸代谢由三种酶完成，包括 β-半乳糖苷酶，它催化乳糖水解为半乳糖和葡萄糖；半乳糖苷通透酶，使半乳糖透入细胞；半乳糖苷乙酰化酶。当大肠杆菌在无乳糖的培养基上生长时，基本上不合成 β-半乳糖苷酶。如加进乳糖，则 β-半乳糖苷酶大量合成。一旦乳糖临近耗尽时，β-半乳糖苷酶的产生便骤然减少。据此现象，Jacob 和 Monod 在 1961 年提出了操纵子模型（图 3-4）。

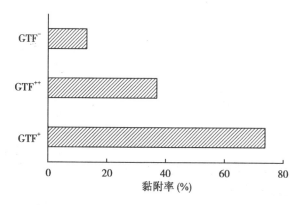

图 3-3　变异链球菌葡糖基转移酶的表达与黏附的关系

GTF⁻:变形链球菌 GTF-I 缺乏株;GTF⁺⁺:变形链球菌 GTF-I
高表达株;GTF⁺:变形链球菌野生株

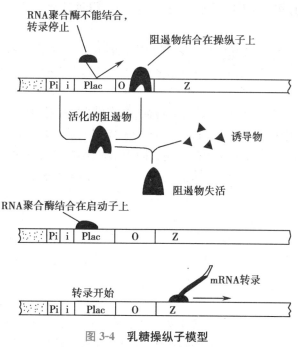

图 3-4　乳糖操纵子模型

O:操纵基因;Pi:调节基因启动子;i:调节基因;
Plac:半乳糖苷酶基因启动子

　　一个或几个结构基因(Z)与调节基因(i)、操纵基因(O)、启动子(P)构成一个操纵子(operon)。在无乳糖情况下,调节基因编码的阻遏蛋白(repressor)可以和操纵基因特异性地结合,使 RNA 聚合酶不能结合至半乳糖苷酶基因启动子上而无法转录,结构基因就被"关闭"。当作为诱导物(inducer)的乳糖存在时,乳糖能与阻遏蛋白特异性地结合而改变阻遏蛋白的构象,使阻遏蛋白不能与操纵基因结合,因而,解除了对结构基因表达的抑制,于是β-半乳糖苷酶、半乳糖苷通透酶、半乳糖苷乙酰化酶等基因被转录,进而翻译。

　　结构基因的调控有正调控和负调控两类。没有调节蛋白时操纵子内的结构基因是开启的,而调节蛋白出现后结构基因被关闭。这样的控制称为负调控,如乳糖操纵子。相反,没有调节蛋白时结构基因的转录是关闭的,而出现调节蛋白后结构基因的转录开启,称为正调控,如阿拉伯糖操纵子。

第二节　分子生物学研究的基本方法

一、分子克隆的材料与方法

分子克隆(clone 的译言,意为"无性繁殖")是 DNA 分子的无性繁殖技术。这种技术的建立主要是依赖于几种因子的发现与运用。

(一)限制性内切核酸酶

限制性内切核酸酶(restriction endonuclease)是一类能识别双链 DNA 分子中特异核苷酸序列的 DNA 水解酶。所有限制性内切核酸酶都以双链 DNA 作底物,需要镁离子作辅助因子,有特异的识别序列,但不同的酶也有许多差别,根据这些差别可将限制酶命名为Ⅰ、Ⅱ、Ⅲ型。

Ⅱ型限制酶能在 DNA 特异序列上裂解 DNA,因此在基因工程和基因诊断中主要应用这类限制酶。迄今,人们已经分离出大量Ⅱ型限制性内切核酸酶,其中许多已常规应用于分子克隆中。

Ⅱ型限制性内切核酸酶具有以下几个特征:①有特定的识别序列,通常为 4～6 个碱基对;②切割点位于识别序列内的固定位置上,DNA 被切割后,其 5′端有磷酸基因,3′端有羟基基团;③酶切后形成黏性末端或平齐末端。因为第Ⅱ类限制性内切核酸酶具有如上特点,易于应用。目前有 100 余种已在市场上销售,为分子克隆技术的广泛应用提供了极大的便利。

(二)DNA 连接酶

DNA 连接酶(DNA ligase)能催化 DNA 中相邻的 3′-羟基和 5′-磷酸基团之间形成 3′,5′-磷酸二酯键而将断开的 DNA 链连接起来。常见的 DNA 连接酶有 T4 DNA 连接酶和大肠杆菌连接酶。

(三)质粒

质粒(plasmid)是一种细菌细胞内独立于染色体外的环状 DNA,它具有自我复制能力,在细胞分裂时可伴随染色体分配至子细胞中去。一个细胞内质粒的数量(质粒的拷贝数)各不相同,少则 1～2 个,多则 400 个以上。质粒小的只有 2000 碱基对,大的则有数万碱基对。在分子克隆中常用的质粒是已加工组合的质粒,由以下几部分构成:①ori 区,质粒复制的起点;②par 区,保证在细胞分裂过程中,质粒被均等地分配至子细胞;③多克隆区,人为构建,该区含多个单一限制性内切核酸酶切点,便于在此区将质粒切开而加入外源 DNA;④选择因子,常含耐抗生素基因或 β-半乳糖苷酶基因(lacZ)。当用质粒转化细菌后,细菌能在含某一抗生素的条件下生长,因此,排除了未转化的细菌。有的质粒载体在其基因组中含有一个大肠杆菌的 lacZ 区段,此区段含编码 β-半乳糖苷酶基因 lacZ。在诱导物 IPTG(异丙基硫代半乳糖苷)的存在下,β-半乳糖苷酶能作用 X-gal(5-溴-4-氯-3 吲哚-β-D-半乳糖苷)形成蓝色化合物 5-溴-4 氯靛蓝。当这种质粒转化无 lacZ 基因的大肠杆菌时,由于质粒 lacZ 基因的表达,在含 IPTG 和 X-gal 的培养平板上形成蓝色菌落。当载体质粒的 lacZ 基因区插入了外源 DNA，*lacZ* 基因失活，经该质粒转化的大肠杆菌由于不能合成 β-半乳糖苷酶，不能形成蓝色菌落而易于被检出。在分子克隆中，质粒常被用做外源 DNA 载体，将外源 DNA 片段插入质粒后再将该重组质粒转化大肠杆菌。该质粒能在大肠杆菌中大量繁殖，所携带基因也随之扩增。此时再从大肠杆菌中提取质粒，切割、分离出外源插入 DNA 片段，进行基因分析。

(四) 噬菌体

噬菌体（bacteriophage）是感染细菌细胞的病毒。典型的噬菌体仅包含蛋白质和核酸。蛋白质组成噬菌体的外壳，包括头部和尾部。核酸分子包含在头部（图 3-5）。游离于宿主细胞外的噬菌体能够存活，但不能生长繁殖。大部分噬菌体具有编码自身需要的各种蛋白质基因，然而所有噬菌体必须利用宿主细菌的核糖体、蛋白质合成因子、氨基酸和能量产生系统才能繁殖。

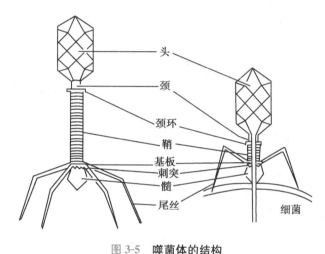

图 3-5 噬菌体的结构
当感染宿主细胞时，尾丝将噬菌体固定在适当地方，使鞘收缩并且用髓刺破细菌细胞壁，噬菌体 DNA 通过髓注入细胞

噬菌体感染是指噬菌体 DNA 进入宿主细胞，并在其中繁殖的过程。噬菌体 DNA 上的基因可在宿主中得到表达。噬菌体感染效率很高。一个噬菌体颗粒感染一个细胞后便迅速繁殖，形成数百个子代噬菌体颗粒，每一个子代颗粒又能感染一个新的细菌，如此反复循环。噬菌体感染细菌后可导致细菌细胞破裂、死亡，若是在琼脂平板上感染生长着的细菌，可形成细菌破裂后遗留的空斑，称为噬菌斑（plaque）。

噬菌体能将外源基因导入细菌细胞内并得到表达，因此噬菌体在分子生物学研究中是重要的 DNA 载体。目前广泛使用的噬菌体载体包括 λ 噬菌体、M13 噬菌体等。下面仅以 λ 噬菌体为例简要说明噬菌体载体的结构与应用。

野生的 λ 噬菌体 DNA 为线状双链分子，在分子两端各有 12 个碱基的单链互补黏性末端。当 λ 噬菌体 DNA 被注入寄生菌细胞后，会迅速通过黏性末端的互补作用形成双链环状 DNA（图 3-6）。这种由黏性末端结合形成的双链区段，称为 COS 位点。λ 噬菌体 DNA 包括约 61 个基因，其中的一半参与了噬菌体生命周期活动，这类基因称为 λ 噬菌体必要基因；另一部分基因，当它们被外源基因取代后，并不影响噬菌体的生命功能，这类基因称为非必要基因（图 3-7）。

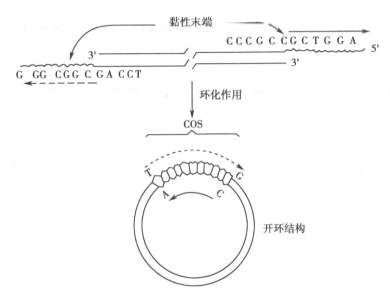

图 3-6 λ噬菌体线性 DNA 分子的黏性末端及其环化作用图

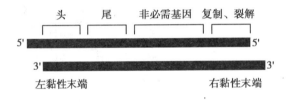

图 3-7 λ噬菌体基因组模式图

野生型 λ 噬菌体本身不适于作为载体,需进行改造。改造后的 λ 噬菌体载体具有如下特征:①在噬菌体非必要基因区有多个单一的限制性内切核酸酶区,以便外源 DNA 片段的插入或取代;②引进某些突变以改变噬菌斑的颜色或形态,以便重组体的检出,如 β-半乳糖苷酶基因区等;③通过某些基因突变形成安全载体,以利于生物学防护等。

(五) 转化、转染、转导

在分子生物学实验中,转化(transformation)是指受体菌捕获和表达质粒载体 DNA 分子的生命过程;转染(transfection)是专指受体菌捕获和表达噬菌体 DNA 分子的过程。从本质上讲,两者间没有根本差别。转化过程通常经过三个步骤,由于细菌种属与细胞壁结构的差异,转化条件与过程均不一样。受体细胞并非随时均可捕获外源 DNA,只有在一定条件下,受体细胞达到感受态(competence)时,方能获取并表达外源 DNA。即使在同一菌属中,各菌株达到感受态的条件和时机也存在差别。如变异链球菌 GS-5 株和 MT8148 株,虽然同属血清型 C,但在同一培养条件下,GS-5 株在 3.5 小时达到最佳感受态,而 MT8148 在1.5 小时达到最佳感受态,而且 GS-5 转化率比 MT8148 高 100 倍。由于野生细菌细胞内存在内源性限制系统,可降解进入胞内的外源 DNA,科学家们构建了大肠杆菌 K12 突变株,该菌丧失了内源性限制系统,极大地提高了转化效率。

在基因克隆的研究中最常用的宿主菌为经改造后的大肠杆菌。为制备大肠杆菌感受态,最常用的方法是用氯化钙处理大肠杆菌,以提高细胞膜的通透性,有助于外源 DNA 进入细胞内部。

转导是利用噬菌体颗粒为媒介，将外源 DNA 转移至受体菌并得到表达的生命过程。转导与转染虽然都是将噬菌体 DNA 导入受体菌，但转染是将裸 DNA 直接加到感受态细胞，而转导是将噬菌体颗粒加至感受态细胞，因此转导的效率高得多。在基因克隆实验中，通常将重组了外源 DNA 的噬菌体基因组在体外包装成噬菌体颗粒后再转导受体菌，提高了外源 DNA 导入受体菌的效率。

二、分子克隆的主要步骤

分子克隆的一个重要目的就是分离所需基因（目的基因）并对其进行深入研究与分析。下面就以变形链球葡萄糖基转移酶（GTF）基因的提取为例说明分子克隆的主要步骤。

1. 基因文库的建立　为了获得变链菌 gtf 基因，首先需将变链菌染色体切成一定长度的 DNA 片段，再将这些片段通过 DNA 连接酶整合至载体（质粒或噬菌体）。将含外源 DNA 片段的载体转化至大肠杆菌。此时，每一个转化的大肠杆菌含一个重组质粒，每一个重组质粒含一段随机的变链菌染色体 DNA。数万个大肠杆菌含数万个重组质粒，因此也就含数万段变链菌 DNA。这数万段随机的变链菌 DNA 片段，应该包括该变链菌整个染色体。这个大肠杆菌集合体因为含有整个变链菌染色体而称为变链菌的基因文库（gene library）。

2. 目的基因的筛选　虽然变链菌基因文库已建立，但在数万个重组质粒中哪一个质粒携带了 gtf 基因呢？通过对提纯 GTF-I 的 N 端氨基酸序列分析，得知其 N 端为天冬氨酸-丝氨酸-天冬氨酸-谷氨酸-丝氨酸-赖氨酸-丝氨酸-谷氨酰胺-异亮氨酸-丝氨酸-天冬酰胺-天冬氨酸。根据这一氨基酸序列，反推，设计并合成寡核苷酸 5′TCTAATGAATCGAAATC-CCAAATTTCT3′。利用此合成的寡核苷酸作探针（见后文）来寻找携带 gtf 基因的质粒（也就是寻找携带该质粒的大肠杆菌）。另外，亦可用免疫化学方法来筛选目的基因。目的基因进入大肠杆菌后，大肠杆菌可依照目的基因合成相应蛋白质。利用已有的特异性抗体，可检测出含目的基因的大肠杆菌。不含目的基因（虽然也含外源性基因）的大肠杆菌则不能合成这一特异性蛋白质。

由于近年来"基因组计划"的发展，包括人类及多种模式生物及重要微生物的基因组已明确，在这些物种中克隆特定基因相对容易，常通过 PCR 技术完成。

3. 目的基因的分析　在找到含目的基因的大肠杆菌后，即从该菌中提取含目的基因的重组质粒并对目的基因进行分析。通过多种限制性内切核酸酶的酶切可得到目的基因的酶切图谱，通过 DNA 序列分析可得到基因表达产物的蛋白质一级结构等。根据酶切图谱，可对目的基因进行各种改造，以明确该基因所编码蛋白的功能和活性，如构建突变株，点突变或分段缺失对基因产物活性的影响及该基因产物的致病作用等。

三、特异核酸的检测

（一）核酸分子杂交

1. 核酸分子杂交的原理　带有互补的特定核苷酸序列的单链 DNA 或 RNA 混合在一起时，在一定条件下，其特定的同源区（即互补区域）将根据碱基互补的原则形成双链，如果形成双链的两条 DNA 单链来自不同的生物有机体，那么如此形成的双链分子就叫做杂种核酸分子（图 3-8）。不同来源的 DNA 分子能够杂交形成杂种分子，其亲缘关系较为密切，反之，其亲缘关系则比较疏远。因此，DNA-DNA 的杂交作用可以用来检测特定生物有机体之间是否存在着亲缘关系。同时,因为 DNA DNA 或 DNA-RNA 的杂交可以用来揭示核酸片段中某一特定基因的位置,所以这种核酸杂交技术如同 DNA 快速分离及凝胶电泳一样,都是分子生物学中 DNA 分析方法的基础。

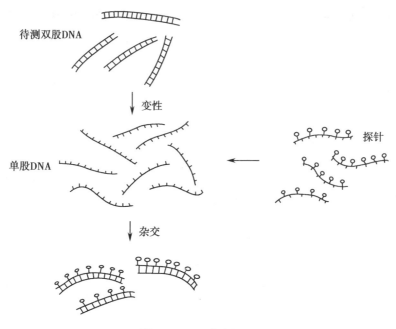

待测双股DNA

变性

单股DNA

探针

杂交

图 3-8　DNA 杂交原理

2. 核酸分子杂交的技术过程

(1)探针的制备:核酸探针(probe)是指能与特定核酸序列发生特异性互补的已知核酸片段,可用于检测待测样品中是否存在与探针相同或相近的 DNA 序列。核酸探针带有示踪物。示踪物大致分为放射性核素如^{32}P、^{35}S 和非放射性核素类如生物素(biotin)、地高辛(digoxigenin)等。

(2)待测核酸的处理:在这一过程中,通过虹吸或电泳的作用将待测双股 DNA 转移、固定到固相基质如硝酸纤维素膜上,经一定的温度或碱变性使 DNA 双股螺旋解开为两股单链 DNA,这一过程又称变性(denaturation)。

(3)杂交及漂洗:将带有待测 DNA 单链的膜放入含核酸探针的溶液中,当探针与待测 DNA 单链具有互补序列时,将发生杂交,所形成的杂种分子很难再解链,因此,可以用漂洗法去掉游离的没有杂交上的探针分子。

(4)结果分析:可通过放射自显影方式或其他化学反应确定是否有杂交发生。

3. 核酸杂交的类型

(1)点杂交(dotting hybridization):是指将待测核酸(变性 DNA 或 RNA)样品通过负压抽吸在硝酸纤维素膜指定区域上,经干烤固定后,与核酸探针杂交。其主要优点是事先无需用限制性核酸内切酶消化或用凝胶电泳分离核酸样品,操作比较简便,主要用于确定样本中是否具有与探针 DNA 互补的序列,缺点是不能确定杂交片段的分子量。

(2)Southern 杂交(southern hybridization):是指先用凝胶电泳分离经限制性核酸内切酶消化的 DNA 片段,然后在原位将 DNA 片段转移至固相基质如硝酸纤维素膜上,经变性及干烤固定,用核酸探针进行杂交,经放射自显影显示杂交结果(图 3-9)。Southern 杂交的最大优点是能根据杂交带的位置判断待测样品中与探针杂交的 DNA 片段的分子量。

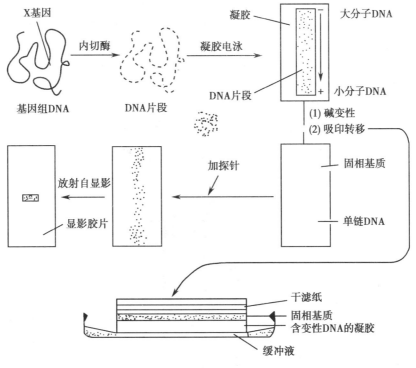

图 3-9　**Southern 杂交流程图**

(二)聚合酶链反应

聚合酶链反应(polymerase chain reaction,PCR)是通过酶促反应在体外扩增特异 DNA 片段的一种方法。PCR 技术可使靶 DNA 序列扩增 $2 \times 10^5 \sim 2 \times 10^6$ 倍,并且具有快速、简便、灵敏、省时、对样品纯度要求不高等优点。近年来 PCR 技术的应用范围迅速扩展,在分子生物学各个领域都已被广泛应用。

1. PCR 的原理　DNA 的合成是以一股 DNA 单链为模板,在引物(primer)存在下,DNA 聚合酶沿模板以 $5' \rightarrow 3'$ 方向延伸的过程(图 3-10)。

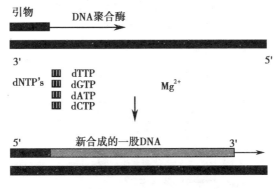

图 3-10　**DNA 聚合酶所催化的引物延伸反应**

PCR 是利用 DNA 合成的原理,合成两个与靶 DNA 两侧序列互补的引物,在体外进行靶 DNA 的重复合成。PCR 扩增包括 3 个步骤:

(1)DNA 变性:通过加热使靶 DNA 双链解离成两条单链。

(2)引物与靶 DNA 退火:降低温度至适当水平,促使两个引物根据碱基互补的原理分别结合至靶 DNA 两条链的 3′末端。

(3)引物延伸:在 DNA 聚合酶催化下,引物沿着靶 DNA 3′末端向 5′末端延伸(DNA 两条互补链,极性相反,因此引物延伸是 5′→3′方向的)。新合成的 DNA 链在新一轮变性解离后形成更多的模板与引物退火,在 DNA 聚合酶的催化下,合成新一轮的靶 DNA。每一轮 DNA 的合成均以所有 DNA,包括上一轮新合成的 DNA 为模板,因此,靶 DNA 的数量呈指数增加(图 3-11)。经 25~30 次循环后,产物扩增倍数理论值可达 10^9,实际值一般为 10^5~10^7。

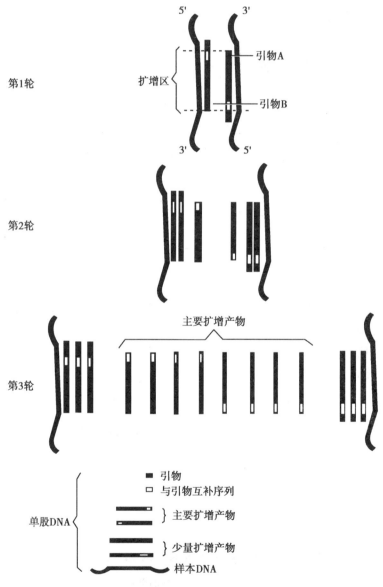

图 3-11 聚合酶链反应(PCR)扩增靶 DNA 示意图

2. 用于 PCR 的 DNA 聚合酶 最初用于 PCR 的酶为大肠杆菌 DNA 多聚酶。这种酶不耐热,每一轮加热将使 DNA 变性的同时也使 DNA 聚合酶灭活,因此,在每一轮 DNA 变性后需加 DNA 聚合酶,操作繁琐,应用受到很大的限制。

从一种水生嗜热菌（*Thermus aquaticus*）中提取了一种特殊的 DNA 聚合酶,称 *Taq* DNA 聚合酶。*Taq* DNA 聚合酶具有如下特点:

(1)热稳定性:*Taq* DNA 聚合酶在变性(95℃)下不失活,因此,不必在每个周期都添加新酶,极大地简化了 PCR 的操作。

(2)高特异性:*Taq* 聚合酶的最适温度为 70～75℃,因此,允许引物与模板在 55～60℃ 退火,在 72℃ 延伸。由于在较高温度下退火,避免了引物与模板间的错配,提高了扩增反应的特异性。

(3)适宜较长 DNA 片段的扩增:PCR 在较高温度中进行,避免了 DNA 分子中二级结构的形成,利于 DNA 链的延伸反应,因此,靶 DNA 扩增的长度可达 2000～3000bp。

3. PCR 中的其他因素

(1)模板:单、双链 DNA 均可作为 PCR 的模板。PCR 可以仅用极微量的样品如细胞、发根、精子、活检组织、包埋组织中提取的 DNA 粗制品,但这些未纯化的 DNA 样品中不能含有蛋白酶、核酸酶等干扰或破坏 DNA 模板和 *Taq* DNA 聚合酶的成分。

(2)引物:引物是决定 PCR 结果的关键。引物一般通过化学合成获得,长度为 15～30bp 为宜;(G+C)含量大约占 50%,两个引物之间不应发生互补。

(3)底物浓度:在 DNA 合成反应中应有足够量的 dNTP(dNTP 是四种脱氧三磷酸单核苷酸 dCTP、dATP、dGTP 和 dTTP 的总称)。dNTP 浓度过高,易发生错误掺入;而浓度过低,影响反应产物的产量。同时 dATP、dCTP、dGTP 和 dTTP 浓度应相同。

(4)温度:在 PCR 中,温度的变化决定了酶促反应的阶段。PCR 中的 3 个温度按顺序分别为①变性温度,使双链 DNA 变性的温度,一般为 94℃ 左右,20～30 秒;②复性温度,使引物与已变性 DNA 模板退火的温度,一般为 55～60℃,30 秒;③延伸温度,使 DNA 聚合酶沿模板合成新 DNA(即延伸引物)的温度,一般为 72℃ 左右,时间视待扩增 DNA 片段的长度而定,一般每 1000bp 需 1 分钟。

(5)循环次数:实验证明,经 25～30 个循环,既能保证 DNA 扩增的特异性,又能保证 DNA 扩增的产量。

4. PCR 的应用 PCR 技术的最大特点是能够特异性地从微量 DNA 样本中大量扩增靶 DNA 片段。因此,PCR 在很多领域都有广泛的应用。

(1)分离已知基因:如果已知一条目的基因两侧的 DNA 序列,可以通过 PCR 技术大量扩增该基因,使得原样本中仅占总 DNA 量 1/10 000 的靶基因迅速增加至样本中的主要成分,避免了重组后海底捞针式的靶基因筛选过程。

(2)检测微量 DNA:通过 PCR 技术可以对微量 DNA 样品中可能存在的某特定序列大量扩增,并随后经 DNA 指纹或核酸杂交进行进一步检测。这种方法在古生物学及法医学上有着无可比拟的价值。

(3)遗传性疾病、肿瘤的诊断:有些人类遗传病和肿瘤与单一基因的突变有关,通过 PCR 技术将可疑基因扩增并进行分析,有利于疾病的早期诊断。

第三节 牙发生的分子机制

一、釉质形成的分子机制

人的牙由胚胎时期的牙胚(dental germ)发育而来。

人胚胎第 7 周时,上、下颌弓表面的外胚层上皮增生变厚,并陷入上皮深面的间充质内形成唇板。此后该板从中间裂开形成唇沟,从而使上、下颌弓都分裂成为唇沟外侧的唇和唇沟内侧的龈。接着,唇板朝龈面长出数个增厚的上皮板,这些上皮板连接呈马蹄铁形伸入龈内与唇板垂直,成为牙板。人胚第 10 周时,在牙板的内侧面,间隔发生多个倒置的杯状成釉器(enamel organ)。与此同时,由头部神经嵴迁移来的外胚层细胞形成间充质(外胚间充质,ectomesenchyme)填充于杯罩下方,构成牙乳头。成釉器周围的外胚间充质则形成牙囊(dental sac)。至此,由成釉器、牙乳头和牙囊共同组成了牙胚。这样,上下颌相继各产生了全部乳牙的 10 个牙胚。

(一)釉质的发育分期

成釉器发育到钟状期后,牙体组织便进入形成阶段。这时,在将来的牙尖部位上依次发生如下变化:①前成釉细胞的分化;②前成牙本质细胞和成牙本质细胞的分化;③牙本质的形成;④成釉细胞的分化;⑤釉质的形成。这些顺序不可改变,因为其中的每一环节都对下一环节发生影响。

牙本质开始形成时,介于成牙本质细胞和成釉细胞间的基板开始破裂,一旦牙本质发生矿化,成釉细胞就开始产生并分泌釉基质。釉基质含水 65%,有机物 20%,无机盐 15%。有机物中含多种蛋白质和酶。釉质的发生与成熟可分为两个阶段:釉质分泌期(secretory stage)和釉质成熟期(maturation stage)。

釉质分泌期:在牙冠特定区域从成釉细胞分泌釉基质开始至釉基质分泌结束。釉质分泌期主要进行釉质的形态发生,成釉细胞以分泌有机成分为主,所形成的釉基质有机成分含量高,矿化不均。先形成的釉基质先矿化,因此深部较浅表釉基质矿化程度高。

釉质成熟期:从釉质分泌结束至牙萌出为止。釉质成熟期主要进行釉质的矿化,此期的成釉细胞虽然亦产生和分泌少量蛋白质,但主要以激活和产生蛋白酶、向釉质输送矿物盐以及吸收釉质中水和分解的有机成分为主。经过这一阶段发育成熟的釉质成为高度矿化组织,釉质中仅残留极少量有机物。

成釉细胞开始形成釉质时,成釉细胞向远端迁移,并向成釉细胞与基膜间分泌釉基质(enamel matrix)。釉基质主要由多种蛋白质和酶组成,其中主要的蛋白质是釉原蛋白(amelogenin)、釉蛋白(enamelin)、成釉蛋白(ameloblastin)和釉丛蛋白(tuftelin)等。

在釉基质蛋白的初期研究中,研究者采用盐酸胍抽提釉基质蛋白,发现盐酸胍抽提物中主要是富含脯氨酸、谷氨酰胺的疏水性蛋白质,而亲水的酸性蛋白质仍牢固地吸附在羟基磷灰石晶体上,只有通过 EDTA 的作用方能抽提出来。研究者将釉基质中这种疏水性蛋白称为釉原蛋白,将亲水性蛋白称为釉蛋白。

(二)釉基质的特征

随着釉质的矿化与成熟,釉基质生化特征发生变化。一般情况下,刚形成的釉基质富含脯氨酸、谷氨酰胺、亮氨酸和组氨酸,具疏水性;随着釉质的成熟,釉基质以富含酸性氨基酸为主的蛋白质组成,具亲水性。虽然在釉质形成后的成熟阶段成釉细胞仍合成一部分蛋白质,但成釉细胞此时的主要功能是降解已形成的釉基质蛋白质并促进釉基质的矿化。

牙萌出后釉质中仅残留微量酸性蛋白质,在釉基质形成初期占主导地位的疏水性蛋白在釉质成熟和牙萌出后几乎已被完全降解,这种降解过程是由成釉细胞逐渐成熟所产生的降解性酶完成的。

1. 釉原蛋白　在釉质的分泌阶段,釉原蛋白是釉基质的主要成分,约占90%。刚分泌出来的釉原蛋白分子量为25kD。釉原蛋白的 mRNA 存在选择性剪接,因此,釉原蛋白的同一条 DNA 信号可产生完整的釉原蛋白和分子量较小的、行使特定功能的釉原蛋白片段。釉原蛋白及其片段在釉基质的分布有明显的区域性。新生的釉原蛋白仅分布于新分泌的釉基质中,而且存在的时间很短,很快即被分解成分子量为20kD的多肽,该多肽分布于釉基质全层。随着釉基质的成熟与矿化,这些多肽片段进一步被分解成小的可溶性片段,直至逐渐消失(图 3-12)。在萌出的釉质中,已无釉原蛋白及其多肽片段的存在。编码釉原蛋白的基因是 amelogenin(*AMEL*)基因,它是牙特异性基因,主要在前成釉细胞、成釉细胞和上皮根鞘剩余中表达,在成牙本质细胞中也有低表达。人类 *AMEL* 基因位于 X 染色体上,由 7 个外显子和 6 个内含子组成。人类 *AMEL* 基因的突变与 X 连锁的釉质发育不全相关。

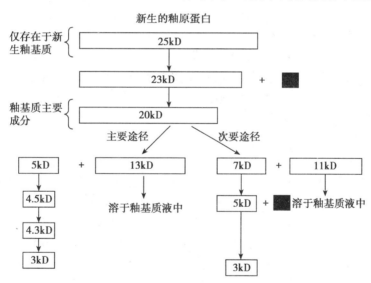

图 3-12　釉基质中釉原蛋白的代谢过程

2. 釉蛋白　釉蛋白是成釉细胞最早分泌的釉基质蛋白。与釉原蛋白相似,釉蛋白在分泌后随着时间的推移和表面新形成釉基质的增厚,釉蛋白发生有序的分解。新生的釉蛋白分子量为142kD,仅存于新形成的釉基质中,随后分解成89kD和34kD片段,在釉基质深部,继续分解成32kD和25kD的肽片段,该片段能牢固地吸附至磷灰石上。在随后的矿化中,釉蛋白片段被分解成更小的残基,绝大部分消失,少部分残留于釉质中。编码釉蛋白的基因是 enamelin(*ENAM*)基因,它是牙特异性基因,主要在釉质组织内表达,在成牙本质细胞中少量表达。人类 *ENAM* 基因定位于 4q13.3,由 9 个外显子和 8 个内含子组成。人类 *ENAM* 基因的突变与常染色体显性或隐性遗传的釉质发育不全相关。

3. 成釉蛋白　成釉蛋白存在于有机基质中,约占总蛋白量的 5%。新生的成釉蛋白分子量为 65kD,随后分解成分子量相对较小的 N 端多肽和相对较大的 C 端多肽。前者在基质形成阶段相对稳定,逐步降解但并不消失,后者迅速降解直至在基质中消失。完整的成釉蛋白和 C 端多肽仅存在于新分泌的釉基质中,N 端多肽存在于釉质各层内,主要分布于深层柱间质,像鞘一样包绕釉柱,故又被称为鞘蛋白。编码成釉蛋白的基因是 ameloblastin 基因,该基因在成釉细胞高水平表达而在成牙本质细胞和前成牙本质细胞中低表达,在郝特威希(Hertwig)上皮根鞘以及牙源性肿瘤如成釉细胞瘤中呈中度表达。人类 *AMBN* 基因定位于 4q21,由 13 个外显子和 12 个内含子组成。

4. 釉丛蛋白　釉丛蛋白是在发育期和成熟期釉基质中发现的酸性蛋白质,分子量为 44kD。它位于釉质牙本质界并先于釉原蛋白表达,在釉质形成过程中这种蛋白表达短暂。釉丛蛋白可能作为釉质羟基磷灰石晶体形成的成核中心,并可能对釉质的矿化和结构起重要作用。编码釉丛蛋白的基因是 tuftelin(*TUFT*)基因,人类 *TUFT* 基因定位于 1q21,由 13 个外显子和 12 个内含子组成。

5. 蛋白水解酶　主要是基质金属蛋白酶 20(MMP20)和丝蛋白酶。MMP20 是基质金属蛋白酶家族的成员之一,是一种钙依赖性蛋白酶。它在釉质发育的早期和中期表达,为主要的釉原蛋白加工酶。编码 MMP20 的基因是 enamelysin(*MMP20*)基因,人类 *MMP20* 基因定位于 11q22.3,由 10 个外显子和 9 个内含子组成。*MMP20* 基因的突变与常染色体隐性遗传的釉质发育不全相关。丝蛋白酶是一种非钙依赖性丝氨酸蛋白酶,在成釉细胞和成牙本质细胞中均有表达。在釉质形成期间,成牙本质细胞和成釉细胞分泌丝蛋白酶,在釉质成熟阶段其主要功能是降解釉质蛋白。编码丝蛋白酶的基因是 kallikrein4(*KLK4*)基因,人类 *KLK4* 基因定位于 19q13.4,由 6 个外显子和 5 个内含子组成。*KLK4* 基因的突变与常染色体隐性遗传的釉质发育不全相关。

(三)釉基质蛋白在釉质发育中的作用

1. 启动釉质矿化　釉基质的矿化最先发生于釉质牙本质界。刚形成的釉质是无结构的,成釉细胞分泌产生了足够的釉质后,便从牙本质表面向后退缩。在釉质矿化中的矿物盐主要通过成釉细胞进行转运。釉基质蛋白如釉原蛋白、釉蛋白等均具有与矿物质结合的能力,因此,釉基质蛋白既参与了矿化核晶的形成,又是釉基质中矿物盐的贮库。

与矿物盐结合后,釉基质蛋白呈球形,排列成串与牙本质面垂直。矿化从每个蛋白球开始形成多个晶体核,随着表层新生釉质的增加,蛋白逐渐分解,结晶核逐渐扩大并最终连接形成片状晶体。

2. 作为晶体生长的支持相　如前所述,釉基质蛋白形成非水溶性球状结构,其中特别是釉原蛋白,由于高度的疏水性,蛋白表面疏水基团相互结合形成空心的隧道样结构。这种结构为晶体在隧道中生长提供了合适的空间和支持。同时由于球形的蛋白间存在大量间隙,有利于离子或其他物质的扩散。这种结构将维持到晶体生长至相应体积,随着蛋白的逐步分解,晶体的生长对这种结构的依赖逐渐减小。

3. 调节晶体生长　釉基质中晶体生长的大小、形态与方向受到严格控制。如前所述,釉基质蛋白能吸附至矿物盐上,当晶体表面覆盖有釉基质蛋白时,晶体的生长受到抑制。通过控制釉基质蛋白在晶体表面的数量、部位可调节晶体的大小、形态与生长方向。这一调控过程主要由釉基质蛋白和蛋白水解酶完成。在釉质的分泌期及成熟早期,主要由内源性金属蛋白酶对釉基质蛋白进行选择性加工、分解完成;在釉质成熟期,晶体的大小、形态已基本成形,丝蛋白酶广泛而无选择性地分解釉基质蛋白,清除釉质中绝大部分蛋白质,促进了釉质的迅速矿化(图 3-13)。

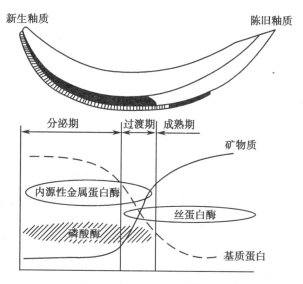

图 3-13 蛋白酶、磷酸酶在发育期釉质中的分布

在釉质的发育过程中,如果任何因素导致蛋白酶不能有序地分解、清除晶体表面的蛋白质,将引起釉质的矿化障碍。如氟牙症是由于在釉质发育阶段,过多氟的存在,形成氟磷灰石,导致晶体表面电位变化,促进了釉基质蛋白对晶体的吸附,结果导致釉质矿化不全。

釉柱是由于晶体排列方向不同所致,釉柱的形成可能与成釉蛋白有关。新生的成釉蛋白具水溶性,仅分布于刚形成的釉基质中。成釉蛋白经釉基质中蛋白酶加工、裂解形成非水溶性蛋白片段。这些蛋白片段相互聚集,分布于柱间质中,可能影响和改变了间质晶体的生长方向,从而形成釉柱。

二、牙本质形成的分子机制

在胚胎发育期细胞外基质在介导上皮与间质组织的相互作用方面起着重要作用。在牙发育期间,这种作用涉及成牙本质细胞(odontoblast)和成釉细胞(ameloblast)的发育、分化。虽然成牙本质细胞的终末分化、细胞体延长及梭化的机制仍不完全清楚,但细胞外基质作为一种底物和信号因子的"贮库"已非常明确。作为底物,这些细胞外基质可直接参与成牙本质的形成和矿化;作为信号因子,它们可刺激和调节成牙本质细胞和成釉细胞的分化及功能。

成牙本质细胞所分泌的这些细胞外基质(extracellular matrix,ECM)最初是非矿化的蛋白基质,亦称前期牙本质(predentin)。在前期牙本质矿化形成牙本质的转变过程中,细胞外基质成分发生改变,羟基磷灰石晶体在胶原纤维中心及周边形成并生长,与此同时伴随有更多的 ECM 在牙本质表面形成。牙本质的形成是一个连续不间断的过程,在这个过程中,牙本质基质蛋白发挥了核心作用。

(一)牙本质细胞外基质的成分及分类

牙本质构成牙齿的主体。在牙本质中无机物的含量约占总重量的 70%,有机物占

18%，水为12%。无机物中主要是羟基磷灰石，有机物由胶原（collagen）和牙本质非胶原蛋白（non-collagenous proteins，NCPs）构成，分别占有机物的90%和10%。根据蛋白来源，可将牙本质NCPs分为成牙本质细胞源性和非成牙本质细胞源性，NCPs对促进和调控牙本质基质中胶原矿化及晶体生长起关键作用。

成牙本质细胞源性的基质蛋白在牙本质中由成牙本质细胞分泌，这类蛋白又可分为：①主要存在于牙本质中的蛋白，包括牙本质磷蛋白和牙本质涎蛋白，主要在成牙本质细胞、前期牙本质和牙本质中表达，其他组织中也有少量分布；②主要存在于矿化组织中的蛋白，目前发现的有牙本质基质蛋白1（DMP1）、骨涎蛋白（BSP）、骨钙素（osteocalcin，OC）等，该类蛋白主要存在于牙本质及骨组织中，其他组织中也有少量分布；③多组织非特异性蛋白，广泛存在于多种组织的蛋白。牙本质中有机物的分类见图3-14。

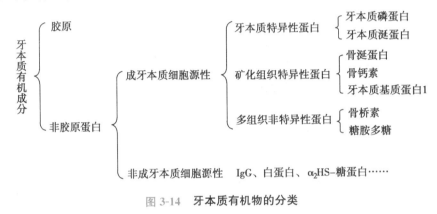

图 3-14　牙本质有机物的分类

非成牙本质细胞源性蛋白包括IgG、清蛋白、α_2HS-糖蛋白等，这些蛋白因子并非由成牙本质细胞产生，而是随血流转运至牙本质基质，这些因子可能对牙本质基质具有较强的亲和力，因此而滞留下来。

另外，在牙本质中还含有几种生长因子如骨形成蛋白、转化生长因子-β等，这些蛋白因子是否由成牙本质细胞产生目前尚不清楚。

（二）胶原

牙本质基质中的胶原由成牙本质细胞分泌，新分泌的胶原紧贴成牙本质细胞层，随着成牙本质细胞不断分泌新生基质，成牙本质细胞逐渐后退，数小时后，所分泌的胶原已距成牙本质细胞层10～15μm并开始矿化。因此，牙本质的形成过程实际上就是新生的牙本质不断形成、不断矿化的过程。在新生的牙本质基质中，Ⅰ型胶原纤维以Ⅴ型胶原纤维为核心交联成网状，纤维间隙较大，为基质的矿化提供了所需的支架和空间。研究证实，板状羟基磷灰石晶体也是首先在纤维间隙中形成的。胶原在牙本质形成中的另一个作用是在牙本质基质矿化前沿与牙本质非胶原蛋白结合，形成大分子多聚体，改变分子的表面构型，有利于板状羟基磷灰石的形成和生长。

（三）主要存在于牙本质中的非胶原蛋白

1. 牙本质磷蛋白（phosphophoryns, dentin phosphoproteins, DPP）　在牙本质有机物中含量仅次于胶原，占牙本质非胶原蛋白的50%，这种蛋白质的特点是富含天冬氨酸（35%～38%）和磷酸化的丝氨酸（45%～50%），这两种氨基酸残基占整个蛋白质氨基酸残基的 90%。

DPP 的显著特征是高度磷酸化，为目前已知的酸性最强的蛋白质之一，具有强阴离子特性，等电点为 1.1，对钙离子具有高度的亲和性。正是因为这一特点，在初期的研究中常用钙沉淀的方法将 DPP 与其他蛋白质分离，便于提纯。

目前对牙本质磷蛋白的准确功能尚无定论，推测 DPP 中天冬氨酸和磷酸化丝氨酸的重复序列可形成独特的磷酸盐和羧酸盐的脊样结构，此结构有利于带相反电荷的离子结合，并可能在牙本质的生物矿化过程中起重要作用。许多研究表明 DPP 在牙本质形成过程中具有多种潜在功能，研究人员发现，DPP 具有促进和抑制矿化的双重作用，当 DPP 游离于溶液中时，抑制矿化物的形成；当 DPP 与固体支持物结合时，起诱导羟基磷灰石晶体形成的作用。离体研究也发现，DPP 参与牙本质羟基磷灰石首批晶体形成，在未矿化的前期牙本质中DPP 可结合至胶原纤维空隙区，初期矿化即由此开始。DPP 对 Ⅰ 型胶原具有高度的亲和力，同时也对钙离子有很强的亲和力，它的这两种特性诱导羟基磷灰石晶体的形成。但是当 DPP 结合至矿物质晶体表面时可干扰晶体的继续生长，因此，DPP 的这种双重作用在牙本质矿化过程中既具有促进矿化和成核作用，又能通过其抑制矿化的作用调节晶体的形态、生长方向和速度。DPP 在牙本质形成中的作用，包括促进矿物质与胶原纤维的结合、规则的成核作用以及调节晶体的生长和排列等，均与 DPP 中丝氨酸的磷酸化密切相关。关于 DPP的分泌途径存在两种可能：一是经成牙本质细胞胞体前沿分泌并迅速地扩散至前期牙本质矿化区；二是 DPP 经成牙本质细胞突起直接运送至前期牙本质矿化区并分泌出来。

2. 牙本质涎蛋白（dentin sialoprotein，DSP） 是一种分子量约为 53kD 的糖蛋白，占牙本质非胶原蛋白重量的 5%～8%，其中含有 10% 的唾液酸和 30% 糖类。DSP 富含谷氨酸、天冬氨酸、丝氨酸和甘氨酸，有 13 个潜在的磷酸化位点和 6 个 N-糖基化位点。由于在氨基酸组成上与骨涎蛋白（bone sialoprotein）相似故命名。

通过免疫组织化学技术发现 DSP 主要存在于年轻的成牙本质细胞、成熟的成牙本质细胞及牙本质中，在前成釉细胞中也有短暂表达。DSP 被认为在牙本质形成过程中起重要作用，但具体的空间结构及功能仍未明确。研究人员发现将 DSP 与胶原和羟基磷灰石晶体共同孵育，DSP 能促进羟基磷灰石晶体的生长，由于成牙本质细胞与前成釉细胞均能表达DSP，推测 DSP 可能与牙胚发育初期上皮与间叶组织间的信号传递和相互调节有关。

3. 牙本质磷蛋白与牙本质涎蛋白的关系 牙本质基质中两种主要的非胶原蛋白 DSP和 DPP 是同一目的基因牙本质涎磷蛋白基因（dentin sialophosphoprotein，*DSPP*）编码的单一转录物的表达产物。*DSPP* 基因位于人类染色体 4q21 区域内，由 5 个外显子组成，外显子 1～4 编码 DSP，外显子 5 编码 DSP 的羧基端及整个 DPP。最初认为 *DSPP* 仅局限于牙本质，主要在成牙本质细胞中表达，后续研究发现前期成釉细胞中也存在一过性表达，最近研究表明 *DSPP* 在骨组织、内耳组织、乳腺癌及肺癌组织中也有表达。

DSPP 与牙本质的形成与调节密切相关，已证实 *DSPP* 基因的多个突变可导致牙本质发育不全。DSP 编码区无义突变所致的牙本质发育不全的超微结构表现出釉质牙本质界和邻近釉质的结构紊乱，表明 DSP 和 DPP 可能参与釉质牙本质界及邻近釉柱的形成。

（四）主要存在于矿化组织中的蛋白

1. 牙本质基质蛋白 1（dentin matrix protein1，DMP1） DMP1 最初是于成牙本质细胞中发现，随后的研究显示 DMP1 也可出现在多种矿化组织相关的细胞中，包括骨细胞、成骨细胞、肥大性软骨细胞以及成骨前质细胞。DMP1 也可在许多非矿化组织中检测到，包括脑、肾脏和唾液腺组织以及部分肿瘤组织。DMP1 在牙本质和骨组织中高度表达，在牙本质中分布于成牙本质细胞、前期牙本质及牙本质中，其氨基酸组成介于 DPP 与 DSP 之间，富含丝氨酸和天门冬氨酸。*DMP1* 基因位于人类染色体 4q21 区，编码 389 个氨基酸残基，其中信号肽的裂解位点位于第 16 个氨基酸残基处。根据 *DMP1* 基因核苷酸序列推导的 DMP1氨基酸组成发现酸性氨基酸显著多于碱性氨基酸，因此 DMP1 是酸性程度很高的蛋白质，分子量约为 61kD。在 DMP1 氨基酸序列中有一个 RGD 序列，RGD 序列常见于多种骨基质涎蛋白中，该序列具有与细胞(成骨细胞、破骨细胞等)相结合的能力，含 RGD 序列的蛋白质具有调节靶细胞功能的作用。体内和体外研究均显示 DMP1 对牙齿的生长发育、形态发生以及骨组织和牙本质的矿化起关键作用。

2. 骨涎蛋白(bone sialoprotein，BSP) BSP 最初是从骨中发现的一种高度糖基化蛋白，含约 300 个氨基酸残基，其中谷氨酸和天冬氨酸较为丰富。其氨基酸序列有 2 个特点：①含有一个 RGD 序列，因此骨涎蛋白能有效地吸附至成骨及破骨细胞表面；②有 2 处由多个谷氨酸组成的区，该区具有吸附钙和羟基磷灰石的潜力。BSP 主要存在于骨、牙本质、矿化中的软骨以及牙骨质中，最近研究发现 BSP 在人类多种器官的癌组织中也有表达。在牙本质中，BSP 主要存在于成牙本质细胞及其细胞突和牙本质小管中。BSP 可能作为初期羟基磷灰石晶体的成核中心，并随着胶原基质中矿物质的增多，BSP 又可作为晶体生长的抑制因子；BSP 另一个作用是可能通过与细胞表面的整合素相互反应促进了破骨细胞的活性。

3. 骨钙素(osteocalcin，OC) OC 是从骨基质中发现的一种小分子蛋白质。OC 可在人成牙本质细胞及其细胞突起以及釉质基质中表达。骨钙素基因(*BGLAP*)位于人类染色体 1q25-q31 区，由 4 个外显子组成，编码由 125 个氨基酸残基组成的多肽，其中 26 个氨基酸为分泌性胞外蛋白所需的信号肽，余下 99 个氨基酸残基组成的前骨钙素在切除 49 个氨基酸残基后形成具有生物活性的骨钙素。骨钙素的另一个特点是含 3 个 γ-羧基谷氨酸残基，在羧基谷氨酸存在的条件下，可能通过介导骨钙素吸附至羟基磷灰石晶体表面，选择性地抑制晶体生长从而调节晶体的生长速度和方向。

(五)多组织非特异性蛋白

牙本质中除含有胶原及以上以牙本质和矿化组织为主要分布对象的非胶原蛋白外，还含有一些其他组织，包括软、硬组织中出现的蛋白成分，如糖胺多糖(proteoglycans，PGs)和骨桥素(osteopontin，OPN)。

牙本质中 PGs 主要是硫酸软骨素且主要分布于前期牙本质，推测牙本质中的硫酸软骨素可能有防止前期牙本质过早矿化的作用，在前期牙本质即将矿化前，硫酸软骨素逐渐被代谢分解。骨桥素基因位于人类染色体 4q13 区，该蛋白富含天冬氨酸、谷氨酸和丝氨酸，分子量约为 41kD。OPN 的氨基酸序列有如下特点：①一个 RGD 序列；②一个多天冬氨酸区。OPN 在骨组织和牙本质的形成过程中发挥较为复杂的作用，如通过 RGD 序列黏附相关细胞而发挥传递信号、调节细胞功能的作用；通过多天冬氨酸区与钙的黏附而调节矿化晶体的生长和形态等。研究显示 OPN 可能是羟基磷灰石晶体形成和生长的有效抑制因子，OPN缺乏可影响破骨细胞的功能。

另外，在牙本质基质中存在的生长因子如转化生长因子-β1，对维持受伤后牙髓牙本质复合体的动态平衡及诱导修复性牙本质的形成等起重要作用。

牙本质的形成和矿化是一个多因素参与的、复杂的过程,在这个过程中,各相关基因按严格程序适度的表达十分重要。最近发现参与牙本质及骨组织形成的多个基因均位于人类染色体 4q21～4q23 区间。如图 3-15 示,以 *BSP* 基因为中心,*OPN* 基因在其上方 340kb 处,而 *DMP1* 和 *DSPP* 基因则分别距 *BSP* 基因 150kb 和 260kb。这些基因形成一个牙本质/骨的基因簇,集中于约 600kb 区域,可能有利于牙本质发育过程的基因表达调控。

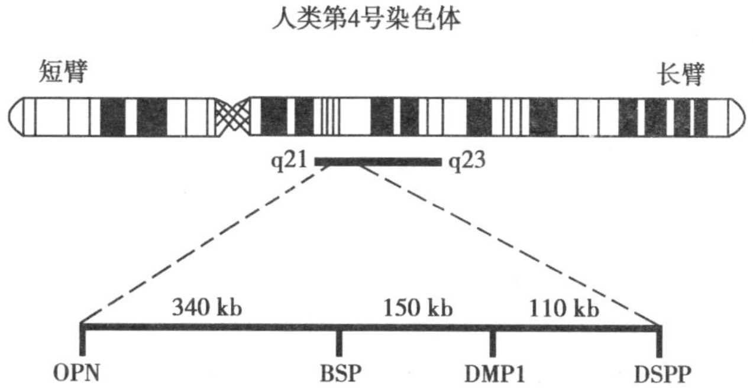

图 3-15 *OPN*、*BSP*、*DMP1* 和 *DSPP* 基因在人类染色体上的分布

第四节 分子生物学在口腔致病菌研究中的应用

DNA 重组技术为口腔生物学研究及其在临床口腔科学上的应用开辟了良好的前景。可应用于:①协助确定致病菌及其毒力因子;②了解基因的结构、排列、表达及功能;③协助疾病的早期诊断;④通过基因工程可大规模合成来源有限的药用蛋白质或研制基因工程疫苗;⑤应用基因疗法治疗基因缺陷型疾病。

分子生物学技术在口腔医学中已有广泛的应用,下面就龋病和牙周病致病菌及其毒力因子的研究做一些介绍。

一、变异链球菌属致龋毒力因子

动物实验及流行病学调查均已证实变异链球菌属(*Mutans Streptococci*,下称变链菌)是人类龋病的主要致病菌,变链菌致龋具备以下几项主要特征:能牢固地黏附至牙面;能利用外源性糖类(特别是蔗糖)迅速产生乳酸;能利用外源性糖产生细胞内多糖,在外源性糖缺乏时利用这些细胞内多糖产酸;能在酸性环境中(pH 5 以下)生存并继续产酸,即具有较强的耐酸性。这些因素被认为是变链菌致龋的毒力因子。随着分子生物学手段的引入,人们对这些毒力因子在致龋中的作用及机制有了更深入的了解。

(一)葡糖基转移酶

变异链球菌(血清型 c)至少能产生 3 种葡糖基转移酶(Glucosyltransferase,GTF 或 GTase),分别命名为 GTF-I(合成非水溶性葡聚糖)、GTF-S(合成水溶性葡聚糖)和 GTF-SI(合成水溶性和非水溶性葡聚糖)。控制它们的基因 *gtfB*、*gtfD* 和 *gtfC* 已分别分离出来并已明确它们的 DNA 序列。GTF 亦广泛存在于其他口腔链球菌,因此,也从这些菌中分离出 *gtf* 基因(表 3-1)。

表 3-1　主要致龋菌的葡糖基转移酶及其基因**

细菌	基因标记	酶名称	氨基酸数目	合成的葡聚糖
S. mutans	*gtfB*	GTF-I	1475	1SG*
	gtfC	GTF-SI	1375	1SG/SG
	gtfD	GTF-S	1430	SG
S. sobrinus	*gtfI*	GTF-I	1581	1SG
S. downei	*gtfS*	GTF-S	1359	SG
	gtfI	GTF-I	1597	1SG

*1SG:非水溶性葡聚糖;SG:水溶性葡聚糖

从表中可以看到不同的菌种具有不同数量及性质的 GTF。在对 *gtf* 基因进行 DNA 序列分析后发现 *gtf* 基因间存在着一定的差异。但都具备一些共同的特点:①基因长 4000～5000 个碱基,编码约 1500 个氨基酸;②在 GTF 的氨基端具有一段 30 个氨基酸的信号肽,使得 GTF 在细胞内合成后分泌至细胞外;③信号肽之后有 200～300 个氨基酸段在各菌种的 GTF 间各不相同,这说明这段氨基酸序列在进化中易变,故称易变段(variable region);④此段之后是由 1000 余个氨基酸组成的一长段,其中有很多区域的氨基酸序列在各 GTF 中是相同或相似的,它们在细菌的进化过程中,属于进化不活跃段,又称保守段(conservative region)。在该保守段内可以穿插一些易变段。GTF 在功能上大致可分为 3 段(图 3-16)。

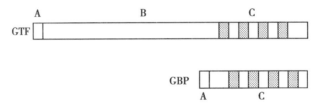

图 3-16　变异链球菌 GTF 及葡聚糖结合蛋白的结构
A:氨基端信号肽;B:酶催化活性区;C:羧基端氨基酶重复区

在 *gtf* 基因 5′端有一段 DNA 编码信号肽(见前述),此段之后为 GTF 酶催化功能段。这一区域主要行使结合底物(蔗糖)、裂解蔗糖并利用其中的葡萄糖基合成葡聚糖的功能。有研究指出,在 451 号氨基酸天冬酰胺附近为酶功能关键区,采用点突变法改变这个天冬酰胺引起了 GTF 酶的失活。推测改变这一区域内其他氨基酸也可能同样引起 GTF 酶失活。

GTF 酶羧基端为葡聚糖结合区(glucan binding domain),该区的肽链能与葡聚糖结合。GTF 的这一功能可能有助于变链菌的黏附。因为口腔中游离的变链菌可借助表面的 GTF 结合至牙菌斑内的变链菌或其他细菌所产生的葡聚糖上。

在葡聚糖结合区内,*gtf* 基因的 DNA 序列呈现多个重复(repeat motifs)。这些重复序列在各 GTF 间存在一个共同特点,即有称之为 A 序列的重复(3～6 次)。有的 A 序列前后相接,有的则在两个 A 序列间存在有可变区。A 重复序列在维持完整的 GTF 酶活力上起重要作用。通过构建 *gtfI* 基因 3′端缺失突变株(图 3-17)发现,至少要有 A 序列的三次重复才可能具有结合葡聚糖的能力,至少要有 A 序列的两次重复才能维持非水溶性葡聚糖合成能力。但 GTF 的部分酶活力如蔗糖裂解可能与该序列无关。

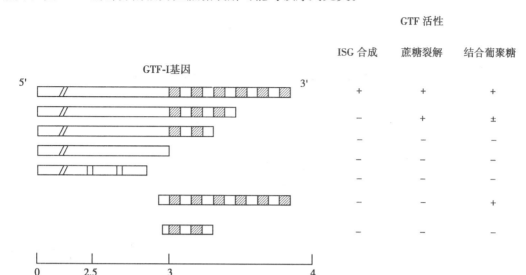

图 3-17　变异链球菌 GTF 酶功能与羟基端核酸重复序列的关系

GTF 由于合成葡聚糖而诱导细菌(特别是变链)对牙面的黏附。虽然非水溶性葡聚糖在介导细菌黏附中比水溶性葡聚糖起更为重要的作用,但是,GTF-I 只有在葡聚糖引物存在下,才能合成非水溶性葡聚糖。GTF-S 合成的水溶性葡聚糖可作为引物,故而也是十分重要的。通过分子生物学手段构建了 GTF-I 缺陷突变株和 GTF-S 缺陷突变株。前者由于GTF-I 的缺乏而几乎丧失了蔗糖依赖性黏附能力(sucrose dependant adherence),而后者虽然缺乏 GTF-S,其蔗糖依赖性黏附能力无明显改变。在缺乏 GTF-S 合成引物的情况下,GTF-I 是如何起作用的呢?研究还发现变链菌能产生第三种 GTF,即 GTF-SI。该酶除主要合成非水溶性葡聚糖外,还合成少量水溶性葡聚糖,因而可以代替 GTF-S 合成引物。

GTF-I 和 GTF-SI 对于介导变链的黏附十分重要,当其中任何一种缺失时,变链在蔗糖存在下的黏附能力明显下降(表 3-2)。

表 3-2　变异链球菌 MT8148 及其 GTFs 缺陷株的蔗糖依赖性黏附及非水溶性葡聚糖合成

菌株	GTFs 表达	牢固黏附率 (x±s)(%)	非水溶性葡聚糖合成 (μg/ml)
MT8148	GTF-I(+)GTF-SI(+)	72.8±2.6	397±43
B29	GTF-I(−)GTF-SI(+)	16.3±1.0	201±31
B58	GTF-I(+)GTF-SI(−)	9.6±0.9	299±56
B32	GTF-I(−)GTF-SI(−)	5.9±0.6	164±38

变链染色体上存在一完整 *gtfB* 和 *gtfC* 基因。*gtfB* 与 *gtfC* 基因前后相接,共同接受一个操纵子的协调控制,因此可产生足够量的 GTF-I 和 GTF-SI。由于在进化过程中,某些变链菌中存在自发的 DNA 重组,有些变链如 UA101 株其染色体上只有 *gtfB* 与 *gtfC* 融合

基因 $gtfBC$ 和 $gtfD$。该菌株只能合成少量非水溶性葡聚糖,故在蔗糖存在下的黏附力相对较弱。当外源性 $gtfB$ 基因或 $gtfC$ 基因引入该菌后,使该菌合成非水溶性葡聚糖的能力达到"正常水平",其黏附能力也相应提高。这说明变链需合成一定量的非水溶性葡聚糖才能维持较高的黏附能力。如果非水溶性葡聚糖合成的量进一步增加,是否能进一步提高蔗糖依赖性黏附能力呢?通过构建变链菌 GTF-I 过度表达变链株,它们合成的 GTF-I 较野生型多十几倍,然而其在蔗糖下的黏附力却相应下降(图 3-3)。这说明变链的黏附力与非水溶性葡聚糖之间存在一种数量敏感关系,当非水溶性葡聚糖的量合成过多或过少时,其黏附能力均下降。

(二)其他介导变链黏附的因子

1. 葡聚糖结合蛋白 除 GTF 羧基端能结合葡聚糖外,变链表面还存在一种葡聚糖结合蛋白(glucan binding protein,GBP)。GBP 能与葡聚糖结合,但不具备裂解蔗糖及合成葡聚糖的能力。GBP 在结构上类似 GTF 的羟基段,也是由类似的 A 序列重复构成(图 3-16)。变链表面的 GBP 可能协助变链黏附至牙面的葡聚糖。但实验显示,缺乏 GBP 的变链株在蔗糖存在下的黏附力及致龋力均无明显改变。其原因可能是 GTF 也具备葡聚糖结合能力,因而能补偿 GBP 的缺乏。

2. 果糖基转移酶和果聚糖酶 果糖基转移酶(fructosyltransferase,FTF)能裂解蔗糖并利用其中的果糖基合成果聚糖(fructan)。果聚糖也是细胞外多糖,曾被认为与变链对牙面的黏附有关。但通过采用 FTF 缺陷株发现 FTF 对变链的蔗糖依赖性黏附不起主要作用。变链菌表面还有一种果聚糖酶(fructanase,Fru),在外源性糖缺乏时能裂解牙菌斑中的果聚糖,为细菌的代谢提供营养。这个特征可能与致龋有关,但动物实验发现,Fru 缺陷株与野生型菌株相比,其致龋力无明显差异。

3. 表面蛋白 变链表面存在大量的蛋白,其中研究得最多的是表面蛋白Ⅰ/Ⅱ或称 PAc 或 SPa。其分子量约 185kD,表面蛋白呈疏水性,有利于细菌与牙面或菌斑之间形成疏水键结合。同时还具有粘结素的作用,能特异性地识别牙菌斑中的受体并与之结合,故在变链菌对牙面的早期黏附中起重要作用。现已从很多口腔细菌中分离出编码表面蛋白Ⅰ/Ⅱ的基因(表 3-3),因此该蛋白诱导口腔链球菌对牙面的黏附机制可能具有广泛性。

表 3-3 已克隆的口腔链球菌细胞壁抗原

菌种	蛋白名称	基因标记
S. mutans	B、Ⅰ/Ⅱ、P1	SpaP
	Pac、SR	Pac、spaA
S. sobrinus	SpaA、Pag	spaA
S. sanguis	Ssp5	ssp
S. gordonii	SspA	sspA

变链 SpaA 缺陷突变株失去对获得性膜的黏附能力,其表面疏水性也明显下降。然而这种突变株的致龋能力与亲代菌相比无明显改变,因此单一的Ⅰ/Ⅱ蛋白所介导的细菌黏附在体内复杂的环境中的作用可能是有限的。

（三）变异链球菌致龋的毒力因子

通过分子生物学手段，可以构建特定基因失活的突变株。利用这些突变株进行动物实验，如果因该蛋白或酶的缺失而使细菌丧失或降低其致病力，则这一因子是致病的重要毒力因子。采用这种方法，目前已对很多变链菌可疑致龋因子进行了测试（表3-4）。从表中可以看出 GTF-I、GTF-SI、细胞内多糖合成酶在变链致龋过程中起重要作用。但要强调的是表内列举的其他因子，虽在动物致龋试验中无明显作用，但并不能完全排除这些因子在人口腔复杂的环境中致龋的可能性。

表 3-4 变异链球菌候选致龋基因

基因	作用	突变株致龋力下降
pac	黏附	无变化
gtfB	黏附	下降
gtfC	黏附	下降
gtfD	黏附	无变化
ftf	黏附	无变化
	糖储存	无变化
fru	利用果聚糖	无变化
glg	糖储存	下降

二、核酸杂交法检测牙周病相关细菌

（一）概述

目前发现与牙周病发生、发展相关的细菌有牙龈卟啉单胞菌（*Porphyromonas gingivalis*）、中间型拟杆菌（*Bacteroid intermedia*）、伴放射菌放线杆菌（*Actinobacillus actinomycetem-comitans*，*Aa*）、具核梭杆菌（*Fusobacterium nucleatum*）、直肠沃廉菌（*Wolinella recta*）及埃氏腐蚀菌（*Eikenella corrodens*）等。由于这些菌为厌氧菌，其培养条件要求高，需要进行复杂的生化方法才能鉴定，即使是由一位熟练的技术人员也需至少一周方能完成鉴定。因此，对大量样本的分析（如每个牙周袋至少取 2 个区的样本，每个样本至少分离 10 株可疑菌）采用常规方法检测是不可能的。随着分子生物学技术的进步，一种快速、经济、简便的方法——核酸杂交法应运而生，给牙周病病因的研究及临床监测带来明显的便利。

（二）探针

在同一条件下，探针 DNA 与待测 DNA 结合的牢固程度主要依赖于两者 DNA 序列的互补性。如完全互补，则结合非常牢固，不易分离；如部分互补，则结合较松弛，易再次分离。

各牙周病相关菌染色体 DNA 上均有其种属特异性序列，如果采用这种序列作为探针，则可直接检测样本中是否含有某菌属。

在核酸杂交过程中，所采用探针的性质是整个检测敏感性与特异性的关键。因为在同一种（genus）菌属（species）间，DNA 相似性为 $30\% \sim 70\%$。因此如果要获得属特异性探针，必须要注意探针不能与其他属菌株杂交，此为探针的特异性。同时，该探针也必须与所有属内菌株杂交,此为探针的敏感性。下面我们介绍探针的类型。

1. 克隆 DNA 片段探针　克隆探针分为随意探针和特定探针两类。

(1)随意探针:是将代表菌 DNA 用限制性内切核酸酶酶切后,随意克隆一些 DNA 片段,将这些克隆片段逐一与属内菌和其他属菌株杂交,直至找到能与所有本属内菌株杂交但不能与其他属菌种杂交的探针为止。这类探针的优点是比全基因组探针特异性高,但需进行大量的实验方能验证其特异性和敏感性。

(2)特定探针:是克隆属内代表菌特异性蛋白或毒力因子的基因,从该基因中取一段作为探针。这种探针在检测致病菌上具有独特的作用,但仍需对其特异性和敏感性进行验证方可使用。

2. 寡核苷酸(oligonucleotide)探针　根据致病菌某些毒力因子基因的 DNA 序列,可以人工合成其中一段 DNA 作为探针,在鉴定细菌种属时,常根据该属代表菌 16S rRNA 序列合成一段寡核苷酸作为探针。选用 16S rRNA 序列具有以下几条优点:①所有真核及原核细胞均具有 16S rRNA;②菌体内含有大量(约 10 000 套)16S rRNA,易于检测;③在 16S rRNA 序列中,有些区域具有高度特异性。寡核苷酸探针的优点是根据已知的 DNA 或 RNA 序列设计,有的放矢,可合成也可购买。但其缺点是寡核苷酸探针一般不长(20～30bp),有时一个碱基的变化可导致不能紧密地杂交,因此寡核苷酸探针需进行广泛的验证方可使用。

(三)探针的验证

为了确认所选探针具有特异性和敏感性,需进行广泛的验证。

特异性验证:①探针必须与代表着 50 种菌属的大量菌株(80～300 株)进行 DNA 杂交;②某些相近属间细菌 DNA 具有较高的同源性,如从放线杆菌属细菌 DNA 制备的探针常与嗜血杆菌属菌株 DNA 发生杂交。因此,探针必须与这种相近细菌属中的大量菌株进行验证,以排除这种"交叉杂交"。

敏感性验证:探针必须与同属内各地区分离的大量菌种(100 株以上)杂交。如果一个探针只与 3 株同属菌株验证为阳性即认为 100% 阳性是不恰当的。因为若下一个杂交失败则检测敏感性下降至 3/4 或 75%。而如果曾与 100 株菌种杂交均是阳性,则可认为其敏感性为 100%。即使下一株杂交失败,但其敏感性仍有 99%。寡核苷酸探针因一个碱基对的变化都有可能使其不能识别待测 DNA,因此应当做更为广泛的验证。

相反,如果核酸杂交的结果与生化反应鉴定的结果有出入时,也要进一步验证生化鉴定结果的准确性。

(四)核酸杂交的应用及临床意义

1. 传统的牙周病致病菌研究中一般均采用生化法鉴定细菌,由于工作量大,耗时长,不可能对大量患者多损害区细菌逐一检查鉴定。采用核酸杂交法即可避开这一障碍,大大加速了牙周病致病菌的研究与监测。

2. 在临床检查的基础上,应用核酸杂交法探查个体牙周病的致病菌,协助早期诊治及预后判断。

3. 将所查损害区的致病菌情况(种属、数量等)作为判断牙周病是否处于进展期的重要指标。

4. 根据病损区可疑致病菌的抑制或减少情况,监测疗效,便于及时调整治疗方案。

三、基于 16S rRNA 基因分析的口腔微生物分类与鉴定

（一）概述

微生物的分类与鉴定旨在探讨微生物系统发育和进化规律，揭示定植于宿主的微生物多样性及其与疾病的关系。根据微生物表型特征的传统分类和鉴定方法，如菌落形态、革兰染色、生化反应等，在很大程度上依赖于对病原菌的成功分离和培养，一般认为能用现有技术培养的微生物仅占总种类数的1％左右，而不能培养的微生物才是微生物群落多样性的主体。同时，依赖于微生物培养的鉴定方法在实际操作过程中也存在一些不足之处：成本较高，往往需要数天至数周的时间来鉴定生长缓慢的细菌；对专性厌氧菌的敏感性较低，并与样品的采集和转运方式紧密相关；特异性不高，往往取决于操作者的主观判断和熟练程度。

（二）原理和方法

核糖体是细菌唯一的细胞器，是蛋白质合成的场所，其沉降系数（svedberg unit，S）为70S，在适当的条件下能够解离成 50S 和 30S 大小两个亚基，两个亚基都含有 RNA 和蛋白质。原核生物的核糖体 RNA（rRNA）按照沉降系数分为 5S、16S 和 23S 三种，相对应的编码基因长度大约分别为 120、1540 和 2900 个核苷酸，存在于所有细菌的染色体基因组中。23S 和 5S rRNA 在核糖体 50S 亚基中，16S rRNA 在 30S 亚基中，它们是核糖体不可缺少的组成部分。

rRNA 基因存在于所有细胞生物中，具有功能和进化的同源性，所以能够作为一个通用的分子指标对各种微生物进行分析和比较。rRNA 基因是微生物基因组中重要而稳定的组成成分，对其序列的分析能够正确地反映微生物的进化关系。

16S rRNA 是核糖体小亚基的骨架，其编码基因广泛存在于细菌、衣原体、支原体、立克次体、螺旋体等原核生物的基因组中，不存在于真菌、病毒等非原核生物的体内，在长期的进化过程中，序列变化缓慢，是目前应用最广的分子微生物学检测的靶标。它以多拷贝的形式存在于细菌染色体基因组中，含量丰富，因此检测具有较高的灵敏性；16S rRNA 编码基因由保守区和可变区组成，保守区为所有细菌共有，无显著差别，可变区具有种属特异性，因此，可将保守区和可变区结合起来应用于微生物的分类和鉴定，通过设计保守区引物，可判断细菌的存在与否，并通过对扩增产物可变序列的分析测定各种微生物的种系发生学关系及分类鉴定。16S rRNA 基因的长度约 1500bp，适合于克隆和测序。到目前为止，已有超过九万种细菌的 16S rRNA 基因已被测序，并可在公共数据库中查询。

16S rRNA 基因扩增与序列分析的主要步骤：①抽提样品中总 DNA 并纯化；②用通用或专一性引物 PCR 扩增 16S rRNA 基因；③将扩增产物纯化、克隆，构建 16S rDNA 文库；④筛选克隆、测序及序列的比较分析；⑤结果判断：当 16S rDNA 序列同源性＞99％时，认为是同一种细菌；当序列同源性介于 97％～99％时，认为是同一属细菌；当序列同源性＜97％时，认为是不同种属的细菌；⑥利用软件程序计算相关种群的相似性，并按一定的关系转换成进化距离，通过计算机程序构建系统发育进化树。

口腔是人体内寄居微生物种类和数量最多的部位之一，估计口腔中约有 10^{10} 个细菌定植。通过传统的细菌培养和鉴定的方法已经成功分离了许多口腔病原菌，并阐明了其与口腔感染性疾病的关系，如龋病致病菌、牙周病相关细菌等。但在口腔分属于 11 个门总共 700多种细菌中，超过 40％～50％的细菌用现有技术仍然不能够培养，仅仅知道其 16S rDNA 序

列。为了进一步了解这些不可培养细菌在口腔疾病发生中的作用,16S rRNA 基因扩增与序列分析技术在口腔微生物分类和鉴定中有广阔的应用前景。

第五节 口腔遗传病生物学基础

一、遗传疾病的分类

遗传病是指遗传物质的结构或功能发生改变引起的疾病。根据遗传物质发生变化的不同,可将遗传病分为以下几类:

1. 染色体病 人类正常体细胞含 23 对染色体,包括 22 对常染色体和 2 条性染色体。由于染色体结构、数目异常导致的疾病称为染色体病(chromosome disorders)。染色体异常往往涉及多个基因的改变,基因组原有平衡被破坏,因此临床表现常为复杂的综合征型。

2. 单基因病 由单个基因突变引起,遗传方式符合经典的孟德尔遗传法则的疾病称为单基因病(single gene disorders)。单基因病一般有规律的家系传递方式,发病种类和数量在遗传病中占据了相当的比例。按致病基因所在位置和遗传方式的不同又具体分为常染色体遗传、性染色体遗传和显、隐性遗传。

3. 多基因病 是由多种复杂因素共同作用引起的疾病(polygenic disorders)。其病因为多个微效基因(minor gene)的作用累加而成,且受环境因素的影响较大。许多常见病和某些先天发育异常属于多基因病。多基因病可以出现家族聚集现象,但并不遵循单基因病那样严格的遗传模式。

4. 线粒体病 除了细胞核基因组 DNA 外,人类细胞质的线粒体中也含有 DNA,称为 mtDNA(mitochondrial DNA)。这些基因的改变也可导致某些疾病,随同线粒体一起传递,称为线粒体病(mitochondrial genetic disorders)。

5. 体细胞遗传病 体细胞遗传物质的改变称为体细胞遗传病(somatic cell genetic disorders)。体细胞遗传物质突变是肿瘤和一些先天畸形的直接原因。

二、单基因遗传病研究中的几个概念

(一)外显率

外显率(penetrance)是指在一个群体中带有某一致病基因的个体表现出相应疾病表型的比率,一般用百分率来表示。如果带有致病基因的杂合子个体 100% 表现出相应表型,就称为完全外显(complete penetrance);如果只有一部分人表现出相应表型而另一部分人未表现出相应表型,则称为不完全外显(incomplete penetrance)。在不完全外显中,外显率高的可达 70%~80%,外显率低的仅为 20%~30%。对一个个体来讲外显率表现为"全或无"现象,携带有显性疾病基因的个体如果不表现疾病,那么该个体是未外显的。如该个体育有子女,则可能表现为隔代遗传现象。当家系较小时,外显不全还有可能使我们将显性遗传病误判为隐性遗传病。

(二)表现度

表现度(expressivity)是指基因决定的某一性状或疾病在个体中的表现程度。同一家系成员、同一个位点突变但疾病的程度不同。颅骨锁骨发育不全(cleidocranial dysplasia,

CCD)是以单侧或双侧锁骨发育不全、开放骨缝和前囟、多生牙、牙萌出障碍等特征的常染色体显性遗传病,在一个中国人CCD家系中,母亲表现出锁骨缺如,多生牙及严重的牙萌出障碍,而患病女儿则表现为仍有部分锁骨发育及较轻的萌出障碍(图3-18)。

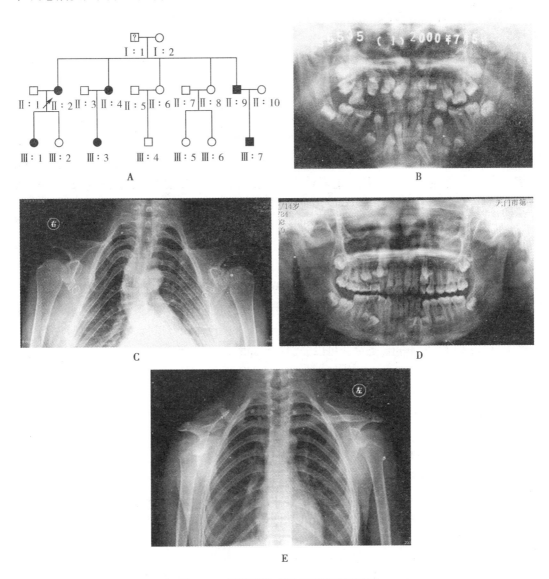

图3-18 CCD家族成员疾病表现度差异
A:家系图;B:患病母亲(Ⅱ:2)全口牙位曲面体层X线片;C:Ⅱ:2胸片;
D:患病女儿(Ⅲ:1)全口牙位曲面体层X线片;E:Ⅲ:1胸片

(三)遗传异质性与基因多效性

遗传异质性(genetic heterogeneity)是指某一性状或疾病可由多个不同的基因所控制。如引起釉质发育不全的基因分别有位于X染色体的釉原蛋白基因(Xp21)、常染色体的釉蛋白基因(4q11-q21)、金属基质蛋白酶20基因(11q22.3)和 *Fam83H* 基因(8q24.3)。这些基因突变所导致的釉质发育不全临床表现几乎一致,因此在分析这类遗传病时,要考虑到存在多个致病基因的可能性。

基因多效性(pleiotropy),和遗传异质性相反,是指同一个基因的突变可引起不同的疾病。如 SOS1 基因(2p21)突变可引起遗传性牙龈纤维瘤病,表现为牙龈纤维增生;而另一种颅面发育畸形 Noonan 综合征,表现为宽额、眼睑下斜、腭高拱、外耳畸形、肺动脉狭窄、心肌肥厚等。该病的致病基因亦被发现是 SOS1 基因,而且这类 Noonan 综合征患者不伴有牙龈纤维增生。

(四)拟表型

拟表型(phenocopy)是指由于环境因素的作用所产生的疾病或表型与某一特定基因突变所产生的表型相同或相似的现象。遗传性牙龈纤维瘤就是一个很好的例子,因精神疾病、器官移植或心血管疾病而长期服用苯妥英钠、环孢素和硝苯地平药可导致药物性牙龈纤维增生,其临床表现与遗传性牙龈纤维瘤病相似,但一个由遗传因素引起,可向下传递,一个由环境因素引起,不会遗传给后代。笔者曾在临床上遇到一对母女共患癫痫病而长期服药所致的牙龈纤维增生,在这个病案中,应注意区别遗传的是癫痫病而不是牙龈纤维增生。

(五)同一基因突变呈现显性和隐性遗传

同一个基因突变可产生不同的遗传模式,其原因不明,可能与突变位点不同相关。如一种以颌面部畸形为主的 Weyer 颅颌骨发育不良综合征表现为轻度身材矮小,轴后多指、唇系带异常增多、指甲发育不良、牙齿发育不良或缺牙,为常染色体显性遗传。而另一种 Ellis-van Creveld(EvC)综合征表现出与 Weyer 综合征相似,但更为严重的表型,同时还伴有房间隔、室间隔缺损、单个心房和泌尿、生殖系统畸形,EvC 综合征为常染色体隐性遗传。现已发现,位于 4p16 区的 EVC 与 EVC2 的不同位点突变可以分别在不同家系引起 Weyer 和 EvC 综合征。

三、基因多态性与突变

人类基因组的 DNA 并非是一个静态实体,相反,基因组不断进行各种不同类型的可遗传改变,这些改变或称之为变异,是生物进化的原动力,也是生物多样性的根源。但这些变异也可能导致疾病,可以是某种表型异常的直接原因(单基因病、染色体病),也可能导致个体对于疾病易感性增加(多基因病)。

根据已完成的人类基因组计划数据看,基因组存在广泛的变异,平均杂合度(mean heterozygosity)约为 0.08%,即等位基因序列之间平均每 1250 个碱基中有一个不同。这些变异可以包括:

(一)单核苷酸多态性

仅涉及单一核苷酸被一个不同的核苷酸所替换。SNP 既可能在基因序列间,也可能在基因序列内,因此可以将基因组中的 SNP 分为两类:一是遍布于基因组非编码区中大量的 SNP;另一类分布于基因编码区内(coding region),又称为 cSNP。从对生物的影响上来看,cSNP 又可分为两种:①同义 cSNP(synonymous SNP),即 SNP 未改变氨基酸序列,人基因组中 70%~80% 的 cSNP 属此类;②非同义 cSNP(nonsynonymous SNP),是指 SNP 导致编码氨基酸的改变,这种改变更有可能导致疾病。

(二)拷贝数变异

拷贝数变异(copy number variation)是指某一 DNA 序列数量的变化。在基因组上,除 2 个至数百个核苷酸序列的串连重复(微卫生、小卫星等),还可能发生几十至上百 kb 片段的重复。目前的研究发现,拷贝数变异在人基因组中广泛存在。

(三) 缺失与插入

缺失(deletion)是指一个或多个核苷酸从序列中删除;插入(insertion)指一个或多个核苷酸插进序列中。缺失与插入如发生在编码序列中,则可能影响氨基酸序列。

DNA 存在多态性,因此在分析单基因遗传病致病基因时,鉴定一个变异是属于 DNA 多态性还是导致疾病的突变十分重要。任何一个 DNA 多态性在正常人群中的分布频率应大于 0.01。

从广义上讲,基因突变是指遗传物质在 DNA 水平的变化,在本章中为了与 DNA 多态性相鉴别,将导致单基因病的遗传变异称为致病性突变。

大范围的染色体畸变涉及染色体的丢失、获得或染色质的断裂与重组。而小范围的突变最常见的是单个碱基的替换、单个或数个碱基的缺失或插入,如大小不同的片段缺失和插入。突变不仅可出现在编码序列,也可发生在内含子、启动子和剪接部位。

(四) 点突变

点突变(point mutation)也是单个碱基置换。置换有两种:一是不同嘌呤间或嘧啶间的相互置换,称转换(transition);另一是嘌呤与嘧啶间的置换,称颠换(transversion),转换较颠换更为常见。两种替换如发生在基因的编码序列中,则会对通过转录和翻译生成的蛋白质出产生不同的效应,因此又分 3 种突变:

1. 同义突变(same sense mutation)　是指碱基替换后,一个密码子变成了另一个密码子,但所编码的氨基酸还是同一种,实际上并不发生多肽序列的改变。这类突变常发生于密码子的第三个碱基,因为遗传密码的兼并性,所以不会改变其编码的氨基酸。例如,TTA 编码亮氨酸,如果 DNA 中一个碱基对替换,使 A 变为 G,mRNA 上的密码子 TTA 变为 TTG,TTG 仍为编码亮氨酸密码子,结果与没有发生过碱基替换时一样,多肽链并没有变化,常不产生表型的改变,所以这种突变又称沉默突变(silent mutation)。但也有例外的情况,在 1 名肢带肌营养不良患者中发现钙激活蛋白酶基因第 16 外显子发生了同义突变,该突变发生于一个密码子的第 3 碱基位置,所编码的氨基酸(甘氨酸)没有改变,似乎是一个沉默突变。然而,该突变仍然被认为具有致病性。这种替换导致了第 16 外显子内的一个隐蔽剪接供体序列(AGGGCAAAAG)的激活,导致第 16 外显子编码序列的丢失和移码引入的异常剪接(图 3-19)。

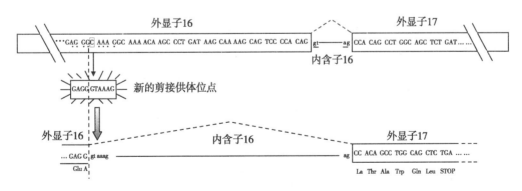

图 3-19　同义突变引起剪接异常

2. 错义突变（missense mutation） 指碱基替换后形成了新的密码子,导致所编码的氨基酸发生改变,可能影响基因产物的功能。错义突变大多数发生在密码子的第一位或第二位碱基。例如 TCG 是编码丝氨酸的,第一个碱基 T 被替换为 C 后,突变的密码子 CCG 编码脯氨酸,结果产生了活性减低、无活性或无功能的蛋白质。这类突变又可分为两类:

(1)保守性替换:将导致一种氨基酸被另一种与其在化学上相近的氨基酸所替换。通常,这类替换对蛋白质功能的影响相对较小,因为新氨基酸的侧链可能与被替换氨基酸的侧链功能相似。

(2)非保守性替换:将导致一种氨基酸被另一种具有不同侧链的氨基酸所替换。有时会造成电荷差异;其他改变可能包括极性侧链被非极性者取代,或者相反的情况。第一和第二密码子位置的碱基替换将常常导致非保守性替换。

位于 14 号染色体上的 *PAX9* 基因突变导致先天缺牙,如在中国人非综合征型先天缺牙家系中发现了两个 *PAX9* 的错义突变:p. Leu27Pro(L27P)和 p. Ile29Thr(I29T),均位于 PAX9 蛋白的 α 螺旋结构中。第 27 位的亮氨酸(Leu)是稳定 α 螺旋结构的氨基酸,而突变后的脯氨酸(Prof)由于不能提供形成螺旋所需要的氢键,所以不利于 α 螺旋结构的稳定;第 29 位的异亮氨酸(Ile)是疏水性的氨基酸,突变后变成了亲水性的苏氨酸(Thr)。以上两个错义突变均位于 PAX9 蛋白的重要结构域中而且引入了不同性质的氨基酸残基,影响了 PAX9 蛋白的结构和功能。

3. 无义突变（nonsense mutation） 这是指一个编码氨基酸的密码子,在点突变后变成了一个终止密码子,使多肽合成提前终止,产生了缺失原有羧基端片段的截短了的肽链。在多数情况下,截短的蛋白质片段往往是没有活性的。如位于 8 号染色体上的 *FAM83H* 基因无义突变导致其编码蛋白截短,从而影响釉质发育与矿化(图 3-20)。

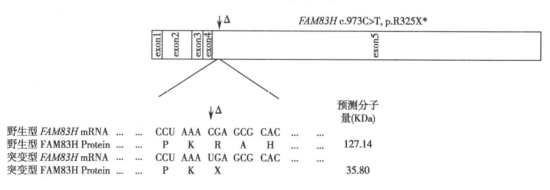

图 3-20 ***FAM83H* 基因无义突变导致无活性的截短蛋白**

* *FAM83H* 基因 cDNA 第 973 个碱基由 C 置换为 T;

FAM83H 基因编码的蛋白质第 325 个氨基酸由精氨酸变为终止密码子;

△ 示 FAM83H mRNA 第 973 个碱基由 C 置换为 U 后导致其

编码的氨基酸由精氨酸变为终止密码子

（五）移码突变

基因的编码序列中发生核苷酸增加或缺失的突变,使处在突变发生位置下游的密码子组成发生改变,从而造成移码突变(frameshift mutation)。移码突变合成的往往是没有生物学活性的错误的蛋白质,或是形成终止密码子,使肽链合成提前终止。

当插入或缺失连续排列的核苷酸数目是 3 的整倍数时,其结果是仅导致密码子的插入或缺失突变,而不引起移码突变。这种整码插入或整码缺失称为整码突变(in-frame mutation)。

移码突变常常是致病性突变,而整码突变在部分情况下可以是多态性。Ⅱ型牙本质发育不全(DGⅠ-Ⅱ)是一类仅涉及牙本质发育障碍的遗传病,致病基因是位于 4q21 区的 *DSPP* 基因,*DSPP* 基因编码 DSP 与 DPP 两条多肽,在蛋白合成后裂解成两条多肽分别发挥功能。DPP 多肽富含丝氨酸与天冬氨酸,是人体中磷酸化程度最高的蛋白,DPP 的高度磷酸化与其诱导牙本质矿化密切相关。在 DGⅠ-Ⅱ患者中发现了 *DSPP* 基因中 DPP 编码序列的插入与缺失,引起移码突变,导致突变区下游氨基酸序列改变,失去了大部分磷酸化位点(图 3-21,见文末彩插)。

有趣的是,在进行基因分析时发现,正常人群中 *DPP* 基因编码存在着高度多态性,以一个中国人群样本(110 人)为例,共发现 25 个变异,其中 14 个插入与缺失,6 个非同义 SNP,5个同义 SNP;所形成最大的 DPP 蛋白含 839 氨基酸残基,最小的为 782 氨基酸残基,两者相差 57 个氨基酸。这些插入与缺失均未改变 *DPP* 基因阅读框(图 3-22,见文末彩插),也不会影响 DPP 蛋白的功能。

(六) 如何判断单基因病的致病性突变

当在患者中发现 DNA 变异时,判断这个变异是否是致病性突变十分重要,由于基因组存在广泛的多态性,有时鉴定致病性突变不是一件容易的事。

1. 变异的位点 位于基因内序列变异导致疾病的可能性大于基因间序列,位于外显子中的序列变异导致疾病的可能性大于内含子的序列变异,这种经验来源于研究方法的限制,因为位于外显子的变异相对易于发现与判断。

2. 变异的性质 整个基因的缺失、无义突变以及移码将会破坏基因的功能。大部分内含子旁侧序列中保守的 GT…AG 核苷酸的突变能够影响剪接,并消除基因的功能。许多其他的序列改变也能够影响剪接,但相对难以证实。

由于非同义 cSNP 的存在,在判断错义突变时应更为谨慎。错义突变如果影响了一个蛋白中重要的功能部分,则更可能是致病性的,对于蛋白质结构的计算机建模,有助于提示哪些残基更为重要。

位于 Xq12-q13 的 *EDA* 基因突变可导致先天性外胚叶发育不全,主要表现为缺牙,皮肤附件发育障碍,在 *EDA* 基因第 9 外显子的 c. 855 del G 缺失突变导致移码,导致编码蛋白的变异并提前产生终止密码子,同时通过计算机建模,对蛋白结构进行预测,发现该突变使蛋白结构产生了较大的变化(图 3-23,见文末彩插)。

如果某个氨基酸在有亲缘关系的基因中保守,该氨基酸的改变则可能影响功能(种间同源或种内同源),而非同义 cSNP 更多发生于非保守区。氨基酸替换如果为非保守性(将一个极性氨基酸替换为非极性氨基酸,或一个酸性氨基酸替换为碱性氨基酸)将更有可能影响功能。

3. 突变在人群中的分布

(1)与表型(疾病)共分离:如果家系足够大,家系既有患者,也有正常人,则该突变在家系中的分布可以提供重要信息,突变与表型共分离是指该家系患病成员均存在突变,而正常人则没有突变。

（2）在其他相同疾病的家系或散发患者中发现同一致病基因的突变（可能是不同的突变位点），也辅助支持该基因突变与疾病的关系。

（3）如为新突变，则在正常双亲中不存在，但在新发疾病者中存在。

（4）该突变在正常对照人群不存在。已知 SNP 的发生频率＞1％，但由于抽样误差的影响，通常要选同种族 50 人以上（100 条等位基因）作为对照。如为错义突变，对照人群样本还应扩大。

（5）功能研究表明该变异具致病性。

（边　专）

第六节　口腔肿瘤分子生物学

一、细胞增殖与细胞凋亡

（一）细胞增殖

细胞增殖是指通过细胞分裂增加细胞数量。细胞周期是指细胞完成一次有丝分裂的过程。真核细胞的细胞周期分为 4 个时期：DNA 合成前期（G1 期），DNA 合成期（S 期），DNA 合成后期（G2 期）和分裂期（M 期）。休眠细胞暂时退出细胞周期，但在适当的刺激下可重新进入细胞周期，称 G0 期细胞。细胞增殖是经过细胞周期，细胞分裂为子代细胞而实现的。细胞周期受到严格而精确的调控。其调控主要是由以下几类调控因子来实现，包括：①对细胞分裂增殖有调控作用的细胞生长因子；②周期蛋白（cyclin）和周期蛋白依赖性激酶（cyclin-dependent kinase，CDK），这两种蛋白是细胞周期进展的主要推动力；③CDK 抑制剂，负责负向调控 CDK 的活性，对细胞周期的运行起了抑制作用；④细胞周期检查点调控蛋白，如 p53 和 pRb 蛋白等，负责监控细胞遗传物质的忠实复制，是一种负反馈调节机制。癌症从本质上来说是一种克隆化细胞无限增殖而形成的疾病。因此，非正常的细胞增殖是肿瘤形成的必要条件。

（二）细胞凋亡

细胞凋亡（apoptosis），是细胞主动性的程序性死亡，表现为细胞染色体 DNA 片段化，细胞皱缩分解成凋亡小体，最终为其他细胞吞噬而清除。细胞凋亡是细胞增殖的必要补充机制，以确保所有组织的自我稳定，并在机体发育和组织行使功能中起作用。细胞凋亡的过程受到了严格的调控，细胞凋亡的缺陷可以导致细胞的过度增生。

细胞凋亡主要有两个途径：①线粒体/细胞色素 C 途径：主要是通过 Bcl-2 家族成员使线粒体中的细胞色素 C 等物质释放到细胞质中，激活凋亡相关因子（Apaf-1）和 Caspase-9；②通过 TNF 受体家族激活 Caspase-8。这两个途径都会激活 Caspase-3 等蛋白，从而诱导凋亡。Caspase 家族都是半胱氨酸蛋白酶，结构相似，可以分为启动酶和效应酶。Caspase-9 和 Caspase-8 属于启动酶。Caspase-3 属于效应酶。

二、口腔肿瘤发生的分子机制

口腔颌面部肿瘤属于头颈部肿瘤范畴。口腔癌是人类十大最常见的癌症之一。口腔肿瘤的发病机制包括吸烟、饮酒、病毒感染、环境因素和遗传因素等。除了遗传因素，其他因素也都可能直接或间接导致基因突变。因此,基因突变被认为是口腔癌主要的致病原因之一。人类的基因只有一小部分与癌症有关。这些基因可以广义地分为两种,即癌基因和抑癌基因。

(一)癌基因

原癌基因是正常基因,同时也是细胞生长必不可少的关键基因。它们编码的蛋白产物促进细胞正常生长或抑制细胞死亡。而在癌症中,这些基因发生突变或表达水平过度增加后就会形成能够致瘤的癌基因。研究发现超过50%的口腔癌患者过表达癌基因 *erbB-2*,生存率与 *erbB-2* 的表达水平呈显著负相关。

(二)抑癌基因

抑癌基因编码的蛋白产物抑制细胞生长或引起细胞死亡。抑癌基因的突变或表达缺失可以导致其抑制细胞生长的功能丧失,有利于癌症的发生。p53 是人类肿瘤中最常发生突变的基因。p53 蛋白在细胞周期中检查 DNA 的损伤,保证基因组的完整性。p53 基因在约 50%的头颈部癌症中有突变,表达无功能的蛋白。

原癌基因和抑癌基因的关系就好比是汽车的油门和刹车。汽车的行进速度是由油门和刹车来控制的。同样,正常细胞的生长也是由促进细胞生长的原癌基因和抑制生长的抑癌基因来调控的。这两种基因的突变或表达水平的变化都可能导致细胞的生长失去调控,并最终导致癌症的发生。

三、口腔肿瘤转移的分子机制

口腔恶性肿瘤不仅可以在原发灶生长,还直接向周围组织蔓延,并且可以通过血管或淋巴管等多种途径转移(metastasis)到机体其他部位,这是恶性肿瘤的最重要的生物学特性之一。口腔肿瘤转移是导致死亡的主要原因。与其他恶性肿瘤相似,口腔肿瘤转移是一个非常复杂的过程。虽经多年研究,肿瘤转移的机制目前仍尚未明确。

(一)口腔肿瘤细胞转移过程

目前认为,肿瘤细胞转移必须要经过多个阶段才能成功,包括:①肿瘤细胞侵入局部组织基质;②肿瘤细胞进入脉管系统,包括血液循环和淋巴系统;③肿瘤细胞在远处脉管黏附和形成癌栓。绝大部分进入脉管循环系统的肿瘤细胞都将发生凋亡或被杀死,只有极少数高转移潜能的癌细胞可以移出并进一步形成转移灶;④肿瘤细胞出脉管并在继发组织器官定位生长,形成转移病灶;⑤转移病灶继续扩散,形成新的转移病灶(图 3-24)。在这些过程中,肿瘤细胞诱导的血管形成、肿瘤细胞黏附能力的变化、对细胞外基质(extra-cellular matrix,ECM)的破坏、肿瘤细胞的运动能力和逃避免疫监视对肿瘤的转移起了重要作用。

(二)口腔肿瘤细胞转移的分子机制

1. 诱导新的血管形成　肿瘤组织中新生血管结构不完整,使得肿瘤细胞易于穿透血管内皮进入血流并在远隔部位形成转移灶。研究表明肿瘤细胞可以分泌多种血管内皮生长因子(vascular endothelial growth factor,VEGF),介导肿瘤血管生成。其中 VEGF-A 在血管形成过程中起关键作用,而 VEGF-C 和 VEGF-D 在淋巴管的形成中发挥重要作用,有利于口腔肿瘤细胞从淋巴系统转移。

2. 肿瘤细胞黏附能力的变化　细胞间和细胞与细胞外基质间的黏附力降低是肿瘤细胞转移的最早期步骤之一。钙黏蛋白(cadherin)家族参与细胞间正常联结,具有抑癌基因的

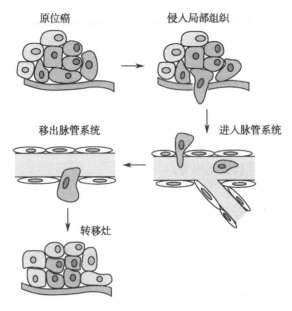

图 3-24　口腔肿瘤细胞转移过程

作用。其中上皮型钙黏蛋白（E-cadherin）是一种钙依赖蛋白，在维持上皮细胞的黏附和极性方面发挥作用。E-cadherin 表达水平与口腔肿瘤的转移呈高度负相关，是口腔肿瘤患者预后评判的可靠因子。肿瘤细胞到达新的组织时，必须能够与血管内皮细胞黏附并离开血流。这一过程可由肿瘤细胞所表达的 VLA-4 整合素与内皮细胞的 E-selectin 选择素以及血管细胞黏附分子相互作用所介导。

3. **细胞外基质的破坏和细胞运动**　上皮来源的肿瘤细胞要进行侵袭和转移就必须降解上皮组织基底膜和血管基底膜等细胞外基质。金属蛋白酶（matrix metalloproteinases，MMPs）是一大类锌依赖性内肽酶的总称，能降解细胞外基质，破坏物理屏障，有利于肿瘤细胞的移动，并为新生的血管提供空间。有研究报道金属蛋白酶 9（MMP-9）在口腔癌中高表达并与肿瘤的侵袭性相关。肿瘤细胞的运动受到多条信号通路的有序调控，包括 Rac/Cdc 42 和 Rho 信号通路。前者控制细胞伪足的形成和延伸，后者控制细胞尾端由肌球蛋白驱动的收缩。Rho 家族成员 RhoC 在晚期头颈部肿瘤中表达水平高于早期肿瘤，是淋巴结转移的特异性指标。抑制 RhoC 的表达可以减少肿瘤细胞的迁移和侵袭。

4. **逃避免疫监视**　脱离原发灶的肿瘤细胞要在远端组织形成转移灶，就必须要逃避免疫系统监视，其方式主要包括免疫抑制和免疫耐受两个方面（详细内容请见第四章第六节）。

四、口腔肿瘤相关基因的筛选与功能研究策略

基因突变是口腔癌主要的致病原因之一。寻找口腔肿瘤相关基因，将不仅有助于揭示肿瘤的发生或发展的原因，还可能为肿瘤的治疗提供新的标靶。有显著遗传倾向的口腔癌症，可通过遗传学方法来定位可能的致病基因。但对于许多无明显家族史的患者，则需通过其他方法来寻找致病基因。如直接测序分析肿瘤样本中肿瘤相关基因是否有突变。由于肿瘤的发生很可能是多基因改变引起的，为了寻找新的肿瘤相关基因，可采用以下的研究方法。

（一）抑制消减杂交技术

抑制性消减杂交技术（suppression subtractive hybridization，SSH）是一种鉴定、分离两种组织细胞中差异表达基因的技术，是 1996 年 Diatchenko 等在抑制性 PCR 的基础上建立起来的 cDNA 消减杂交方法。该技术具有假阳性率低、敏感性高、效率高等优点，缺点主要是需要较多的样本和不能同时进行数个样品之间的比较。

（二）基因芯片技术

基因芯片是一种高通量的分析不同样本中基因表达水平差异的方法。基因芯片包括数量众多的探针，可以同时分析大量的基因和样本。但因为基因芯片的探针种类和数量是预设的，所以基因芯片在发现新基因方面有一定限制。而抑制消减杂交技术不受预设条件限制，比较适合寻找差异表达的新基因。

（三）激光显微切割技术

激光显微切割技术（laser capture microdissection，LCM）是一种在显微镜下用激光进行微切割采样的方法，可以快速精确地从组织切片上将所要研究的形态或表型相同的细胞从组织中分离出来，获得单一的细胞群。从所获得的细胞样本中，可以进一步提取蛋白质、RNA 和 DNA，分析蛋白和基因表达谱以及基因突变。激光显微切割技术革命性地克服了普通机械方式分离组织的细胞异质性问题，使得肿瘤学的研究能够获得原位和纯粹的肿瘤细胞样本。Alevizos 等采用 LCM 获取口腔癌和正常口腔上皮组织细胞，提取总 RNA，经基因芯片分析差异表达基因，发现了约 600 个口腔癌相关基因。

（四）小鼠体内的逆转录插入性突变

从口腔肿瘤细胞中可以找到致病基因，在动物体内引起基因突变并导致癌症的方法同样可以发现肿瘤致病基因。小鼠体内的逆转录插入性突变（retroviral insertional mutagenesis）的方法是利用慢转录病毒的前病毒（proviruses）整合到宿主基因组中造成细胞的基因变异。细胞能从这种突变中获得增殖能力，并最终发展成肿瘤细胞。分析病毒的插入位点可以有效地发现新的肿瘤基因，从而为人类肿瘤研究提供有价值的信息。

（五）口腔肿瘤相关基因功能研究策略

在确定了口腔肿瘤相关基因后，需要进一步明确其功能。特别是发生突变的基因，可以人工构建突变的基因，在细胞过表达或制备转基因动物；或者采用 RNA 干扰技术（RNA interference，RNAi）在细胞中抑制其表达或制备基因敲除动物以研究其功能。针对基因的具体功能，从肿瘤发生发展的各个阶段分析其在细胞转化、细胞生长、细胞衰老和死亡、血管形成和肿瘤转移等方面的作用。

（贾　荣）

思　考　题

1. 什么是内含子和外显子？
2. 聚合酶链反应（PCR）的原理是什么？
3. 釉基质蛋白有哪些？
4. 哪些基因突变可引起釉质发育不全和牙本质发育不全？
5. 什么是单基因病，有哪些特点？试举 3 例口腔颌面部常见的单基因遗传病。
6. 什么是细胞增殖和细胞凋亡？

7. 什么是癌基因和抑癌基因？

8. 口腔肿瘤细胞转移的过程和分子机制是什么？

9. 口腔肿瘤相关基因筛选与功能研究的主要方法有哪些？

参考文献

1. 樊明文. 口腔生物学. 北京：人民卫生出版社，1996

2. Butler W T. Dentin matrix proteins. Euro J Oral Sci, 1998, 106(suppl 1):204-210

3. Robinson C, Brookes S J, Shore R C, et al. The developing enamel matrix: nature and function. Euro J Oral Sci, 1998, 106(suppl 1):282-291

4. 邱蔚六. 口腔颌面外科学. 上海：上海科学技术出版社，2008

5. Alevizos I, Mahadevappa M, Zhang X, et al. Oral cancer in vivo gene expression profiling assisted by laser capture microdissection and microarray analysis. Oncogene, 2001, 20(43):6196-6204.

6. Poeta ML, Manola J, Goldwasser MA, et al. TP53 mutations and survival in squamous-cell carcinoma of the head and neck. N Engl J Med, 2007, 357(25):2552-2561.

7. Talmadge JE, Fidler IJ. AACR centennial series: the biology of cancer metastasis: historical perspective. Cancer Res, 2010, 70(14):5649-5669.

8. Uren AG, Kool J, Matentzoglu K, et al. Large-scale mutagenesis in p19(ARF)-and p53-deficient mice identifies cancer genes and their collaborative networks. Cell, 2008, 133(4):727-741.

第四章
口腔免疫学

[提要]

　　本章概述了口腔防御系统的组成和功能,重点阐明口腔常见疾病与免疫的关系,并简单介绍最常用的免疫学实验方法。通过本章学习,应重点掌握:①口腔黏膜防御的组成和功能;②口腔免疫应答特点;③龋病与分泌型IgA的关系;④固有免疫应答和适应性免疫应答在牙髓病、根尖周病和牙周病中的作用;⑤肿瘤抗原的概念。熟悉:①口腔防御系统的组成和功能;②免疫防龋的方法;③机体抗肿瘤的效应机制;④常见黏膜病和艾滋病的免疫病因机制。了解常见免疫学实验方法的原理和应用。

第一节　口腔防御系统

　　口腔防御系统包括牙、牙周上皮及口腔黏膜组织屏障、局部淋巴组织、唾液、龈沟液等。口腔局部防御功能与黏膜免疫密切相关。口腔淋巴组织与整个消化道、呼吸道和泌尿生殖道的淋巴组织共同构成了黏膜免疫系统(mucosal immune system,MIS),行使黏膜局部免疫功能。

一、唾液防御

　　唾液属于口腔的固有免疫系统,全唾液是指口腔内大小唾液腺所分泌的液体和龈沟液的混合液体。唾液集聚在牙面和口腔黏膜表面,形成一层保护性薄膜,构成液相防御系统。它包括非特异性物质以及抗原特异性的分泌型IgA(secretory IgA,SIgA)。

(一)非特异性物质

　　非特异性物质不仅可以起到润滑作用,也有抑制和杀灭微生物的作用。①黏蛋白:分为MGⅠ和MGⅡ两种,参与获得性膜的形成,防止病毒感染和细菌定植。②溶菌酶:唾液中含量为$18.6\pm4.6\mu g/ml$,能溶解口腔常见的G^-菌、韦永氏菌、轻链球菌等及多种G^+菌如葡萄球菌、奈瑟菌等。此外,还可以杀伤口腔真菌。③乳铁蛋白:通过螯和铁离子,干扰需铁离子的微生物生长,如口腔念珠菌、变异链球菌、放线共生放线杆菌等。④唾液过氧化物酶:是一种由唾液腺上皮细胞产生的78kD亚铁血红素酶,与唾液中的过氧化氢(H_2O_2)和硫氰酸盐(SCN^-)构成有效的抗菌系统。⑤富组蛋白:对白色念珠菌和变异链球菌有杀伤作用。⑥补体:经经典途径或旁路途径激活后,通过调理、趋化等作用增强吞噬细胞对细菌的清除作用。

（二）SIgA

1. SIgA 的分子结构　SIgA 是一个复合分子（分子量为 385kD），它由 1 个 IgA 双聚体分子，1 个分泌成分（secretory component，SC）分子和 1 个 J 链（joining chain）分子组成。J链由浆细胞合成，当 Ig 分泌时将 IgA 单体连接成 IgA 双聚体，或少量四聚体。SC 又称多聚免疫球蛋白受体（PIgR），由唾液腺导管上皮和腺泡上皮细胞合成。SC 借二硫键与已结合 J链的 IgA 双聚体结合，或借非共价键与 α 链的 Fc 段结合。SC 能增加 SIgA 分子的稳定性，增强其对胰蛋白酶、弹性蛋白酶等蛋白分解酶的抵抗性，还能帮助 SIgA 通过腺上皮或黏膜表面。

2. SIgA 的类型　根据抗原性的差异，IgA 的 α 链可分为两个类型，即 α1 和 α2，分别构成 IgA1 和 IgA2 两个亚类。IgA1 和 IgA2 的双聚体均可与 SC 结合。IgA1 和 IgA2 在血清和唾液中的分布比例不同，在血清中以单体为主，IgA1 为 90%，IgA2 为 10%，；在唾液中，约 60% 为 SIgA1，而 SIgA2 为 40%。人静息唾液中 SIgA 含量为 0.2~0.3mg/ml。两种 IgA 亚类，对 IgA 蛋白酶的敏感性有明显差异。变异链球菌、淋球菌等产生的 IgA 蛋白酶能切断 IgA1 铰链区的脯氨酸—苏氨酸部位；IgA2 因缺乏该部位，故对 IgA 蛋白酶有抗性。

3. SIgA 的装配　唾液腺腺泡之间的浆细胞首先合成 IgA 的 H 链和 L 链，以及 J 链，并由 J 链将两个 IgA 单体连接成双聚体型 IgA。双聚体型 IgA 通过固有层的间隙扩散，并穿过上皮基底膜，到达上皮细胞间隙。由于上皮细胞之间存在紧密连接，大分子的双聚体 IgA 无法直接进入腺腔。在上皮细胞基底膜和侧壁膜上分布着 SC，SC 作为双聚体 IgA 的受体与后者结合，经胞饮作用摄入胞内。这种结合开始时是非共价键结合，输送到核上区时变成共价键结合的稳定的 SIgA 分子，经上皮细胞的胞吐作用分泌到腺腔中，并随唾液排入口腔。

4. SIgA 的功能

（1）阻止微生物黏附和溶菌作用：SIgA 和口腔组织表面的黏蛋白结合成复合体，形成一层对口腔黏膜和牙的保护性被膜。虽然 IgA 缺乏趋化和补体活化的功能，但是形成的聚合物可以通过 C3 旁路途径激活补体系统，SIgA 与抗原结合直接影响微生物增殖和生存，阻断微生物特异结合位点，使微生物发生凝集，减少微生物在口腔组织表面的黏附。此外，SIgA 还能增强溶菌酶和乳铁蛋白的杀菌作用。

（2）中和病毒和毒素：SIgA 可以直接结合病毒、酶和毒素，发挥免疫防御功能。

（3）免疫清除作用：SIgA 能够与进入黏膜表面和黏膜下的抗原结合，阻止抗原与上皮细胞结合引起疾病，同时增强黏液蛋白酶对抗原的降解，从而直接将抗原排出体外，这种功能称为免疫清除。人群中大约有 1.25‰ 的个体先天缺乏 IgA，这些人会产生高水平的针对食物抗原的血清抗体，因而会增加患免疫复合物病的风险。

二、口腔黏膜防御

（一）黏膜固有防御系统

1. 黏膜上皮组织　口腔的健康首先取决于黏膜的完整性。正常情况下，口腔黏膜呈连续性，前与唇部皮肤相连，后与咽部黏膜相接，构成一种物理屏障。黏膜上皮的分层化在上皮防御中起到重要作用。在牙龈和硬腭部位为角化的鳞状上皮，角化层中的角蛋白能阻止异物或微生物通透。在上皮颗粒层中有上皮细胞分泌的大量的膜被颗粒充填于细胞间隙,构成阻止抗原物质穿通上皮的屏障。黏膜上皮的基底膜由致密的基板和网板组成,主要成分为Ⅳ型胶原和一些非胶原物质,具有超滤功能,限制大分子物质自由通过,起到屏障作用。然而,像免疫球蛋白这样的大分子却可以自由通过基底膜。

口腔黏膜上皮细胞能够产生具有直接杀灭病原微生物作用的防御素(defensins)。防御素是一类富含精氨酸的阳离子多肽,具有广谱、高效、无耐药性的抗微生物(如细菌、真菌和病毒)活性,此外,还具有辅助固有免疫和激活适应性免疫的作用。口腔角质细胞还能够分泌具有抗菌活性的钙网蛋白(calprotectin)以及具有趋化白细胞作用的细胞因子(IL-8、TNF-α)。

黏膜上皮细胞的生理脱落是一种重要的抗菌机制。黏膜上皮有一定的更新周期,一般为10~14天。由于上皮细胞不断更新和脱落,致使细菌无法在黏膜上大量、长期定植,从而有效地限制了细菌的种类和数量。

2. 口腔正常菌群 口腔黏膜表面寄居着大量的正常菌群,它们可通过降低 pH、降低氧化还原电势,竞争营养成分,占据空间位置以及产生多种抗菌物质抑制潜在致病菌的生长。如口腔血链球菌产生的 H_2O_2 能抑制白喉杆菌和脑膜炎球菌;乳酸杆菌产生的乳酸盐能抑制白色念珠菌。存在于黏膜表面的正常菌群,作为免疫防御机制中的一部分,对维持口腔正常的生态环境有着重要意义。

3. 固有免疫细胞 黏膜上皮中及黏膜固有层中还有一些相对不游走的常驻免疫活性细胞(包括朗格汉斯细胞、淋巴细胞、树突状细胞、肥大细胞)发挥重要防御作用。在黏膜上皮的深部有少量的朗格汉斯细胞,它由骨髓细胞发育分化而来,表面表达 MHCⅡ类抗原,并有 FcγR 和 C3bR 受体。朗格汉斯细胞能将外来抗原加工递呈给 CD4+ 辅助性 T 细胞。当口腔发生炎症时,朗格汉斯细胞数量明显增加。

(二)适应性黏膜免疫系统

1. 黏膜免疫系统 黏膜免疫系统或者称共同黏膜免疫系统(common mucosal immune system,CMIS),包括黏膜相关淋巴组织(mucosal-associated lymphoid tissue,MALT)和散在的免疫细胞。MALT 包括肠相关淋巴组织,韦氏环(Waldeyer's ring,包括腭扁桃体、咽扁桃体、舌扁桃体及鼻后部其他淋巴组织;在啮齿动物为鼻相关淋巴组织)和支气管相关淋巴组织(图 4-1)。已知全身约 50% 的淋巴组织和 80% 以上的免疫细胞分布于黏膜系统。CMIS 按照功能不同可分为两个部位,诱导部位和效应部位。MALT 是诱导部位,效应部位主要是指固有层、上皮内的散在免疫细胞和外分泌腺(如泪腺、唾液腺和乳腺等)。黏膜免疫的功能特点是产生 SIgA 和 SIgM(主要产生 SIgA)通过细胞归巢将诱导部位和效应部位相关联,参与局部特异性免疫应答,在黏膜抗感染防御中发挥关键作用,同时诱导免疫耐受防止过度的免疫反应。一些抗原还可以诱导黏膜细胞毒反应,这对于一些病原体如病毒的清除也非常重要。

口腔黏膜免疫在口腔免疫中发挥绝对的主导作用。口腔黏膜淋巴组织包括滤泡淋巴组织和黏膜固有层及黏膜下层的散在淋巴样组织,是口腔黏膜免疫系统的诱导部位,效应部位是唾液腺和散在的淋巴细胞。

2. SIgA 的来源和产生 唾液腺中 IgA 产生细胞主要来源于韦氏环,也有部分来自于口腔黏膜淋巴组织、导管相关淋巴组织和小唾液腺淋巴组织,小部分来自于肠相关淋巴组织。

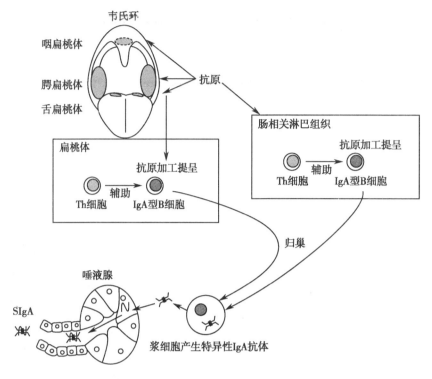

图 4-1 共同黏膜免疫系统产生唾液 SIgA

当诱导部位的抗原提呈细胞将抗原提呈给 T 细胞,T 细胞活化并产生转化生长因子,诱导 IgM 型 B 细胞转化为 IgA 型 B 细胞。然后约 80% 的 IgA 型 B 细胞以及 T 细胞通过归巢受体介导迁移至抗原致敏的诱导部位,另外约 20% 游走到其他远端黏膜效应部位。IgA 型 B 细胞在 Th 细胞和细胞因子如 IL-5,IL-6 和 IL-10 的刺激下,进一步增殖成熟并分化成分泌 IgA 的浆细胞,产生特异性 SIgA,发挥局部免疫效应。

3. 口服免疫耐受 黏膜免疫的重要功能之一就是诱导免疫耐受,并维持针对食物抗原、共生菌抗原、自身抗原、空气中某些抗原以及经口的食物等抗原的免疫耐受状态。黏膜免疫耐受通过诱导细胞死亡、克隆无能以及调节性 T 细胞来实现。黏膜树突状细胞在诱导免疫耐受中起了关键作用,其功能通过调节性 T 细胞来实现。

三、口腔淋巴组织

口腔淋巴组织可分为两类,一类是口外淋巴结,这些淋巴结与口腔黏膜、牙龈和牙的淋巴引流有关;另一类是口内淋巴样组织,这类淋巴样组织与黏膜局部免疫关系非常密切。

(一)口外淋巴结

在舌、口底、腭、颊和唇部黏膜以及牙龈和牙髓中,分布着大量的毛细淋巴管网,这些毛细淋巴管汇聚成较大的淋巴管,并与深部组织中淋巴管网连接,分别与相应的引流淋巴结连接,如下颌下、颏下、颈上深及咽后淋巴结。当外来抗原(如微生物等)通过完整的上皮侵入固有层后,可直接经淋巴管或由吞噬细胞携带进入相应引流淋巴结,引起机体的免疫应答。

（二）口内淋巴组织

1. 扁桃体（tonsils） 扁桃体包括腭扁桃体、舌扁桃体和咽扁桃体，它们是口腔的三对重要的具有免疫功能的解剖结构。扁桃体包含诱导和表达黏膜抗体反应所需的所有结构成分，包括滤泡 B 细胞区、T 细胞区、包含 M 细胞的网状陷窝上皮细胞、抗原提呈细胞和浆细胞。同时可以向远端黏膜输送 IgA 型 B 细胞。

2. 唾液腺淋巴样组织（salivary gland lymphoid tissue） 唾液 SIgA 有 $30\%\sim35\%$ 是小唾液腺分泌的。在大唾液腺（腮腺、下颌下腺和舌下腺）和黏膜下散在分布的小唾液腺中均有结构完整的淋巴组织，包含淋巴细胞和浆细胞，它们成簇分布于导管周围或散在分布于腺泡间，称为导管相关淋巴组织，是黏膜反应的效应部位。在淋巴细胞中，浆细胞占多数，主要产生 IgA 和少量的 IgM 及 IgG。

3. 牙龈淋巴样组织（gingival lymphoid tissue） 由于菌斑的积聚，牙龈中常出现白细胞，主要是中性粒细胞和淋巴细胞。淋巴细胞受抗原刺激后，逐渐转变为浆细胞，并在数量上占优势。在牙龈结合上皮和血管周围，牙龈结缔组织中均以产生 IgG 浆细胞群占优势。IgG 与 IgA 的比率变化在 $4:1\sim7:1$。产生 IgM 的细胞不到 1%。分泌的抗体渗出到龈沟液中。此外，龈组织中还发现巨噬细胞，这种细胞能吞噬经结合上皮入侵的细菌，并辅助 B 细胞产生相应抗体。

4. 黏膜下淋巴样组织和散在的淋巴样细胞 黏膜下淋巴样组织常位于软腭、口腔底部、舌的前部表面等部位，是具有独立中心陷窝的淋巴样组织，组织学上与扁桃体组织相似，属于口腔黏膜免疫的诱导区。而散在的免疫细胞属于效应部位，包括固有层淋巴细胞和上皮间淋巴细胞。

四、口腔免疫应答特点

口腔组织同整个机体一样，对外来细菌、病毒及有毒物质的入侵存在着体液免疫和细胞免疫应答，整个过程也包括了抗原识别阶段、活化增殖阶段和效应阶段。此外，还有特异性过敏反应和免疫缺陷等疾病存在。但口腔作为一个软硬组织并存及与外界相通的特殊的有菌环境，其免疫应答具有自身的特点。

1. 口腔是个有菌的环境。自婴儿出生起，就开始有各种微生物的定植，而且这些细菌大多数为常居菌，寄居在口腔各个部位，如牙、龈沟、牙龈、颊、舌黏膜、舌背部等处，对人体无致病性，与机体处于正常平衡状态。但当细菌的数量、寄居部位或者机体免疫应答发生改变时，这些细菌就可成为机会致病菌。

2. 口腔的健康与口腔黏膜和牙的完整性密切相关，它构成了阻挡细菌入侵的物理性屏障，不仅使口腔，也使机体免遭细菌的入侵。

3. 口腔中的各种分泌液，如大小唾液腺分泌的液体、龈沟液等不仅具有冲洗、稀释细菌及其致病力的作用，而且这些分泌液中的各种免疫球蛋白、补体成分、白细胞以及其他杀菌成分在抵抗、阻止细菌的入侵过程中起着重要的作用。因此，在口腔的免疫应答中，局部免疫功能起了重要作用。

4. 在牙髓病、根尖周病以及牙周组织疾病中，细菌或细菌的代谢产物以及细菌胞壁成分等作为抗原物质引起根尖周和牙周免疫应答，这些免疫应答是使病变局限的保护性反应，但与此同时也不可避免地造成了根尖周和牙周组织的损伤。因此，只有彻底去除根管内感染物质和牙周袋内的细菌和菌斑,才能彻底清除抗原、控制感染,终止免疫应答,使破坏的组织修复,恢复正常的结构和功能。

第二节 龋病与免疫

一、龋病与免疫的关系

龋病(dental caries)是牙在外界因素影响下,牙的釉质、牙本质或牙骨质发生的一种进行性破坏的疾病,其本质是一种细菌感染性疾病。变链是主要致龋菌。目前,龋病预防主要遵循以下策略:①抗微生物制剂;②增加牙的抵抗性;③改善饮食结构;④采取公共防龋措施。抗微生物制剂作为首要的防龋策略,是基于致龋菌在龋病发生和发展过程中扮演的重要角色。免疫制剂预防龋齿是重要的手段之一。

(一)非特异性免疫因子

唾液腺分泌的液相物质如黏蛋白、溶菌酶、乳铁蛋白、唾液过氧化物酶、酸性富脯蛋白、富组蛋白等构成了口腔黏膜免疫的最重要的组成部分。这些非特异性免疫成分在保护牙矿化组织免遭龋坏方面具有重要作用,例如,缓冲细菌的酸性物质、清除细菌的有机废物、减少牙表面理化反应性、清除细菌等。如果口腔缺少这些非特异性免疫成分(例如口干症)常会发生猛性龋。

(二)龋病与 SIgA 的关系

SIgA 作为宿主的第一防线,在抗龋免疫中起着重要的防护作用。成年人全唾液中免疫球蛋白以 SIgA 为主,未刺激唾液中 SIgA 的含量为 0.2~0.3mg/ml。在婴儿 6 周龄时唾液中即可检测到轻链球菌和唾液链球菌特异性的 SIgA,但此时尚不能检测到变异链球菌特异性的 SIgA。当幼儿牙萌出后,血链球菌和变异链球菌开始定植在牙表面。通常幼儿长到 1 岁时,在唾液中可以检测到变异链球菌特异性的 SIgA。当 IgA 缺乏时(例如选择性 IgA 免疫缺陷),IgM 发挥代偿作用,唾液中出现变异链球菌特异性的 IgM。

唾液中 SIgA 的含量与龋病的关系已受到广泛重视。多数学者认为,SIgA 担负着口腔特异性免疫保护作用。唾液中 SIgA 水平降低,会增加牙患龋的易感性。研究发现,先天性体液免疫缺陷者,龋患率明显升高。易感龋儿童和非易感龋儿童相比较,易感龋者全唾液中特异性 IgA 水平明显降低,唾液变异链球菌数量也明显增多;对灵长类动物进行的免疫防龋研究证明,针对变异链球菌的免疫作用可使龋患率明显下降,提示:①机体对致龋菌能够产生特异性免疫应答;②唾液中 SIgA 的含量与龋患率呈负相关,即唾液中 SIgA 含量高时,龋患率低,而 SIgA 含量低时,龋患率则增加。

二、致龋菌主要抗原物质

变链是人类龋病的主要致龋菌,是一类兼性厌氧、不溶血、产酸耐酸的球菌,它们能产生胞外和胞内多糖。其细胞壁的基质是由交错连接的肽聚糖构成。在细胞壁上分布着许多具有抗原性的物质,如葡糖基转移酶、葡聚糖结合蛋白、表面蛋白抗原等。这些抗原成分参与介导细菌的黏附,是致龋的主要毒力因子,也是利用免疫学手段干预龋病的重要靶点。

（一）葡糖基转移酶

葡糖基转移酶（glucosyltransferases，GTFs）是变异链球菌属的一种胞外葡聚糖合成酶，变链可以合成不同类型的GTF，分子量为140～160kD。GTF在口腔内有两种存在形式，即细胞结合型GTF和细胞游离型GTF。GTF介导细菌间的凝集和黏附于牙面，对于致龋生物膜的形成和成熟非常重要。因此，利用唾液特异性抗体干扰GTF的活性或者葡聚糖的合成过程被认为是有效的防龋措施。免疫防龋实验也证实了抗GTF抗体对变异链球菌的黏附力及合成葡聚糖能力有抑制作用，从而可以降低龋病的发病率和严重程度。以往的研究认为GTF的催化功能区和葡聚糖结合区是主要的候选抗原，其特异性抗体有抑制龋病的能力。新的研究发现，变异链球菌的结合型GTF-I的可变区，位于信号肽和催化区之间的360个氨基酸的片段，虽然功能未知，但也具有较强的免疫原性，可作为龋病预防的候选抗原。

（二）表面蛋白抗原

表面蛋白抗原包括变异链球菌的PAc(protein antigen of *S. mutans* serotype c，又称为AgⅠ/Ⅱ黏附素、蛋白B、P1和SpaP)和表兄链球菌（*S. sobrinus*，又称为远缘链球菌或茸毛链球菌）的SpaA。表面蛋白抗原是一类存在于细菌菌体表面和细胞壁中的糖蛋白，分子量为185～210kD(变异链球菌)及160～180kD(表兄链球菌)，占细菌表面蛋白的35%。变异链球菌和表兄链球菌的表面蛋白抗原基因有66%同源性，在功能上也不完全相同，分别结合不同的受体。PAc有两种分子状态，一种是结合态，即以共价键结合于细胞壁上，分布于细胞表面，并且构成细菌菌毛表面的毛状外膜成分；另一种是游离态，即在表面蛋白释放酶的作用下脱离细胞壁呈游离态。PAc作为一种黏附素能与唾液富脯蛋白发生选择性结合，PAc分子中存在唾液结合区，功能上呈蔗糖非依赖性黏附。SpaA的受体是膜结合葡聚糖。表面蛋白作为抗原具有良好的免疫原性和反应原性。实验证实，抗PAc蛋白的免疫血清、Fab段或单克隆抗体，或抗PAc唾液结合区的抗体都能阻止变异链球菌在羟基磷灰石表面、动物或人类牙上的黏附和定植，抗SpaA抗体也可以有效抑制龋病的发生和进展。因此，在免疫防龋的研究中表面蛋白作为候选抗原备受关注。

（三）葡聚糖结合蛋白

变异链球菌属的葡聚糖结合蛋白（glucan-binding proteins，GBPs）种类很多，相互间差异很大。变异链球菌产生至少4种GBP，表兄链球菌至少产生5种GBP，分子量为59～78kD，能与葡聚糖结合，但没有葡糖基转移酶的活性。GBPs可能作为一种细菌的葡聚糖受体介导细菌在牙面的积聚过程。GBPs的缺失可能导致细菌失去葡聚糖依赖的凝集功能。动物实验表明，GBPs能诱导大鼠产生免疫应答，并且干扰变异链球菌在牙面上的积聚，降低了变异链球菌诱发的龋齿数。因此，葡聚糖结合蛋白是除表面蛋白和葡聚糖转移酶之外又一重要的抗龋免疫原。

三、免疫防龋的研究

龋病是一种细菌感染性疾病。抗变链特异性抗体可以阻止细菌的黏附和菌斑形成。保护性抗体可以通过唾液（局部SIgA反应）或龈沟液（全身性的IgG和IgM反应）到达易感部位，因此，从抗感染免疫的角度探讨免疫预防龋病的途径是可行的。免疫防龋类型包括主动免疫和被动免疫。

（一）主动免疫

主动免疫是用人工接种的方法给机体输入抗原性物质（疫苗），刺激机体免疫系统产生免疫应答，从而增强抗病能力。学者们研制了多种防龋疫苗，主要包括全菌疫苗、亚单位疫苗、合成肽疫苗、细菌活载体疫苗、DNA疫苗和转基因植物疫苗等疫苗，其中变异链球菌全菌疫苗由于可能会诱发针对人类心肌的交叉抗体，现在已很少涉及。

1. 主要的免疫途径

（1）经口腔免疫：经口肠道免疫具有方便、安全的优点，缺点是胃酸和酶可以破坏抗原，诱导部位距离效应部位较远。早先 Childers 等报道了人类对脱水脂质体 GTF 疫苗的免疫应答反应。7 名健康志愿者口服含 500mg GTF 脱水脂质体的胶囊。脱水脂质体 GTF 疫苗能有效诱导唾液 SIgA 应答，特异性 SIgA 以 IgA2 亚类为主。

（2）鼻腔接种：是近年来免疫防龋研究的重点之一。鼻腔接种具有以下优点：鼻腔中的核酸酶、蛋白酶和使蛋白变性的酸较胃肠道少，因此免疫的剂量要求较小；鼻免疫诱导部位和效应部位接近，鼻腔免疫可以同时诱导系统免疫反应和黏膜免疫反应；鼻腔免疫容易操作，易被接受。国内学者的研究表明，将编码变异链球菌的 PAc 蛋白的防龋 DNA 疫苗经鼻黏膜滴注免疫大鼠，诱导了唾液特异性 SIgA 抗体，并有效地降低了大鼠的釉质龋和牙本质龋水平。

（3）经扁桃体途径免疫：有学者直接将疫苗经扁桃体途径免疫，扁桃体组织是黏膜免疫系统的感应部位，能够产生特异性 IgA 型浆细胞前体细胞，这些细胞迁移到唾液腺产生特异性 IgA 抗体。Childers 等将葡糖基转移酶用喷雾法经扁桃体免疫志愿者，可以诱导唾液和鼻腔冲洗液出现特异性抗 GTF SIgA 抗体。

（4）经小唾液腺免疫：小唾液腺主要分布在唇部、颊部和软腭等部位。这些小唾液腺的导管短且宽大，细菌及其代谢产物易于进入这些导管和其附近的淋巴组织，并诱导产生唾液 SIgA 抗体反应。Smith 等将表兄链球菌的 GTF 注射到青年志愿者下唇显著降低了其唾液中的表兄链球菌的数量。

2. 候选防龋疫苗　疫苗（vaccine）是指用于人工主动免疫的生物制品。目前，在免疫防龋实验中应用的疫苗的类型主要有以下几种：

（1）亚单位疫苗：即除去病原体中对机体有害的成分，将天然或人工重组的病原体抗原或抗原蛋白的重要功能区和免疫原性区作为疫苗。亚单位疫苗抗原成分单一，无致病性，免疫效果明确，是防龋疫苗研究的重要方向。以生物化学和物理方法或者基因重组技术提取纯化的 PAc、GTFs 或者 GBPs 等均可制作亚单位疫苗。Taubman 和 Childers 等将所纯化的 GTF 蛋白用于动物实验及健康志愿者，产生的抗 GTF SIgA，可使口腔固有变异链球菌的聚集受到抑制。Michalek 等制备了融合 PAc SBR 区和 GTF GLU 区的重组蛋白，用于动物实验亦取得明显的抗龋效果。

（2）合成肽疫苗：即人工合成致龋毒力因子的主要免疫原性和功能区的十到数十个氨基酸残基的短肽疫苗。变异链球菌 PAc 抗原分子 A 区在致龋过程中起重要作用，现已成功地用于防龋实验。Senpuku 等合成了独特的多肽序列，即 TYEAALKQYEADL，作为防龋疫苗。该多肽的氨基酸序列与 PAc 分子 A 区中 B 细胞表位完全吻合，同时也含有 T 细胞表位。这种多肽能诱导动物产生与 PAc 分子起交叉反应的特异性抗体，抑制细菌定植于牙面。合成肽疫苗针对很短的特异性氨基酸序列，减少了不必要的交叉反应，合成方便，但目前合成较为昂贵,免疫原性还相对较弱。

(3)细菌活载体疫苗:将抗原的基因克隆到原核表达质粒中并转化到载体菌中,由载体菌在宿主内表达抗原物质从而产生特异性抗体。常用的载体菌有乳酸杆菌和沙门菌。Masaaki 等和国内学者凌均棨等研究构建了基因重组乳链球菌防龋菌株,实验证实可以诱导机体产生特异性防龋抗体。Redman 等构建了表达表兄链球菌 SpaA 的重组沙门菌用于免疫防龋的研究。

(4)DNA 疫苗:是将外源性基因直接导入宿主细胞内,诱导宿主免疫系统对目的基因所表达的蛋白发生免疫反应,达到预防和治疗疾病的目的。国内学者樊明文等构建了针对变异链球菌 PAc 和 GTF 的防龋 DNA 疫苗,以及表兄链球菌 SpaA 的防龋 DNA 疫苗等,免疫动物后均获得明显的防龋效果。用防龋 DNA 疫苗免疫兔和猴也可以诱导显著的唾液抗变异链球菌 SIgA 抗体。DNA 疫苗具有以下优点:细胞表达的抗原具有与天然抗原相同的构象和抗原性;构建方便,可将编码不同抗原的基因构建在同一载体中,制成多价核酸疫苗;能够在体内长期表达抗原,诱导机体产生全面持久的免疫应答,并可同时引起细胞免疫应答和体液免疫应答;生产方式相对简便,不需要体外表达和蛋白纯化的繁琐过程,稳定性好,储运方便。

(二)被动免疫

人工被动免疫是给机体输入由其他个体产生的免疫效应物质。这种免疫力非自身免疫系统产生,易被清除,持续时间较短,但可能避免主动免疫某些不能预料的副作用。一些研究表明,被动给予抗变异链球菌的多克隆或单克隆抗体 IgG、初乳或牛奶 IgA 都能抑制变异链球菌在牙面上的定植,减少龋齿形成。

1. 多克隆抗体 Michalek 等首先用变异链球菌全菌抗原免疫奶牛,将含抗变异链球菌抗体的牛奶喂养定菌鼠,发现实验组动物中变异链球菌在牙面上的黏附和龋齿水平均显著降低。高免疫状态母鸡鸡蛋黄中含有高浓度的 IgY 抗体,为用于被动免疫防龋所需抗体提供了简便、经济的来源。用变异链球菌免疫母鸡,大量的抗变异链球菌抗体 IgY 从血清主动转运到鸡蛋黄中,用这种特异性 IgY 经口腔免疫动物,结果发现龋齿发生率明显下降。

2. 单克隆抗体 Lehner 等制备了抗 Ag I / II 的单克隆抗体,并在猴和人身上进行多次实验研究,直接将单克隆抗体涂于牙面,结果表明受试者的龋病得到控制,牙面变异链球菌数减少。

3. 转基因植物抗体 运用基因工程技术将特异性抗体分子编码基因整合到植物基因中,再用转基因植物产生的抗体进行局部免疫治疗。Ma 等用农杆菌介导的植物基因转化法在烟草中表达了针对变链菌表面蛋白的鼠源性 IgG 抗体。随后又在烟草植株中表达出针对同一抗原的 SIgA/G 嵌合抗体,将其应用于志愿者以观察防龋作用,发现使用后牙面的抗体活性可以保持 3 天。用其刷牙 2 周后,抗变异链球菌定居的效果可维持 4 个多月,受试对象的龋活动性明显下降。

4. 局部应用方式

(1)牙面涂抹:将变异链球菌特异性的外源性抗体直接涂抹在牙面上,能有效抑制细菌的黏附和菌斑形成。

(2)口腔含漱:Shimazaki 等制备含 GTF 葡聚糖结合域与表面蛋白 PAc 融合抗原特异

性抗体的牛奶,通过8名志愿者定期含漱,可以有效预防变异链球菌的再定植。

第三节　牙髓病及根尖周病与免疫

一、牙髓病的免疫病理特点

牙髓组织有一套发育完善的免疫系统,由牙髓组织中的免疫细胞、免疫分子和酶类等组成,与机体其他部位一样,固有免疫和特异性免疫共同参与了牙髓病的发生和发展。由于牙髓组织外面包裹着牙硬组织,又使其免疫系统有着自身的特点,以适应牙髓组织的解剖结构。

(一)牙髓组织固有免疫应答

牙髓组织固有免疫成分包括牙髓独有的免疫成分、固有免疫细胞和免疫分子。成牙本质细胞是牙髓独有的免疫成分,是牙髓组织特有的细胞类型,可以分泌细胞因子和趋化因子,其中一些因子可以吸引未成熟的树突状细胞。体外培养的成牙本质细胞可以表达TLRs,以识别不同的细菌代谢产物,提示参与了免疫应答过程。牙髓中的成纤维细胞也可以分泌一些细胞因子,参与免疫应答过程。

牙髓固有免疫细胞和免疫分子包括:

1. **牙髓树突状细胞**　其真正来源还未明确,人牙髓树突状细胞表达HLA Ⅱ类分子,分布于成牙本质细胞周和血管周围,牙髓树突状细胞的分布特点说明它是抵御外来病原体的第一道防线,起到免疫监视和捕获抗原的作用。牙髓树突状细胞将抗原提呈给T细胞,启动了特异性免疫应答过程,并且分泌不同的细胞因子影响着应答类型;同时还参与成牙本质细胞的分化和更新过程。

2. **巨噬细胞**　在正常牙髓中数量较多,在形态上表现出异质性。有时类似于组织细胞的形态,有时又表现出树突状细胞的外形特征以及相似的表面标志,而且分布于牙髓中央血管周围以及成牙本质细胞周围区域。CD68$^+$巨噬细胞在炎性牙髓组织中数目很多,可能与其表达趋化因子的配体有关;同时参与了炎症反应后组织的修复过程与归巢,比如可以刺激成纤维细胞的增殖和血管重建。

3. **肥大细胞**　正常牙髓组织中肥大细胞数量很少;炎性牙髓中肥大细胞增加,但数量仍然不多。研究表明肥大细胞不仅参与牙髓炎初始病理过程的特异性免疫应答,同时也参与牙髓息肉等慢性牙髓炎的发展过程。肥大细胞数量较少,可能有利于牙髓组织发生炎症反应时避免过多的肥大细胞脱颗粒,从而降低组织内压,防止组织的坏死。

4. **中性粒细胞**　在牙髓发生炎症时大量进入牙髓腔,不仅可以清除病原微生物,也可以清除组织碎屑,但同时能够释放颗粒物质,导致牙髓内压增加,引起疼痛及组织坏死。

5. **外流的牙本质液流和管内沉积的免疫球蛋白**　虽然牙本质液流的成分不是很明确,但一般认为是来源于血清,含有血清来源的免疫球蛋白,持续外流的牙本质液被认为是牙髓对于龋坏的一种保护性反应。

6. **神经肽(neuropeptides)**　健康牙髓组织中可以检测到神经肽的存在,比如降钙素基因相关肽(CGRP)、神经肽P物质(SP)、神经肽A(NKA)等,在牙髓受损时浓度增加,增加血管通透性和组织压,并有免疫细胞趋化作用,可以诱导细胞因子生成,参与免疫应答过程。

7. 细胞因子和趋化因子　固有免疫细胞分泌的 IL-1、IL-4、IL-11、IL-18、IL-6、IL-10 和 IFN-γ 在健康牙髓和受损牙髓中可以检测到。

（二）牙髓组织适应性免疫应答

健康牙髓中，可以检测到 IgG，浅龋的牙髓中可以检测到 IgG1、IgA1 和 IgM，深龋的牙髓还可以检测到 IgA2。参与牙髓组织适应性免疫反应的细胞包括：

1. B 淋巴细胞　含量少，部分条件下可能无法检测；而在炎性牙髓中 B 细胞增多。

2. T 淋巴细胞　虽然数量很少，但是构成牙髓组织的重要成分，一般位于牙髓中央沿着血管分布。T 淋巴细胞分为两种类型，一种是辅助性 T 细胞，一种是抑制性 T 细胞，后者比前者更为重要而且数量上占优势。近来发现正常牙髓组织中有表达 CD45RO 的活化 T 淋巴细胞，在炎性牙髓组织中这些细胞数量增加。同时也发现一小部分的 Foxp3+ 调节性 T 细胞，在急性牙髓组织中数量非常多，提示它们参与了免疫应答的调控，可能防止剧烈的炎症反应以及牙髓组织的快速坏死。

（三）牙髓病的免疫病理

牙髓对于龋病的免疫反应始于固有免疫应答，早期的牙髓炎发生于龋洞的下方，如果去除病因，有些牙髓炎可以恢复，当龋病持续发展，细菌持续存在，并且开始入侵牙髓组织时，抗原提呈细胞捕获抗原，激活适应性免疫反应，包括体液反应和细胞反应，与固有免疫反应一起，引起典型的炎症变化；可见血管扩张、充血，通透性增加，液体渗出，组织内压增大，出现局部微循环障碍，组织由于缺氧而坏死，继而坏死组织释放化学介质进一步加重炎症反应，大量中性粒细胞游出，进一步形成脓肿，甚至坏死。急性牙髓炎一般很难恢复。慢性牙髓炎的最终转归也是牙髓坏死。一方面，免疫应答是宿主抵抗细菌及毒素保护牙髓组织的反应；另一方面，可以出现炎症性损伤。

二、根尖周病的免疫病理特点

根尖周病变包括急性根尖周脓肿、慢性根尖周脓肿、慢性根尖周肉芽肿和慢性根尖周囊肿，伴随根尖周牙槽骨的破坏吸收，其发生、发展和转归是由微生物感染和宿主免疫应答抗感染相互作用的结果。微生物可以直接对根尖周组织造成损伤，同时根尖周病骨质破坏很大程度上是机体对根管系统内抗原物质病理免疫反应的结果。根尖周组织的免疫系统也包括固有免疫和适应性免疫系统，细胞免疫和体液免疫。急性根尖周炎主要以中性粒细胞浸润为主，而慢性根尖周炎以单核细胞占优势。引起根尖周组织免疫应答的抗原物质主要有：感染根管内活的或死的细菌、细菌毒素、细菌代谢产物、感染变性坏死的牙髓组织及其分解产物，或者是某些治疗药物如甲醛甲酚等作为半抗原与机体内蛋白结合后形成的自身抗原等。

（一）根尖周组织固有免疫反应

固有免疫是根尖周组织抵御外来感染的前沿防线，根尖周组织中分布着各种免疫细胞，如朗格汉斯细胞、巨噬细胞、中性粒细胞、NK 细胞、肥大细胞和嗜酸性粒细胞等，还有这些细胞分泌的细胞因子和趋化因子。①细菌脂多糖（LPS）是诱发根尖周炎的重要毒力因子，通过与抗原提呈细胞表面的特异性 Toll 样受体结合，活化巨噬细胞等免疫细胞，释放炎症因子，如 IL-1、TNF-α 和 TGF-β 等，导致炎症的发生和发展，并诱导骨吸收；②中性粒细胞除了清除感染物，也分泌 IL-1、IL-6 和 TNF-α 等细胞因子和蛋白酶，可以与巨噬细胞一起激活破骨细胞,造成组织破坏和骨吸收。③CD1a+ 朗格汉斯细胞可在所有的根尖囊肿和部分内芽肿中检测到,与上皮细胞增殖形成肉芽肿和囊肿有关。

(二)根尖周组织适应性免疫应答

树突状细胞提呈抗原给 T 细胞,激活适应性免疫应答,并能引起各种类型的超敏反应。适应性免疫和固有免疫一起,共同参与根尖周病的发生发展,导致根尖周组织损伤。淋巴细胞和浆细胞是根尖周病损组织中检出最多的细胞,说明适应性免疫应答在根尖周病变中起了重要的作用:①不同的研究在根尖周病损组织检出的 T、B 淋巴细胞的比例有所不同,但是总体上细胞免疫和体液免疫都共同参与了病变过程;②Th1 型免疫反应参与根尖周病变的每个阶段,Th2 型反应和免疫调节因子在以 B 细胞和浆细胞占优势的进展型病变中起到很重要的作用,Th17 型反应在恶化的炎症反应中起到关键作用;③慢性炎症病损组织中部分以体液免疫反应为主,检测到许多 IL-10 和 TGF-β,它们是重要的免疫调节因子,同时对于炎症反应的进展和愈合也起到重要的作用。Foxp3+ 调节性 T 细胞也能在此种类型的病变中被检测,说明调节性 T 细胞在根尖周病损组织中平衡着炎症反应的过程。

(三)根尖周病的免疫病理

根尖周组织的免疫反应虽然是机体对根管系统中抗原产生的一种保护性反应,但这种反应也造成了根尖周局部组织的损害,而且随着炎症的不断加剧、持续,这种损害将继续扩大。因此,只有彻底的根管治疗,去除根管内各种抗原物质,才能终止根尖周组织的免疫反应,使组织完全修复。

根尖周病组织出现的免疫损伤主要由各型超敏反应介导,可能是其中一型或几型的联合作用。在炎症根尖周组织中发现大量的肥大细胞和含 IgE 的浆细胞及组胺等,表明在根尖周病中可能存在 IgE 介导的 I 型超敏反应。在根尖周病变组织中可以检测到 IgG、IgM、IgA 和 C3,以及巨噬细胞。提示存在 II 型超敏反应,或称细胞毒性超敏反应。在根尖周组织抗原和特异性抗体 IgG 或 IgM 形成抗原抗体复合物,一般局限于病损区,激活补体系统,产生病理损害,提示存在 III 型超敏反应。研究还表明根尖周病变组织存在由辅助性 Th1 细胞介导,以单核细胞浸润为特征的 IV 型超敏反应,又称迟发性超敏反应。根尖周囊肿时,根管内抗原物质刺激淋巴细胞产生淋巴因子,如破骨细胞活化因子(IL-1β)等,刺激单核巨噬细胞产生单核因子等。这些因子作用于囊壁中的成纤维细胞,诱导前列腺素 E$_2$ 和胶原酶的产生,导致破骨细胞活化,引起根尖周骨吸收。

(贾　荣)

第四节　牙周病与免疫

一、牙周病概述

牙周病是发生在牙齿支持组织的感染性疾病,其特点是牙周韧带及牙槽骨慢性进行性破坏,并可导致牙齿丧失。牙周病不仅严重危害人类的口腔健康,而且与全身系统性疾病(例如:白血病、糖尿病等)密切相关。引起牙周病的因素是多方面的,局部因素包括菌斑、牙石、咬合创伤等;全身性因素包括免疫功能异常、遗传、全身性疾病等。其中,牙菌斑和细菌是最直接的致病因素。大量研究证实,特异性细菌在牙周病的发生发展过程中起着基本的诱导作用,但随之发生的牙周组织破坏主要是由感染过程中宿主的免疫保护和免疫破坏机制不平衡所致。

二、牙周病的致病菌斑

长期以来,随着医学对菌斑生物膜组成及其与宿主相互作用研究的不断深入,对牙周病病因的认识也更加全面。

20世纪中期,研究者普遍认为牙周炎是由于牙菌斑作为一个整体,长期聚积于牙面形成的,这一观点得到了流行病学调查的证实。在此基础上,逐渐形成了"非特异性菌斑假说"(nonspecific plaque hypothesis),即菌斑中所有细菌的致病能力均等,牙周病的发生和发展是由于菌斑细菌的增殖能力超过了宿主防御系统对其清除能力。然而,相关的临床研究发现,很多有大量牙菌斑、结石及牙龈炎的患者并没有发展为牙周炎,已患有牙周炎的患者新的病变位点出现在未感染区。因此,研究者对"非特异性菌斑假说"产生了质疑。

随着菌斑细菌培养及鉴定技术的发展,学者们研究发现牙周病患者和健康人菌斑组成存在很大差异,提出了"特异性菌斑假说"(specific plaque hypothesis),即菌斑细菌的致病能力并非均等,特异性细菌是导致牙周组织破坏的重要原因。在牙菌斑中已检测出的500多种细菌中,只有包括牙龈卟啉单胞菌(*Porphyromonas gingivalis*)、福塞斯坦纳菌(*Tannerella forsythus*)、伴放线菌放线杆菌(*Actinobacillus actinomycetemcomitans*)在内的少数几种革兰阴性厌氧菌与牙周病的发生发展有关。它们的破坏作用有3种方式:①产生毒性因子如内毒素、白细胞毒素、蛋白酶等直接破坏;②诱发宿主局部和系统性免疫应答产生间接免疫病理损伤;③促进组织细胞凋亡。这些细菌还可以直接附着和进入人牙周组织细胞如上皮细胞内繁殖生长,以更适应于厌氧环境和逃避唾液、龈沟液等的杀灭,从而降低牙周病的治疗效果,而且易于复发。

基于环境因素对菌斑生态系影响作用的研究结果,研究者提出了新的"生态菌斑假说"(ecological plaque hypothesis)。这一假说认同菌斑微生物的致病力存在很大差异,然而其更强调在特定的菌斑生物膜环境下,菌群间代谢及信号传导相互作用使某一种细菌成为菌斑中的优势菌群。"生态菌斑假说"就宿主口腔微环境对菌斑生物膜的作用提出新的认识,同时也为牙周病的治疗及预防提供新的策略。

三、牙周病的免疫学发病机制

现已公认,牙周病是由于牙周病原菌和宿主免疫防御系统长期相互作用所致。宿主的免疫防御反应主要包括固有免疫反应(innate immune response)及适应性免疫反应(adaptive immune response)。其具体的作用机制如下:

(一)固有免疫

固有免疫是宿主抵抗致病菌的重要屏障,牙周病致病菌通过细菌趋化肽的直接作用或者诱导宿主细胞释放趋化性细胞因子的间接作用,使固有免疫细胞(包括中性粒细胞、巨噬细胞、单核细胞)聚集于感染位点。细菌致病相关的特异性成分(包括脂蛋白、肽多糖、DNA及毒力因子LPS)能够被巨噬细胞、单核细胞及树突状细胞表面的Toll样受体(Toll like receptor,TLR)识别,从而激活炎症细胞因子TNF-α、IL-1及炎症调节因子的表达。

中性粒细胞被认为是宿主抵御牙周菌斑微生物的第一道防线。中性粒细胞沿结合上皮、龈沟及牙周袋形成屏障是牙周病最重要的组织学特征。研究表明,在牙周病早期,中性粒细胞占结合上皮浸润白细胞的一半以上,龈沟液中 90% 的渗出白细胞为中性粒细胞。在轻度的牙龈炎中浸润到牙龈结缔组织和结合上皮中的中性粒细胞的密度分别为 $2.5 \times 10^7 / cm^3$ 和 $1.7 \times 10^8 / cm^3$,显著高于血液中中性粒细胞的平均密度 $4 \times 10^6 \sim 8 \times 10^6 / cm^3$。中性粒细胞在龈沟内乏氧环境下,利用自身贮存的糖原,充分发挥不依赖氧的杀菌功能,包括吞噬、溶解、凋亡或分泌抗菌物质(主要是弹性蛋白酶)。中性粒细胞不仅是直接的抗菌细胞,而且可以通过促进龈沟微生态非致病菌的增殖间接保护宿主,例如,中性粒细胞释放自身贮存的糖原促进包括某些革兰阳性菌在内的糖分解型微生物的增殖。

临床研究发现,中性粒细胞功能受到抑制的患者常表现为早期重度牙周炎,患有慢性中性粒细胞减少症(chronic neutropenia)、周期性粒细胞减少症(cyclic neutropenia)的青少年常出现重度牙周炎及其他口腔外的感染。中性粒细胞功能轻度受损与牙周组织早期损伤有关。在局部侵袭性牙周炎的患者中,绝大多数人的中性粒细胞的趋化性减弱,尽管其对趋化因子仍有反应,但参与反应的细胞数量及反应速度均低于健康正常人。这些研究进一步表明,功能正常的中性粒细胞对于牙周组织健康及抗菌斑微生物屏障的完整具有重要意义。

另一方面,中性粒细胞在与菌斑细菌的相互作用过程中,可通过合成并释放酶、前列腺素(prostaglandin)等生物活性物质破坏牙周组织结构,并导致牙周组织损伤。

巨噬细胞也常见于牙周病损处,其作用主要包括:①巨噬细胞消化颗粒性和可溶性抗原物质,通过细胞因子如转化生长因子-β 启动信号处理过程,将抗原信息提呈给含相关主要组织相容性复合体编码的 Ⅱ 类抗原的淋巴细胞;②吞噬并杀伤致病菌;③通过合成 IL-1 促进 T 细胞的增殖,并促进骨吸收;④通过释放前列腺素调节宿主免疫反应;⑤产生的胶原酶、蛋白水解酶等可以引起牙周结缔组织的破坏。

(二)适应性免疫

早期牙周病损的特点是出现 T 淋巴细胞及巨噬细胞。采用细胞免疫病理检测发现,成人牙周炎组织中 $CD4^+$ 和 $CD8^+$ T 细胞的比例由血液循环中 $2:1$ 降低为 $1:1$。这意味着 $CD4^+$ 辅助性 T 细胞亚群数量减少,而 $CD8^+$ 细胞毒抑制性 T 细胞亚群数量增多,提示机体的免疫功能减弱。在牙周病损处,$CD4^+$ 及 $CD8^+$ T 细胞进一步被激活,并且能够表达人类白细胞抗原(HLA)。有研究证实,成人重度牙周炎患者的淋巴细胞对口腔微生物(例如:放线菌属、韦荣菌属、拟杆菌属)激活增殖反应能力减弱是 $CD8^+$ 抑制性 T 细胞引起的。

在牙菌斑中大量微生物及其抗原性、促有丝分裂原性物质的刺激下,多克隆 B 细胞被激活,进一步诱发非特异性 B 细胞增殖及抗体产生,从而导致确立期及晚期牙周病损处出现大量 B 淋巴细胞及浆细胞。B 细胞的激活又受到 T 细胞的调控。因此,牙周病损的进展与 T 细胞免疫调节失衡有关。

T 细胞对牙周组织破坏作用的重要机制是产生细胞因子。细胞因子的产生、类型及其定位是由宿主遗传、环境等个体差异及细菌与宿主细胞相互作用所调控的。牙周病早期,即临床牙龈炎期,以 Th1 型反应为主。细胞因子 IL-12、IFN-γ 的产生能够激活巨噬细胞,增强吞噬细胞的吞噬能力,从而起到免疫防御的作用。然而,在牙周病确立期及晚期则以 Th2 型反应为主,细胞因子 IL-4、IL-10 及 IL-13 大量合成。对牙龈组织细胞因子合成及其 mRNA 基因表达水平的检测结果表明,在牙周病发生发展过程中存在 Th1 及 Th2 型反应的共同作用,慢性牙周炎组织损伤与 Th2 型反应密切相关。

总而言之,宿主免疫反应既发挥着防御保护的作用,同时也可能通过细胞因子的作用造成牙周组织损伤。牙周病的发生发展主要是由宿主的免疫保护和免疫破坏机制不平衡所致。在急性炎症期,中性粒细胞具有保护作用,控制着龈沟内牙周微生态。随着牙周病原菌的不断入侵,引起局部免疫活性细胞产生细胞因子从而导致牙周结缔组织(牙周膜和牙槽骨)的破坏。在炎症确立期及晚期,由于牙周结缔组织的破坏大于形成导致牙周结缔组织的丧失。炎症细胞和成纤维细胞产生 IL-1、IL-6 和 TNF 等细胞因子,一方面参与免疫应答调节,另一方面作用于牙周组织中的成纤维细胞和破骨细胞,使其合成并分泌基质金属蛋白酶(matrix metalloproteinases,MMPs),包括胶原酶、间质溶解酶和明胶降解酶,以及前列腺素(prostaglandins E_2,PGE_2)等,从而引起基质降解、骨吸收及结缔组织附着丧失。

四、牙周病的免疫病理过程

实验性牙周炎的组织病理学研究表明,牙周炎在免疫病理过程上可经历四个阶段,即初期、早期、确立期和晚期。

(一) 初期

初期病损是菌斑积聚 2~4 天时出现的一种边缘龈急性炎症,病损局限在龈沟及邻近的结合上皮和结缔组织,其特征是上皮下血管炎,局部血管扩张,液体渗出,血管外间隙可见免疫球蛋白(特别是 IgG)、补体和中性粒细胞。在结合上皮与邻近的结缔组织也有少量淋巴细胞和巨噬细胞。这一阶段表现为宿主对菌斑抗原的保护性炎症,以趋化、吞噬作用为主。在血清中有抗多种菌斑细菌的抗体,它们可与菌斑抗原形成免疫复合物,激活经典补体途径,而脂多糖及其他菌斑物质能激活替代补体途径。补体激活后产生的 C3a 和 C5a 能引起血管扩张和趋化多形核粒细胞,造成炎症变化。

(二) 早期

当菌斑积聚的 4~7 天后,在初期病损部位出现大量密集的淋巴细胞浸润,以 T 细胞占多数,还有一些 B 细胞、巨噬细胞和肥大细胞。大约在第 12 天,龈沟内中性粒细胞明显增加。活化的淋巴细胞能释放一定量的淋巴因子,如白细胞移动抑制因子和有丝分裂因子,这些因子能促进白细胞聚集和淋巴细胞增殖。

(三) 确立期

菌斑积聚的 2~3 周内,中性粒细胞渗出及浆细胞浸润明显增多,范围扩大至结缔组织深处的血管周围和胶原纤维束之间。受菌斑中多克隆 B 细胞有丝分裂原(脂多糖、葡聚糖和果聚糖)刺激,新活化的淋巴细胞持续不断地进入炎性病灶,并进一步分化为浆细胞,并产生 IgG、IgA 以及少量 IgM。在血管外结缔组织和结合上皮中还可见到免疫球蛋白、补体和免疫复合物的沉积。确立期病损中的免疫应答反应虽有助于清除细菌,但也加剧了局部组织的破坏。

(四) 晚期

从确立期发展到晚期是慢性连续的免疫病理损伤过程,在临床上表现为典型的牙周炎。此时,龈沟液中出现高浓度的 IgG、IgA、IgE、补体以及大量的多形核粒细胞,结缔组织中出现大量的淋巴细胞、浆细胞和巨噬细胞的浸润,牙周胶原丧失和牙槽骨吸收明显。

第五节　口腔黏膜病与免疫

口腔黏膜病是指发生在口腔黏膜与软组织的疾病,这类疾病种类多、病因复杂,常是全身疾病的口腔表征或某些全身疾病的先兆。本节主要介绍常见口腔黏膜病的免疫学病因机制。

一、疱疹性口炎

疱疹性口炎亦称单纯性疱疹,是由Ⅰ型单纯疱疹病毒(herpes simplex virus,HSV)感染所致。机体初次感染多发生于2～3岁儿童,临床表现为黏膜充血,水肿,出现成簇的小水疱,并伴有咽痛、发热等全身症状。病理特点为上皮内形成疱,上皮下方呈现炎症改变。

(一) HSV 结构特点

HSV 是一种 DNA 病毒,有两种血清型,其中Ⅰ型(HSV-Ⅰ)主要造成口腔颌面部感染。HSV-Ⅰ病毒含有 gB,gC,gD 和 gE 四种糖蛋白,其中 gB 主要帮助病毒侵入细胞膜;gC 是补体 C3b 受体;gE 是抗体 IgG 的 Fc 受体。HSV 感染可导致宿主产生一系列免疫反应。

(二) HSV 感染的免疫病理

HSV 侵入口腔黏膜上皮细胞后,在胞核内病毒复制并形成核内包涵体及巨细胞。病毒感染 2 周时,在外周血可检测到识别 HSV 的淋巴细胞。2 周后,炎症愈合阶段,抗体滴度显著升高,同时能够检测到巨噬细胞移动抑制因子(macrophage migration inhibition factor,MIF)。

1. 细胞毒作用　血清阳性宿主发生迟发型超敏反应,其 T 细胞产生 MIF、干扰素、淋巴毒素以及趋化因子等多种淋巴因子。淋巴细胞对 HSV 感染的宿主细胞产生细胞毒作用取决于其细胞表面标志。HSV 感染 6 小时,宿主细胞表达两种重要的表面标志:病毒特异性糖蛋白抗原和抗体 IgG 的 Fc 受体。抗体与感染的宿主细胞表面抗原结合,通过补体的激活作用使细胞裂解。NK 细胞 Fc 受体能够与感染宿主细胞表面的 IgG 抗体 Fc 段及 HSV 抗原 Fab 段结合,从而产生抗体依赖的细胞毒作用,杀伤 HSV 感染的宿主细胞。

2. 体液免疫　病毒能刺激机体产生相应的抗体,抗体通过三种途径发挥抗病毒作用:①抗体直接中和病毒;②抗体与病毒结合,形成免疫复合物,被吞噬细胞吞噬、降解,或激活补体系统,借助 C3b 和 C5b 发挥调理吞噬作用;③抗体与病毒感染细胞结合,可通过激活补体系统而溶解靶细胞,也能介导抗体依赖的细胞毒作用。

3. 细胞免疫　致敏淋巴细胞如 Tc 细胞可直接杀伤病毒感染细胞,Th 细胞可释放淋巴因子,发挥直接和间接细胞毒作用,导致病毒感染细胞损伤。机体内的巨噬细胞在介导宿主抗 HSV 感染中起关键作用,巨噬细胞既有内在的抗病毒活性(提呈病毒抗原,吞噬、降解病毒,抑制病毒复制),又有外在的抗病毒耐受性(抑制 HSV 传播,抑制 HSV 在易感细胞中的复制,以及选择性溶解 HSV 感染细胞),巨噬细胞的抗病毒作用受到干扰素和肿瘤坏死因子的调控。

（三）HSV 的潜伏期及复发

HSV 具有亲神经性,在初次感染口腔黏膜时,可进入脱髓鞘神经末梢,然后沿轴索移行到三叉神经节细胞内,与宿主细胞的 DNA 整合在一起,从而潜伏在宿主细胞内,并诱导其表达 Fc 受体,同时病毒抗原也出现在宿主细胞的表面。机体产生的特异性抗体借其 Fab 段与宿主细胞表面的病毒抗原结合,并通过某种机制发生分子构型改变,使其 Fc 段与宿主细胞表面的 Fc 受体结合。这种双结合,一方面能遮盖病毒抗原,避免机体免疫系统的攻击;另一方面抑制病毒复制。这样病毒可以维持潜伏状态,当受到冷、热、外伤、紧张等激发因素作用下,可能由于神经元表面电荷改变,导致 IgG 的 Fc 段或/Fab 段结合减弱,还可引起 Fc 受体或病毒抗原脱落,使结合解离,病毒得以继续复制。然后,病毒沿着神经轴索移行至末梢并脱落。此时,机体免疫功能紊乱,导致病毒感染局部上皮细胞,并出现组织损伤。

二、口腔念珠菌病

白色念珠菌是最常见的人类共生菌,在健康人群的口腔黏膜、脚趾间皮肤、肠黏膜和阴道黏膜均可培养出该菌。宿主的免疫功能正常的情况下不引起任何疾病,但当机体的局部或全身免疫功能低下或受到抑制时,它可以引起局部或全身的真菌感染。目前,由于抗生素的应用增多,免疫抑制治疗和放疗更为普遍,艾滋病发病率的增高等原因,使全身和局部的念珠菌感染的发病率比以往任何时候都要高,在医院感染中,念珠菌感染目前是第四位。临床上将口腔念珠菌感染分为四型:①假膜型念珠菌感染;②急性红斑型念珠菌感染;③慢性红斑型念珠菌感染;④慢性增生型念珠菌感染。机体对念珠菌感染的抵御主要有以下几方面:

1. 吞噬细胞　吞噬细胞系统是系统性念珠菌感染的第一道防线,主要由中性粒细胞、单核细胞、巨噬细胞、NK 细胞和树突状细胞等组成。当念珠菌入侵时,中性粒细胞能迅速将其吞噬、杀死(伤)。但也有研究揭示,念珠菌被吞噬 4 小时后,在部分细胞内出现了菌丝,提示有些中性粒细胞只是抑制念珠菌的增殖,阻止其在全身的扩散。

2. T 细胞　T 细胞免疫缺陷的患者念珠菌病的发病率明显增高,如继发于胸腺缺陷的 T 淋巴细胞功能遗传性缺陷的患者中,有些患者从出生就罹患顽固性慢性黏膜、皮肤念珠菌病。念珠菌感染可诱发口腔黏膜局部的炎症反应,并激活细胞免疫,表现为局部组织 MAC-1 阳性细胞、$CD4^+$ 和 $CD8^+$ T 细胞增多,其中 $CD4^+$ 细胞比正常人多 5～7 倍,提示 T 细胞在口腔黏膜的念珠菌感染中的重要地位。

3. 细胞因子（cytokines）　运用细胞因子敲除的口腔念珠菌感染小鼠模型,发现 IL-12 敲除小鼠的口腔感染明显加剧,其口腔内的 CFU 甚至高于裸鼠,说明 IL-12 在口腔念珠菌感染中有重要地位。

4. 局部免疫系统　由黏膜、淋巴结、唾液的 pH、冲洗作用等组成的天然免疫屏障,在阻止细菌入侵过程中起着重要作用。而唾液、龈沟液中的免疫球蛋白、补体等能诱导白细胞、巨噬细胞对活的念珠菌孢子起吞噬杀伤作用。另外,人类血清中含有一种抗真菌的成分——血清因子,能抑制白色念珠菌的生长。

三、过敏性口炎

过敏性口炎是过敏体质的人通过再次直接接触(含漱、涂布、贴膜)、口服、注射等途径接触变应原后所产生的口腔黏膜超敏反应,临床表现有两种类型。

(一)接触性口炎

表现为Ⅳ型超敏反应。某些小分子半抗原物质与黏膜上皮角蛋白结合,形成完全抗原,后者刺激机体产生致敏淋巴细胞,当机体再次接触相应变应原即引起致敏淋巴细胞对黏膜上皮细胞等发挥细胞毒作用。口腔黏膜接触到过氧化苯甲酰、邻苯二甲酰二丁酯、磷酸三苯酯、自凝塑料丙烯酸单体等义齿材料,或者某些唇膏涂布于唇红部,或者进食含有某些色素和调味剂的食品糖果后,口腔黏膜出现非特异性炎症,分别称为义齿性口炎、银汞合金性口炎、唇膏性口炎等。

(二)药物性口炎

表现为Ⅰ型超敏反应,但也可能表现为Ⅳ型超敏反应。Ⅰ型超敏反应是变应原(例如血清制剂、菌苗疫苗、组织匀浆、酶制剂等),以及具有半抗原性的诸多药物(如磺胺、阿司匹林、氨基比林等)进入致敏的机体内,与肥大细胞表面IgE结合,导致肥大细胞释放炎症介质,从而引起血管性炎症。

四、扁平苔藓

扁平苔藓是较常见的皮肤黏膜慢性炎性疾病,约44%的扁平苔藓患者伴有口腔黏膜病变。口腔黏膜病变表现为白色或灰白色的网状或线状条纹,条纹之间黏膜发红,有的表现为糜烂、溃疡。病理特征表现为上皮不全角化,棘层可增生,上皮钉突不规则延长,基底细胞层液化变性,固有层有淋巴细胞浸润带,在上皮棘层、基层或黏膜固有层可见胶样小体。

通常认为扁平苔藓可能是一种自身免疫性疾病。扁平苔藓发病机制的初始阶段是上皮角质细胞表面抗原改变,这可能与上皮内存在的IFN-γ刺激有关。IFN-γ的来源由CD8+ T细胞和朗格汉斯细胞释放。局部的IFN-γ可促使抗原复合物形成。复合物中包含MHCⅡ类糖蛋白和其他的角质细胞抗原。在病损初期,朗格汉斯细胞通过淋巴管移行至淋巴结以及肥大细胞脱颗粒对赋予抗原特异性和扩大细胞的迁移可能具有重要意义。朗格汉斯细胞起提呈抗原作用。肥大细胞受黏膜神经释放的神经肽的刺激而脱颗粒,其中的肿瘤坏死因子诱导黏附分子表达,如内皮细胞白细胞黏附分子-1和血管细胞黏附分子-1,促使淋巴细胞游出至上皮部位。细胞毒性T淋巴细胞对角质细胞的细胞毒作用,造成基底膜角质细胞发生明显的继发性损伤。

五、复发性口疮

复发性口疮又称复发阿弗他溃疡,在口腔黏膜病中发病率最高,与病毒和细菌感染、自身免疫、精神紧张、内分泌紊乱等因素有关。该病病程短,可自愈,但易复发。口腔黏膜部位的病损为溃疡,发病开始出现黏膜充血性红斑,以后逐渐形成溃疡,且向四周扩展,呈圆形或卵圆形。

目前认为该病与免疫调节失常特别是T细胞亚群不平衡关系密切。其发病机制可能是原发(先天、遗传)或继发(病毒等)原因导致的全身或局部免疫调节功能紊乱,使淋巴细胞亚群不能维持动态平衡,比例严重失调,使免疫活性细胞之间、免疫细胞与非免疫细胞之间协调失控,使Tc、Ts细胞把自身上皮细胞作为靶细胞进行攻击,导致局部组织的坏死、溃疡形成。

六、白 塞 病

白塞病是以口腔黏膜和生殖器复发性溃疡,并常伴有眼、皮肤、神经系统和关节等病损的全身性的小血管炎。其口腔溃疡特征与复发性口疮一样,具有周期复发、自愈的特点,且常常是首发症状。虽然白塞病的病因和发病机制目前尚不十分明确,但自身免疫观点一直受到多数学者们的认同。

体液免疫方面,有研究证实自身抗体和免疫复合物参与了该病的发病过程,如在患者血清中,存在抗内皮细胞抗体、抗视网膜抗体、抗口腔黏膜抗体等,进一步的研究提示,这些抗体是 IgM、IgA、IgG,它们与抗原结合形成免疫复合物沉积于血管壁,引起局部补体激活、肥大细胞释放组胺、中性粒细胞积聚等免疫反应,造成血管炎、栓塞、坏死和出血。

细胞免疫方面,在该病的早期,患者的 γδT 细胞、IFN-γ 和 IL-12 明显高于正常人群。有学者认为,T 细胞信号传导的缺陷降低了 T 细胞对多种抗原反应的阈值,可能是大量炎症细胞因子产生的原因,而 IL-12 则有可能诱导 T 细胞的 Th1 应答,导致非特异性炎症。

七、慢性盘状红斑狼疮

慢性盘状红斑狼疮以皮肤和黏膜病变为主,一般无全身性损害,先发生于皮肤和黏膜外露部分,在面部表现为蝴蝶斑,呈鲜红色,其上有白鳞屑;在口腔多发生于唇、颊黏膜,特征为红斑、糜烂、出血,在唇部可有血痂。病理特征为上皮过度角化或不全角化,粒层明显;基底细胞液化变性;上皮下有淋巴细胞浸润;上皮基底区有免疫球蛋白、补体沉积,免疫球蛋白主要为 IgG;血管扩张,血管内可见玻璃样血栓,血管周围有类纤维蛋白沉积等。

目前认为本病是受一定的诱导因素与遗传因素的影响而产生的自身免疫性疾病。研究表明,在病损区的上皮基底膜处有免疫球蛋白和补体沉积带,浸润的炎细胞以 T 细胞为主,血清中备解素和 C3 水平升高,在病变活动期可检测出循环自身抗体、抗核抗体。多数病损组织中的表皮角质细胞、真皮炎症细胞及内皮细胞表达 ICAM-1,LFA-1 的表达仅限于真皮区,ICAM-1 和 LFA-1 所介导角质细胞或内皮细胞与活化的 T 细胞的黏附可能是效应细胞和靶细胞识别的一种机制;表皮角质细胞和真皮浸润细胞表达 HLA-DR,但内皮细胞不表达 HLA-DR,HLA-DR+ 细胞作为抗原提呈细胞介导 MHC 限制性细胞毒反应;真皮层炎症细胞表达 IL-2 受体比较弱,表明有 T 细胞的非特异性活化,真皮层中的炎症细胞为 T 细胞,主要是 Th 细胞亚群,而 B 细胞很少。

一些学者认为本病的免疫发病机制是由于①自身抗原形成;②免疫活性细胞失去识别"自己与非己"的能力;③产生自身抗体;④自身抗体与自身抗原结合,形成免疫复合物从而导致一系列免疫病理损伤。

八、寻常天疱疮和大疱性类天疱疮

寻常天疱疮是一种少见而严重的疱性疾病。约有90%的患者累及口腔黏膜。其病理特征是棘层松解和上皮内疱形成,疱液中可见松解的棘细胞,即天疱疮细胞(Tzanck cell)。在黏膜固有层小有小等程度炎症细胞浸润,主要为淋巴细胞和嗜酸性粒细胞。免疫学研究发现,病损部位及邻近的棘层上皮细胞间存在 IgG 或 IgA,偶见 IgM。天疱疮患者皮肤组织和血清中抗表皮细胞表面 IgG 抗体亚群主要为 IgG1 和 IgG4。在病损活动期,患者血清中可检出抗上皮细胞间质的自身抗体,天疱疮抗体阳性率分别为 87% 和 83%。

大疱性类天疱疮临床表现为表皮下张力性水泡,不易破裂。本病主要发生于口腔黏膜,病理特征为基底层下疱、基底细胞变性,使上皮全层剥脱,结缔组织表面光滑,胶原纤维变性,其中有大量淋巴细胞、浆细胞和嗜酸性细胞浸润。直接免疫荧光检查,可见病损部位及邻近的黏膜基底层区有 IgG、IgA、IgM 和补体 C3、C1q、C4、C5、B 因子等沉积。患者血清有抗基底膜自身抗体,并且抗体效价一般与疾病的活动情况有关。

虽然天疱疮的病因目前尚未完全明确,但是比较倾向于自身免疫学说,而环境因素(如药物、紫外线照射、食物、病毒感染等刺激因素)在基因易感性群体中可诱发天疱疮的发病。

桥粒是上皮细胞特有的黏着连接结构,通过钙黏着蛋白将两相邻细胞结合起来,并且锚定到中间纤维网上,使周围细胞连成一个具有一定机械强度的整体,从而维持上皮的完整性。当这种桥粒结构遭到破坏时,上皮角化细胞就会分离,出现上皮内疱。天疱疮就是抗角质形成细胞表面桥粒成分的 IgG 特异性抗体引起桥粒的功能障碍,出现以上皮内棘细胞层松解和上皮内疱形成为特征的组织病理学改变,透射电镜发现病变早期细胞间黏合物质崩解,细胞间隙增宽,稍后期桥粒破坏消失,与桥粒相连的张力微丝破碎、排列紊乱。目前发现,上皮细胞的桥粒芯蛋白 3 和 1(Dsg3、Dsg1)可能是自身抗原,而抗 Dsg3 和 Dsg1 的特异性抗体 IgG4、IgG1 是自身抗体。

九、舍格伦综合征

舍格伦综合征是一种慢性炎症性自身免疫性疾病,临床表现为口干症、干燥性角膜炎和结缔组织病。病因尚不明确,多数认为是由于患者免疫功能低下时,存在于唾液腺中的 EB 病毒和巨细胞病毒被激活所致。病理特征为腺体内淋巴细胞和组织细胞的大量增生,逐渐取代腺泡细胞。患者血清中存在多种抗自身组织抗体,如抗核抗体、类风湿抗体、抗唾液腺导管抗体、抗胃壁细胞抗体、抗甲状腺球蛋白抗体、抗平滑肌抗体等。在病损区基底膜处,通过免疫荧光测定可发现由 IgG、IgM、补体 C3 及纤维蛋白等组成的免疫荧光带,向固有层延伸,称为狼疮带。此即可溶性抗原抗体复合物沉积于基底膜所致。初期病损部位中浸润的淋巴细胞由 B 细胞和浆细胞构成,在晚期病损 T 细胞出现在小腺体内病灶中心部位。原发性 SS 和继发性 SS,$CD4^+/CD8^+$ 细胞比例分别为 1.6 和 1.5,明显高于正常对照的 1.25。淋巴细胞破坏腺泡的机制尚不清楚,可能与直接的细胞毒反应或抗体依赖性细胞介导的细胞毒反应有关。

十、获得性免疫缺陷综合征

获得性免疫缺陷综合征(acquired immunodeficiency syndrome,AIDS)是以细胞免疫缺陷为主的一种继发性免疫缺陷病。截至 2002 年底世界上至少有 193 个国家和地区发现有 HIV 感染者死亡。由于 AIDS 病传播快、死亡率高以及目前尚没有控制和治疗的有效措施,AIDS 目前已成为当今世界上关注的焦点,被列为最危险的疾病之一。

(一) AIDS 的病因

AIDS 是由一种反转录病毒感染致病,这种病毒被命名为一型人类免疫缺陷病毒(human immunodeficiency virus 1,HIV-1)或称 AIDS 病毒。HIV 病毒是一种 RNA 病毒,呈球形,由外膜、衣壳及核心组成。外膜是类脂包膜,来自宿主细胞,并嵌有病毒蛋白 gp120 与 gp41。gp120 位于外膜表面,与跨膜蛋白 gp41 通过非共价作用结合。向内是由蛋白 p17 形成的球形基质(matrix),以及蛋白 p24 形成的半锥形衣壳(capsid),衣壳在电镜下呈高电子密度。衣壳内主要含有病毒的 RNA 基因组及酶(逆转录酶、整合酶、蛋白酶)。

宿主 $CD4^+$ T 淋巴细胞胞膜糖蛋白作为 gp120 蛋白的受体,能够与 HIV 病毒结合,通过 gp120 构象改变,使跨膜蛋白 gp41 暴露,gp41 可进一步介导病毒包膜与宿主细胞膜融合,从而使其侵入宿主细胞。此外,巨噬细胞、树突状细胞也能表达 CD4 分子,因此也可能受到累及。

HIV-1 感染细胞后,在自身反转录酶作用下,将自身 RNA 反转录成 DNA,并整合到宿主细胞基因组中。经过一段时间的潜伏,在某些因素(如感染其他病毒)作用下,受 HIV-1 感染的细胞被活化,其 DNA 转录成 RNA。与此同时,HIV-1 的基因也随之复制,并组装成为新的 HIV-1,这是 HIV-1 的增殖过程。宿主细胞以发芽的方式释放 HIV-1,又感染其他细胞。原来被 HIV-1 感染的细胞,形成合胞体(syncytium)而死亡。经过反复感染,患者的 $CD4^+$ 细胞明显减少,以致全无。正常人 $CD4^+/CD8^+$ 一般为 1.5~2.5,而 AIDS 患者可降为 0.5 以下。这种比值的降低,主要是由于 $CD4^+$ 细胞减少,患者的 $CD8^+$ T 细胞数量基本正常造成的。由于 AIDS 患者的 $CD4^+$ T 细胞锐减,患者的细胞免疫严重缺陷,其他免疫功能也明显降低。

(二) 与 AIDS 有关的口腔疾病

目前已知与 AIDS 有关的口腔疾病包括有:①真菌感染常见的有口腔白色念珠菌感染、口角炎、口腔组织胞浆菌感染;②细菌感染主要有梭螺菌感染引起的坏死性龈炎、慢性牙周炎、由鸟型结核分枝杆菌感染引起的细胞内感染;③病毒感染主要有口腔毛状白斑、疱疹性口炎、带状疱疹、病毒性疣;④卡波西肉瘤、非霍奇金淋巴瘤等。

(三) 宿主对 HIV 病毒的免疫反应

1. 体液免疫 HIV 病毒感染的检测主要采用酶联免疫吸附实验(ELISA),并通过免疫印迹(Western blot)进行确诊。在病毒感染早期,能够检测到低水平的抗核心抗原 p24 及 p17 的 IgA、IgM 抗体。由于多克隆 B 淋巴细胞被激活,各种免疫球蛋白均有所增加。但是,患者不能产生针对某一特定抗原的特异性抗体。

2. 细胞免疫 $CD4^+$ T 淋巴细胞显著减少,导致细胞免疫反应受损。外周血淋巴细胞对有丝分裂原及抗原的免疫反应减弱。NK(natural killer)细胞活性及特异性细胞毒反应减弱。然而,补体水平及吞噬细胞功能未受影响。

(四) AIDS 免疫学检查特点

1. $CD4^+$ T 细胞明显减少,Th 与 Ts 比值明显下降,甚至倒置。

2. B 细胞激活异常,患者血清中 Ig 水平明显增高。

3. 巨噬细胞和 NK 细胞功能异常,活性下降,其趋化能力及杀菌作用均下降。

(胡 雁)

第六节 口腔肿瘤与免疫

随着免疫学的发展,肿瘤免疫日益受到重视,并且取得了重大进展。人体的免疫系统识别肿瘤抗原,产生一系列的免疫反应,这些免疫反应包括特异性免疫反应和非特异性免疫反应,细胞免疫和体液免疫。机体的免疫反应遏制并排除肿瘤;与此同时,肿瘤可抑制机体的防御能力,并通过免疫逃逸机制,逃脱机体的免疫监视而生长和发展。口腔肿瘤免疫与全身其他肿瘤一样具有上述特征。研究口腔肿瘤免疫的目的是阐明肿瘤发病的免疫机制及其发病过程中宿主的免疫变化,以便为肿瘤的预防、诊断和治疗寻找新的免疫学途径。

一、肿瘤抗原

肿瘤是机体正常细胞恶性变的结果。肿瘤抗原是细胞在恶变过程中出现的新抗原。肿瘤抗原可分为肿瘤特异性抗原(tumor specific antigen,TSA)和肿瘤相关抗原(tumor associated antigen,TAA)。按肿瘤生成及其诱发生成的原因,肿瘤抗原也可分为化学或物理致癌剂诱发的肿瘤抗原、生物因素如病毒诱发的肿瘤抗原、自发肿瘤抗原和胚胎性抗原等。

1. 特异性肿瘤抗原 TSA 只在肿瘤细胞表达,在同种组织的正常细胞中不存在。比如人乳头状瘤病毒(HPV)阳性的肿瘤细胞表达病毒癌基因 E6 和 E7。肿瘤特异性抗原能为宿主的免疫系统识别,激发机体的免疫系统攻击和清除肿瘤细胞。

2. 肿瘤相关抗原 TAA 不仅存在于肿瘤细胞,而且在同种组织的正常细胞或其他组织的肿瘤细胞中也存在,仅仅含量不同而已。TAA 在相应的肿瘤组织中含量相对丰富,且含量多少与肿瘤发展相关。胚胎性抗原是一种肿瘤相关抗原,在胚胎期表达,出生后则几乎不表达,例如:甲胎蛋白(AFP)、癌胚抗原(CEA)、胚胎硫黄蛋白(FEA)等。

二、抗肿瘤免疫的效应机制

抗肿瘤的免疫效应是多途径的,包括细胞免疫和体液免疫。

（一）细胞免疫的抗肿瘤作用

1. 细胞毒性 T 细胞(cytotoxic T lymphocyte,CTL) 在肿瘤免疫中起主要作用,CTL细胞识别肿瘤细胞表面的抗原和 MHC Ⅰ类分子,通过 Fas 依赖或穿孔素/颗粒酶依赖途径诱导肿瘤细胞凋亡。

2. 自然杀伤细胞(natural killer,NK) NK 细胞在肿瘤早期起作用,其杀伤活性无MHC 限制性,具有广谱的抗肿瘤活性。NK 细胞也可通过 Fas 依赖或穿孔素/颗粒酶依赖途径诱导肿瘤细胞凋亡。NK 细胞表面还有 IgG 分子的 Fc 受体,可以识别和结合在肿瘤细胞表面的抗体,并杀伤肿瘤细胞。

3. 淋巴因子激活的杀伤细胞(lymphokine activated killer cell,LAK) 是非特异性的肿瘤杀伤细胞,包括 NK LAK 和 T LAK 细胞,前者由 NK 细胞衍生而来,无 MHC 限制性;后者由 T 细胞衍生而来,有 MHC 限制性。

4. 肿瘤浸润性淋巴细胞(tumor infiltrating lymphocyte,TIL) 主要来源于实体瘤原

发灶中的淋巴细胞,癌组织转移的淋巴结、癌性胸腹水中的淋巴细胞等。在 IL-2 的作用下,其杀伤肿瘤的能力比 LAK 细胞高 50～100 倍。

5. 口腔颌面部肿瘤引流区淋巴结细胞(draining lymphonode lymphocyte, DNL)　DNL 细胞从颈淋巴清扫术后标本中的淋巴结中分离得到。实验证明 DNL 细胞杀伤同种异体同类型的肿瘤强于传统的 LAK 细胞。

6. 单核细胞和巨噬细胞　参与识别抗原,并将抗原递呈给 T、B 淋巴细胞,并且参与杀伤作用。病理检查提示,肿瘤标本中单核巨噬细胞浸润程度越高,患者的预后较好;反之,预后较差。

(二)体液免疫的抗肿瘤作用

细胞免疫是抗肿瘤免疫的主要方式,体液免疫起辅助作用。抗肿瘤的抗体分为保护性抗体和封闭性抗体。前者是有益的,后者是有害的。保护性抗体抗肿瘤免疫机制包括:①在补体参与下杀伤肿瘤细胞;②NK 细胞和巨噬细胞通过其表面 Fc 受体与抗肿瘤抗体结合,借助抗体依赖的细胞介导的细胞毒效应而杀伤肿瘤。封闭性抗体可阻断杀伤细胞对肿瘤细胞的细胞毒作用,反而对肿瘤的发展有促进作用。

(三)肿瘤免疫逃逸机制

机体对肿瘤细胞具有免疫监视(immunosurveillance),即免疫系统能够识别和杀伤肿瘤细胞,防止肿瘤的发生。然而肿瘤细胞可以通过免疫逃逸来避开机体的免疫监视作用,包括免疫抑制和免疫耐受两种机制。

1. 免疫抑制　机体中的调节性 T 细胞(regulatory T cells,Treg)是一群具有免疫抑制作用的 T 细胞亚群。肿瘤细胞可以吸引调节性 T 细胞,也可以分泌 TGF-β、IL-10 等细胞因子诱导初始 CD4[+]T 细胞转化为调节性 T 细胞。同时这些细胞因子对树突状细胞、细胞毒性 T 细胞的功能起抑制作用。

2. 免疫耐受　肿瘤细胞逃避免疫监视可能是由于缺乏一种或几种成分,导致肿瘤免疫耐受。肿瘤细胞表面的 MHC Ⅰ类分子表达程度与正常细胞相比有不同程度的降低,可以避免 CTL 攻击。

(贾　荣)

第七节　口腔移植免疫

器官移植是指用正常的自体或异体的组织和器官,替代并恢复被破坏的相应器官或组织的解剖结构和功能。由于被移植组织和器官有同种异体抗原存在,宿主接受移植后,发生抗同种异体抗原的免疫反应,发生排斥反应。随移入的组织和器官进入患者体内的淋巴细胞,也对宿主发生免疫反应。研究移植免疫的主要目的,是在阐明排斥反应机制的基础上,控制和克服排斥反应,使移植物长期存活。根据供受者之间的关系,器官移植分为自体移植、同种移植、同系移植和异种移植四种类型。

一、移植抗原

人体组织细胞中具有很多同种异体抗原,其中有些能引起移植免疫反应,这些抗原称为移植抗原(transplantation antigen),又称为组织相容性抗原(histocompatibility antigen)。

按抗原性强弱,组织相容性抗原又分为主要组织相容性抗原(major histocompatibility anti-gen,MHC)和次要组织相容性抗原(minor histocompatibility antigen,non-MHC)。MHC在不同的种属中有不同的名称,人的 MHC 抗原为白细胞抗原(human leukocyte antigen,HLA),按其编码基因分为Ⅰ类和Ⅱ类抗原。HLAⅠ类抗原由 A、B、C 3 个位点基因编码。对于移植免疫反应,Ⅰ类抗原的影响程度较Ⅱ类抗原弱。

混合淋巴细胞反应(mixed lymphocyte reaction,MLR),是体外反映淋巴细胞识别抗原进行的增殖反应,淋巴细胞之间的 MHC 抗原相差越大,MLR 越显著。Ⅰ类抗原引起的 MLR 只相当于Ⅱ类抗原的 50%。在已接触淋巴细胞反应中,还不及Ⅱ类抗原反应的 50%。Ⅰ类抗原杀伤靶细胞的作用,大于Ⅱ类抗原。在同种移植中,Ⅰ类抗原的主要作用是决定 CD8$^+$ 杀伤细胞及靶细胞的特异性。移植术后移植物细胞的Ⅰ类抗原表达增强,CD8$^+$ 杀伤细胞的活性增高。HLAⅡ类抗原由 HLA 复合基因的 D、DR、DQ 和 DP 位点编码。人的 B 细胞、活化 T 细胞、抗原递呈细胞(antigen presenting cell,APC)和部分上皮细胞表达Ⅱ类抗原。其表达有组织特异性,且受体内外条件的影响。Ⅱ类抗原在移植免疫反应中,比Ⅰ类抗原更为重要。

二、移植免疫反应和排斥机制

移植免疫反应也具有免疫应答的基本时相,既抗原识别、致敏和效应,表现在以下两方面:

1. 体液免疫反应 在移植免疫反应中,体液免疫与细胞免疫协同发挥作用,尤其是超急性排斥反应中受者体内预存的抗体起重要作用。B 细胞受移植抗原刺激后,在 T 细胞的协助下,分化成浆细胞,产生特异性抗体,抗体通过调理黏附、免疫黏附、抗体依赖性细胞介导的细胞毒作用(ADCC)和补体依赖性细胞毒作用(CDC)等机制破坏移植物,引起排斥反应。此外,也可以使抗体与移植物释放的大量可溶性抗原结合,形成免疫复合物,封闭移植物抗原,阻止受者免疫效应细胞对该抗原的识别和对移植物的攻击,从而使免疫排斥反应减弱或不发生。

2. 细胞免疫反应 在移植免疫反应中,尤其是急性排斥反应的早期,病变组织中常见以单个核细胞(主要为 T 细胞)为主的细胞浸润,表明 T 细胞介导的细胞免疫反应起主要作用。当 T 细胞受到移植物抗原的刺激后致敏,进入邻近淋巴结中,一部分转化为淋巴母细胞,并迅速增殖分化为致敏淋巴细胞,产生 CD4$^+$ T 细胞,释放各种直接或间接破坏移植物的细胞因子,这些细胞因子包括 IL-2、IL-4、IL-5、IL-6、IFN-α、TNF 等,也可产生 CD8$^+$ T 细胞直接杀死移植物,共同参与移植免疫反应。

三、移植免疫反应的类型

(一)超急性排斥反应

是指移植器官与受者的血管接通数分钟至 1~2 天内发生的排斥反应。主要由于受者体内预存的抗供者组织的抗体所致。抗原抗体复合物固定补体、中性粒细胞黏附在复合物表面,通过补体激活或者中性粒细胞释放的物质破坏内皮组织,同时血小板黏附其上,血管内血栓形成,最后导致移植体坏死。

（二）急性排斥反应

为最常见的一种排斥反应，一般在移植后 2 周左右出现，是细胞免疫和体液免疫共同介导的反应。

1. 急性体液排斥反应　其特征为移植物血管坏死，主要由于针对血管内皮细胞同种抗原（HLA 分子）的 IgG 抗体激活补体引起，可能也有淋巴细胞参与，故又称为急性血管排斥反应（acute vascular rejection），针对血管内皮细胞的淋巴细胞可直接杀死靶细胞，也可通过分泌淋巴因子激活炎症细胞，引起内皮细胞坏死。

2. 急性细胞排斥反应　其主要特征是实质细胞坏死伴有淋巴细胞和巨噬细胞浸润，可能有多种效应机制，包括 CTL（细胞毒性 T 细胞），激活的巨噬细胞和 NK 细胞介导的杀伤作用等参与了急性细胞排斥反应。

（三）慢性排斥反应

可在移植后数周、数月甚至数年发生，可造成移植器官组织结构消失，功能减退和衰退。另一特点为血管平滑肌细胞增生，导致移植物血管的破坏。

（四）初次排斥反应与再次排斥反应

供、受者间组织相容性抗原不符，在第一次移植同种皮肤或器官后 7～10 天发生的排斥反应称为初次排斥反应（first rejection），主要由致敏淋巴细胞引起，而体液免疫也有一定的作用。在初次移植后，再将原供者组织或器官移植于受者，则排斥反应发生得更快，2～4 天即出现，称为再次排斥反应（second rejection）或加速排斥反应（accelerated rejection）。其机制为受者在初次接受移植后，体内已产生被供者移植抗原致敏的特异性 T 细胞和抗体，当再次移植时，迅速发生排斥反应。

四、骨　移　植

口腔颌面部因肿瘤或外伤后导致的骨缺损，常可用自体骨或同种异体骨移植的方法来重建，以恢复口腔颌面部的正常结构和功能。骨移植免疫反应出现在同种异体骨的移植，因为移植的异体骨具有免疫原性和组织相容性抗原。在移植免疫反应中，主要以 T 细胞依赖的细胞免疫反应为主，而 B 细胞产生的体液免疫反应较少见到。近年来由于 HLA 分型技术的应用以及使用网状骨和骨髓细胞进行移植，结果发现术后的免疫反应很少出现，尤其是几乎没有体液免疫反应出现，原因是：①术前检查 HLA，使得 HLA 配型更接近，大大提高了骨移植的临床成功率；②此种骨移植大多为颗粒型组织，可为机体吸收，且在人体内所用时间不长，故未能引起机体产生强烈的免疫反应；③经过冰冻保存后，这些组织的免疫原性大大降低，但仍能刺激机体产生新的骨组织。

五、牙　移　植

各种口腔疾病导致的牙齿缺失是口腔临床常见的难题，牙移植术的开展有可能解决这个问题。牙移植术主要有两种，一种为自体牙移植，另一种是同种异体牙移植。许多实验数据证明，机体对牙的免疫反应低于对其他组织的移植，而且对组织相容性要求也较低，因此其移植成功率要显著高于其他组织器官的移植。

自体牙移植后，牙髓及牙周韧带在很短的时间内即可恢复到正常的组织结构，移植牙通过牙周韧带与牙槽骨建立新的附着关系。目前口腔临床较为常用的是正畸联合自体牙移植术及埋伏牙或第二磨牙自体异位即刻移植。其主要是将患者自体口内牙根尚未发育完成的下颌第三磨牙、埋伏牙、错位牙拔出后易位移植于因龋坏而丧失的下颌第一磨牙部位及前牙区,以恢复患者咀嚼功能、咬合关系及美观。

同种异体移植牙的牙髓及牙周韧带难以恢复正常的结构和功能。移植3周后,牙髓及牙周韧带出现淋巴细胞浸润,进一步发生坏死,根尖周及牙周组织发生持续性炎症反应,进而导致牙根吸收,其原因是:①牙移植后根周组织炎症的转归与牙骨质的脱矿和牙骨质基质蛋白逐渐释放有关;②一些糖蛋白可以刺激机体的免疫,但是因为它的量小,或者只具有微量的免疫原性,所以在移植后早期阶段仅产生微弱的免疫反应;③致敏的淋巴细胞与根尖区已脱矿,但仍未释放牙骨质基质蛋白的牙根中存在的抗原相结合,引起免疫反应,进一步导致牙根的脱矿,并激活补体介导基质蛋白的溶解;④牙根的进一步脱矿,导致更多的抗原释放,加剧免疫反应,最终导致牙根的吸收。

第八节　口腔免疫学研究的主要方法

一、流式细胞术

流式细胞术(flow cytometry,FCM)是利用流式细胞仪对处于快速流动的对象通过荧光标记进行多参数、快速的定量分析和分选的技术,目前已在血液学、免疫学、肿瘤学、药物学、分子生物学等学科的科研和临床中广泛应用。

流式细胞术具有以下特点:①实现对单列细胞或微生物颗粒的逐个检测;②流式细胞仪每秒钟可以对上万个细胞进行检测,被检测的细胞可达数百万个;③对细胞的识别、计数非常准确;利用不同荧光素标记的单克隆抗体进行多色荧光染色,可同时分析单个细胞或生物颗粒的多种特征,使细胞特性的识别、计数更为准确;④定性、定量分析细胞:通过荧光染色对单个细胞或生物颗粒的某些成分进行单细胞水平的定性、定量分析;⑤分选细胞:可将具有特定性状或功能的细胞从混合细胞群中分离出来。

(一)流式细胞仪的基本工作原理

流式细胞仪的工作原理复杂,它是集激光技术、电子物理技术、光电测量技术、电子计算机技术、细胞荧光化学技术、单克隆抗体技术为一体的高科技仪器。简单地说:当待测标本被制成单细胞悬液,一束单波长的激光直接照在流动的细胞(颗粒)流上,同时不同的探测器也聚焦在被激光所照的细胞(颗粒)流上,即一个与激光束直线方向上接收到的散射光称为前向散射(FSC)光加上数条与之垂直的侧向(SSC)光。另外,将细胞中感兴趣的部分特异性地标上荧光染料,这些染料将在细胞通过荧光探测器时受激发产生特定波长的荧光,每一个悬浮的细胞(颗粒)(0.2~150μm)通过光照时,都会散射光。同时,细胞或颗粒里和(或)表面的荧光染料也被激发出比光源更长光波的荧光。散射光和荧光再由探测器接收并分析不同波长的荧光光波,从而得到每个细胞(颗粒)的各种理化特性。通常,前向散射(FSC)光与细胞的体积相关,而侧向(SSC)光与其内部的复杂性相关(如细胞核的形态、细胞质内颗粒的多少和类型等),同时可以在计算机上直观地统计标记各种荧光染料的细胞的百分率。选择不同的单克隆抗体及荧光染料,可以利用流式细胞仪同时测定一个细胞上多个不同的特征,如果对具有某种特征的细胞有兴趣,还可以利用流式细胞仪将其分选出来,以便进一步培养、研究。

（二）基本操作步骤

1. 单细胞悬液制备　各种样本（如培养的细胞、新鲜组织标本、石蜡包埋标本）都必须制备成单细胞悬液后，才能进行流式细胞术。制备方法根据样本的来源不同而各异，例如培养的细胞经洗涤后重悬即可，而组织块则要经过酶消化、过滤等步骤才能获得单细胞悬液，具体操作步骤可查阅相关参考书。

2. 直接免疫荧光标记制备的样品　取单细胞悬液，加入 FITC 或 PE 标记的特异性荧光单抗，另一份加入荧光标记的无关单抗，作为同型对照样品，室温下避光反应，上机检测。

3. 间接免疫荧光标记的样品制备　取同样量单细胞悬液，加入一抗混匀，置室温下避光反应，洗涤后重悬细胞，加入 FITC 或 PE 标记荧光二抗混匀，室温下反应，上机检测。

4. DNA 荧光染色的样品制备　将固定的细胞离心弃上清液，用 PBS 调整细胞浓度，加入 $1000\mu l$ DNA 荧光染料，室温下避光染色后上机检测。

5. 细胞凋亡检测样品的制备　根据实验方案诱导细胞凋亡，制备单细胞悬液，使用 Annexin V-FITC 细胞凋亡检测试剂盒，通过 Annexin V 抗体与磷脂丝氨酸（PS）的特异性结合来检测细胞凋亡的情况。

6. 微量全血法免疫荧光标记的样品制备　目前制备全血细胞样品的方法很多，常用的方法是用分离液分离淋巴细胞，然后进行特异性荧光检测。

（三）相关应用

1. 分子生物学　流式细胞术是细胞分析领域的最好手段之一，流式细胞术中，细胞表面分子的检测与分析已占据重要地位。利用荧光素标记的单克隆抗体作为分子探针，对细胞表面分子进行标记。流式细胞术检测后，可对细胞的种类、亚类以及功能特性进行分析。例如分析牙髓细胞表面的分子标记，鉴定牙髓干细胞等。

2. 细胞生物学

（1）细胞周期分析：在细胞周期内，DNA 含量随时相发生周期性变化，通过荧光探针对细胞进行相对 DNA 含量测定，可以分析细胞周期各时相细胞的百分比，周期动力学参数以及 DNA 异倍体。

（2）与钙离子特异结合的荧光染料和激发广谱或发射光谱是 pH 依赖荧光染料，利用其进行细胞内钙离子浓度和 pH 测定。

（3）细胞凋亡：FCM 对细胞凋亡进行分析和检查是目前应用较多的方法，结合荧光染色，可对单细胞做多参数分析。尤其适合于分析淋巴细胞、血细胞、骨髓细胞、培养细胞等。FCM 除可定量监测凋亡细胞数和凋亡指数外，同时可测定凋亡细胞发生于某个特定的细胞周期；还可测定细胞的增殖率和死亡率，从而了解肿瘤细胞的生长/死亡速率，早期测知药物疗效。

3. 免疫学　FCM 是临床和免疫学研究应用最广泛的技术之一，目前已常规用于淋巴细胞的分类、淋巴细胞功能的检测、血小板功能和相关抗体的测定和移植后 CD34$^+$/CD33$^+$ 造血干细胞检测。

此外，流式细胞术在肿瘤学如肿瘤的诊断、肿瘤预后估计、在肿瘤发生发展过程中癌基因和抑癌基因表达以及药理学中都有广泛应用。

(四)口腔应用实例

牙髓干细胞的初步鉴定：①收集无牙体牙髓疾病的恒牙牙髓；②体外原代培养牙髓细胞；③细胞传代；④取二代牙髓细胞，用 FITC-CD34 和 PE-STRO-1(stromal cell antigen,基质细胞抗原)染色后上机检测。

二、酶联免疫吸附试验

酶联免疫吸附试验(Enzyme -linked immunosorbent assay,ELISA)是当前应用最广泛的一项定性定量检测抗原或抗体的免疫酶技术。此项技术自 20 世纪 70 年代初问世以来，发展十分迅速。之后，Valler 等人改用聚苯乙烯微量反应板作为固相载体，使 ELISA 操作更方便，灵敏度也显著提高，目前已被广泛用于生物学和医学科学领域。

(一)基本原理

ELISA 是以免疫学反应为基础，使抗原或者抗体结合到某种固相载体表面，并保持其免疫活性；使抗原或者抗体与某种酶连接成酶标抗原或抗体，这种酶标抗原或抗体既保留其抗体或抗原的免疫活性，又保留酶的催化活性；结合在免疫复合物上的酶，当遇到相应的底物时，可以催化底物发生反应生成显色的产物，所以可以用肉眼定性判断。颜色的深浅又与相应的抗原或抗体的量成正比，可根据显色的深浅来对样品进行定性或者定量分析。

ELISA 既可以用于测定抗原，又可用于测定抗体。目前较常用的是双抗体夹心法及间接法。

(二)基本操作步骤

虽然目前 ELISA 都是依照(各种)试剂盒的说明操作的，但基本的步骤如下：

1. 双抗体夹心法 双抗体夹心法常用于检测抗原，将已知抗体吸附于固相载体，加入待测标本与之结合，洗涤后再加入酶标特异性抗体与已结合在固相抗体上的抗原反应，洗涤，最后加入酶的显色底物反应显色，终止反应后，目测定性或用酶标仪测定光密度值定量检测。

2. 间接法 间接法是测定抗体最常用的方法。将已知抗原吸附于固相载体，加入待检标本，37℃孵育 1 小时，使相应抗体与固相抗原结合。洗涤后，加入酶标抗球蛋白抗体(酶标抗体)再次孵育，与固相载体上抗原-抗体复合物结合，洗涤后加入底物显色，终止反应后，目测定性或用酶标仪测定光密度值定量。

此外，还有竞争法，是一种较少用到的 ELISA 检测机制，一般用于检测小分子抗原。

(三)相关应用

ELISA 法由于测定灵敏、特异、操作简便、酶标记试剂比较稳定、易自动化、无放射性污染且易与其他相关技术偶联，已成为目前应用最广发展最快的一种免疫测定技术。该技术应用非常广泛，几乎所有的可溶性抗原-抗体系统均可以检测。

(四)口腔应用实例

龈沟液中细胞因子的检测：①采集龈沟液；②利用 ELISA 试剂盒检测龈沟液中细胞因子(如 IL-8、IL-4、TNF-α 等)的浓度。

三、免疫印迹技术

印迹技术是20世纪分子生物学领域三大发现之一，它与内切酶的发现和PCR基因扩展技术一起给人类生物工程领域带来了革命性的发展。从1975年建立印迹法以来，目前有四种比较成熟的印迹方法已被广为采用，它们是Southern、Northern、Western和Eastern印迹法，分别用于检测DNA、RNA和蛋白质。而Western印迹法又称为免疫印迹（western blot，WBT）或（immunoblot，IBT）。

（一）基本原理

蛋白质混合样品经十二烷基硫酸钠聚丙烯酰胺凝胶电泳（SDS-PAGE）后分离为不同的条带，其中含有能与特异性抗体相结合的待检测的蛋白质（抗原蛋白）。将PAGE胶上的蛋白条带转移到硝酸纤维素膜（nitrocellulose filter membrane，NC膜），此过程称为印迹，以利于随后检测反应的进行。然后，将NC膜与抗体一起孵育，使抗体（一抗）与待检测的抗原决定簇结合（电泳分离的特异性蛋白条带），再与荧光素、酶或核素标记的二抗反应，即可检测出样品中的待测抗原并能对其定量。

（二）基本操作步骤

WBT的操作步骤比较复杂，其基本过程是：①常规SDS-PAGE分离样品蛋白质；②进行印迹电泳，将PAGE胶中的蛋白质转移到NC膜上；③用染料（如丽春红）对印迹膜上总蛋白的染色；④在进行抗体杂交之前，用5％脱脂奶粉封闭印膜，防止免疫试剂的非特异性吸附；⑤加入一抗、二抗进行免疫反应；⑥常用的有辣根过氧化物酶（horseradish peroxidase，HRP）标记的二抗的增强化学发光（enhanced chemiluminescence，ECL）系统或二氨基联苯胺（3,3'-diaminobenzidine，DAB）系统检测。

（三）相关应用

免疫印迹法综合了电泳技术分辨率强与免疫反应特异性和灵敏度高的特点，已成为分子生物学、生物化学和免疫学研究中的重要手段之一。不仅广泛应用于分析抗原组分及其免疫活性，并为疾病的诊断、治疗和了解疾病的病理提供了有效的工具。

在艾滋病病毒感染中，根据出现显色线条的位置可以判断有无针对病毒的特异性抗体，以此法作为确诊试验。使用印迹抗原来测定各种患者的抗体谱已经直接作为临床免疫检验的手段，被称之为确认试验的"金标准"。

（四）口腔应用实例

基质金属蛋白酶-28（MMP-28）在口腔扁平苔藓中的表达：①取口腔扁平苔藓患者口腔黏膜；②将组织充分剪碎后，超声波细胞粉碎机进一步震碎细胞；③离心取上清，Lowry法测定蛋白浓度；④SDS-PAGE凝胶电泳；⑤转NC膜⑥脱脂奶粉封膜；⑦加入一抗（鼠抗人MMP-28多克隆抗体）4℃过夜；⑧洗涤后加入二抗（兔抗鼠IgG）37℃下孵育1小时；⑨ECL系统检测，密度扫描并拍照。

四、免疫荧光

将免疫学方法与荧光标记技术结合起来研究特异性蛋白在细胞内分布的方法就是免疫荧光技术（immunofluorescence），利用荧光素所发的荧光对抗原或抗体进行检测和细胞定位，并可利用定量技术测定含量。利用荧光显微镜和荧光分子标记的抗体可对细胞表达的特殊抗原进行组织切片检查。免疫荧光技术分为直接法、间接法、夹心法和补体法。

（一）基本原理

1. 直接免疫荧光法　直接法是将荧光素标记在抗体上，直接测定相应抗原。标记有荧光素的抗体与相应的抗原反应，在紫外光的照射下，用显微镜观察荧光现象。其优点是方法简便、特异性高，非特异性荧光染色少。但这该方法只能检测一种抗原，灵敏度不高。

2. 间接免疫荧光法　间接法与间接 ELISA 相似，引入标记二抗，可以检测抗原，也可以检测抗体。它比直接法易出现非特异荧光，但是一抗可以结合多个标记二抗，灵敏度比直接法高。

（二）基本操作步骤

1. 直接法　滴加荧光抗体于待检样本上，经反应和洗涤后在荧光显微镜下观察。标本中如有相应抗原存在，与荧光抗体特异结合，在镜下即可见到荧光的抗原抗体复合物。

2. 间接法　分两步：①将待测抗体（第一抗体）加入含有已知抗原的标本内作用一定时间，洗涤；②滴加标记二抗，作用一定时间后，洗涤、吸干、滴加抗荧光淬灭剂，形成抗原-抗体-标记抗抗体复合物，在荧光显微镜下观察。

（三）相关应用

1. 细菌学　在细菌学诊断方面，如对甲种链球菌的快速诊断和分型鉴定、脑膜炎奈瑟菌、霍乱等的快速诊断。对一些细菌（如淋病双球菌、百日咳杆菌、梅毒螺旋体等）的检测已被常规应用。

2. 病毒学　免疫荧光在病毒领域中应用最为广泛，主要是用于病毒和病毒抗原在感染细胞内的定位（如 HBsAg），也用于病毒感染过程的研究、肿瘤病毒研究和快速诊断的研究。在呼吸道感染病毒的快速检出及乙脑、狂犬病、灰白质炎等方面取得了良好的效果。

3. 免疫病理　利用示踪法检查免疫球蛋白的沉积现象，只要有免疫球蛋白的产生，利用荧光抗体可确知产生部位，如结节性红斑的沉着在真皮下的纤维层。对于复合物病（如肾小球肾炎、类风湿关节炎、红斑性狼疮疾病），利用补体荧光法定位复合物沉着的位置，可以了解病变侵犯部位和病变基础。

4. 自身免疫疾病　自身免疫病所出现的抗体有两类，一类游离在外周血中，一类固定在组织中。检查血循环中的抗体，其抗原组织是用人或动物的相应组织，标记抗体是用抗人的 γ 球蛋白或抗 IgG、抗 IgM、抗 IgA 等采用间接荧光染色法检测。

（四）口腔应用实例

天疱疮患者病损部位自身抗体的检测：①取天疱疮患者静脉血 2ml，离心分离血清，－20℃保存；②取同一患者正常皮肤做冰冻切片，加入 FITC 标记抗人 IgG、IgA、IgM、C_3做间接免疫荧光染色，出现亮绿色荧光为阳性，以显示荧光的血清最大稀释度作为抗体的滴度。

（胡　雁）

思　考　题

1. SIgA 的形成过程和功能是什么？

2. 黏膜免疫系统的概念、功能分类和特点是什么？

3. 免疫防龋常用的疫苗类型是什么？

4. 牙髓组织固有免疫成分包括什么？

5. 牙周病病因的假说及其相关依据。

6. 中心粒细胞在牙周病发病机制中的作用。

7. HSV 感染的免疫病理特点包括几个方面？

8. 机体对念珠菌感染的抵御主要有几个方面？

9. 宿主对 HIV 病毒的免疫反应特点是什么？

10. 什么是肿瘤抗原？

11. 肿瘤免疫逃逸机制是什么？

12. 流式细胞术在基础研究中有哪些方面的应用？

13. 酶联免疫吸附试验和蛋白质印迹，在应用方面有何异同点？

14. 阐述免疫荧光技术的基本原理？

参 考 文 献

1. 金伯泉. 医学免疫学. 第 5 版. 北京：人民卫生出版社，2010

2. 樊明文. 口腔生物学. 第 2 版. 北京：人民卫生出版社，2004

3. 樊明文. 防龋疫苗研究进展. 2005 口腔科学新进展. 北京：人民卫生出版社，2005

4. Jia R,Guo JH,Fan MW,et al. Immunogenicity of CTLA4 fusion anti-caries DNA vaccine in rabbits and monkeys. Vaccine,2006,12(24):5192-5200

5. Smith DJ. Dental caries vaccines:prospects and concerns. Expert Rev Vaccines,2010,9(1):1-3

6. Bruno KF,Silva JA,Silva TA,et al. Characterization of inflammatory cell infiltrate in human dental pulpitis. Int Endod J,2010,43(11):1013-1021

7. Zhang J,Kawashima N,Suda H,et al. The existence of CD11c$^+$ sentinel and F4/80$^+$ interstitial dendritic cells in dental pulp and their dynamics and functional properties. Int Immunol,2006,18(9):1375-1384

8. Carrillo C,Penarrocha M,Peñarrocha M,et al. Immunohistochemical study of Langerhans cells in periapical lesions:correlation with inflammatory cell infiltration and epithelial cell proliferation. Med Oral Patol Oral Cir Bucal,2010,15(2):e335-339

9. Colic M,Gazivoda D,Vucevic D,et al. Proinflammatory and immunoregulatory mechanisms in periapical lesions. Mol Immunol,2009,47(1):101-113

10. Thomas Lehner. Immunology of Oral Diseases. 3rd ed. Blackwell Scientific Publications,1992

11. Richard JL. Oral Microbiology and Immunology. Washington:ASM Press. American Society for Microbiology,2006

12. Martin S,Greenberg,Michael Glick. Burket's Oral Medicine Diagnosis & Treatment. 10th ed. Ontario:BC Decker Inc,2003

13. Hu Y,Farah CS,Ashman RB. Effector function of leucocytes from susceptible and resistant mice against distinct isolates of Candida albicans. Immunol Cell Biol,2006,84(5):455-460

14. Chemyavsky AI,Arredondo J,Kitajima Y,et al. Desmoglein versus non-desmoglein signaling in pemphigus Acantholysis:characterization of novel signaling pathways downstream of pemphigus vulgaris antigens. J Biol Chem,2007,282(18):13804-13812

15. 郭伟. 口腔临床免疫学. 上海：上海复旦大学出版社，2003

16. 郑杰. 肿瘤的细胞和分子生物学. 上海：上海科技出版社，2011

17. Larry A Sklar. Flow Cytometry for Biotechnology. Oxford University Press，2005

18. 汪世华. 抗体技术. 北京：军事医学科学出版社，2009

19. 梁智辉，朱慧芬，陈九武. 流式细胞术基本原理与实用技术. 武汉：华中科技大学出版社，2008

20. 章魁华. 实验口腔医学. 第 2 版. 北京：人民卫生出版社，2009

第五章
口腔骨组织生物学

[提要]

　　骨组织是口腔颌面部重要的组成之一,本章首先介绍了骨组织的基本生物学知识,需要重点明确一些基本概念以及成骨细胞和破骨细胞的生物学特征和功能,熟悉骨基质成分,了解其他细胞成分的特征;第二节围绕牙槽骨、牙周膜和牙骨质讲述了口腔骨组织及相关组织的生物学特征,要求重点掌握牙槽骨的生物学特征,熟悉牙周膜的细胞成分特征,了解牙骨质的主要基质成分;第三节为口腔骨改建,要求重点掌握骨改建的基本特征及研究口腔骨改建的意义,熟悉力学刺激引起骨改建的基本原理和特征;了解骨改建的影响因素;第四节主要讲述了口腔相关骨疾病的生物学基础,要求明确常见病的名称和分类,能够列举骨质疏松、骨硬化症的骨组织特征和主要口腔特征,熟悉其他疾病的名称,了解这些疾病的主要参与分子。第五节主要介绍了口腔种植学的生物学基础及临床应用,重点要求掌握骨结合理论的基本概念、临床常用的骨增量技术及其生物学基础,熟悉骨增量技术在临床中的应用;第六节介绍了颅面部骨组织变化研究的方法,要求熟悉预测骨生长发育的常用方法,熟悉牙槽骨代谢的临床检测指标。

　　骨组织在颅面部占很大的比重,不仅起到保护脑、血管和神经的作用,还是牙的支持组织、肌肉的附着组织。颅面骨骼的发育直接影响到面部的美观及功能,口腔中许多疾病都涉及骨,同时骨组织还是一个巨大的钙库,与全身钙的代谢密切相关。颅面部骨骼多为扁骨,其胚胎发生、组织结构以及生物学特征区别于长骨,因此作为口腔医学生有必要了解颅面骨骼的生物学特点。

第一节　骨的生物学基础

一、骨组织的生物学特征

　　骨骼系统包括骨、纤维结缔组织、软骨、血管、神经、淋巴和脂肪等组织。骨组织是坚硬而有一定韧性的结缔组织,由细胞和细胞外基质构成,基质中含有胶原与非胶原成分,大量的无机盐沉积于有机基质之上,是构成身体骨骼系统的主要成分。

　　根据骨的大体形态,可将骨分为长骨、短骨、扁骨和不规则骨。颅面部的骨组织多为扁骨和不规则骨,其共同特征是由致密的外壳和内部的髓腔构成。

　　根据骨结构特点,骨又可分为密质骨(cortical bone)与松质骨(sponge bone)。密质骨,又称皮质骨、骨密质或哈弗氏骨(haversian bone)。密质骨由骨板紧密排列而组成,骨中腔隙很少。骨板是由骨胶原纤维平行排列埋在钙化基质中形成的,厚度均匀一致,在两骨板之间,有一系列排列整齐的陷窝,陷窝具有多突起的骨细胞,彼此借细管相连。在骨表面排列的骨板为外环骨板,围绕骨髓腔排列的骨板为内环骨板,在内、外环骨板之间有很多长柱样呈同心圆排列的骨单位(osteon),或称哈弗系统(haversian system),是长骨中起支持作用的主要结构。骨单位长度为 3～5mm,哈弗骨板为 4～20 层,故骨单位粗细不一。骨单位中心为哈弗氏管(haversian canal),直径 20～100μm,该管和骨的长轴平行并有分支连成网状,在管内有血管神经通过,骨板中的胶原纤维绕中央管呈螺旋状走行,相邻骨板的纤维方向互成直角,中央管和穿通管相通,穿通管内的血管、神经以及结缔组织进入中央管。松质骨是由骨板形成有许多较大空隙的网状结构,网孔内有骨髓,松质骨存在于长骨的股端、短骨和不规则骨的内部。

　　骨膜是除关节面外,骨的内外表面所被覆的结缔组织包膜,可分为骨内膜和骨外膜。骨膜由两部分构成,外层由胶原纤维紧密结合而成,富有血管和神经,有营养和感觉作用。内层也称形成层,胶原纤维较粗,并含有细胞。生长中的骨膜,在其内面有成骨细胞整齐排列,参与骨的增粗生长,对骨的生长和增生有重要作用。

　　骨髓(bone marrow)位于较大骨骼的髓腔中,占人体体重的 4%～6%,含有造血干细胞(hematopoietic stem cell)以及多种其他干细胞,它们可以分化产生不同的组织。骨髓是重要的造血及免疫器官。血液的所有细胞成分都来源于造血干细胞,其中髓系细胞(红细胞系、粒细胞系、单核细胞系与巨核细胞-血小板系)是完全在骨髓内分化生成的;淋巴系细胞(T 细胞与 B 细胞)的发育前期是在骨髓内完成;B 细胞分化为浆细胞后,也回到骨髓,并在这里大量产生抗体。

二、骨组织的细胞成分

　　骨组织由四种细胞构成(图 5-1),成骨细胞、破骨细胞、骨衬里细胞和骨细胞。成骨细胞、破骨细胞、骨衬里细胞都存在于骨的表面,而骨细胞则被包埋在钙化的骨基质中。成骨细胞来源于骨膜以及骨髓中具有多分化潜能的间充质细胞,而破骨细胞则是由单核细胞融合而成。

(一)成骨细胞

　　成骨细胞(osteoblast)是成骨的主要细胞,能够分泌大量的胶原蛋白和非胶原蛋白等骨基质成分,同时启动骨质的钙化,多见于骨内膜和骨外膜。在骨组织中,成骨细胞的分化成熟分为四个阶段:前成骨细胞、成骨细胞、骨细胞、骨衬里细胞。

　　1. 成骨细胞的形态　成骨细胞在骨基质沉积活跃的部分呈单层排列,为立方状单核细胞,直径 20～30μm,细胞质嗜碱性。成熟的成骨细胞细胞质内含大量线粒体、高尔基复合体和粗面内质网,其合成蛋白质功能活跃。

　　2. 成骨细胞的功能　成骨细胞合成多种骨基质蛋白,如 I 型胶原和多种非胶原蛋白[(骨钙素(osteocalcin)、骨涎蛋白(bone sialoprotein)、骨桥蛋白(osteopontin)、蛋白多糖

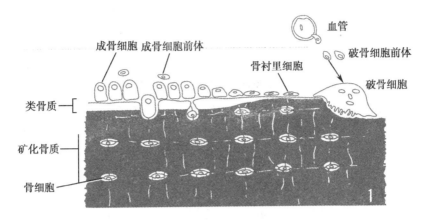

图 5-1　骨组织中的细胞分布

(proteoglycan)，以及激素和生长因子的受体]。Ⅰ型胶原是成熟骨基质中主要的有机成分（90％），主要由成骨细胞产生。骨桥蛋白是由成骨细胞分泌的非胶原蛋白，存在于骨的细胞外基质中，但并非骨组织所特有。骨钙素是成骨细胞最晚表达的一个特征标志，前成骨细胞不合成骨钙素。成熟的成骨细胞可以合成膜结合型碱性磷酸酶，又称为组织非特异性碱性磷酸酶，组化染色成骨细胞碱性磷酸酶呈强阳性。尽管碱性磷酸酶的生物学作用还不十分清楚，但已知其与生物矿化有关，抑制碱性磷酸酶，可以阻断骨基质的矿化。碱性磷酸酶作为膜结合蛋白，能被磷肌酰脂醇特异性磷脂酶C(phosphatidylinositol-specific phospholipase C，PI-PLC)从细胞中释放，这可能与跨越细胞膜的信号传递有关。

3. 成骨细胞的来源与归宿　成骨细胞来源于多潜能的间充质干细胞，在骨生成活跃的部位分泌骨基质。随着骨基质沉积，成骨细胞逐渐被包埋于钙化的骨基质中，蛋白质合成功能逐渐降低，细胞质内细胞器数量逐渐减小，最终退化成为骨细胞。覆盖在骨表面的一层成骨细胞变为长梭状，彼此连接，隔绝骨与外界的直接接触，被称之为骨衬里细胞（bone lining cell)。

（二）骨细胞

骨细胞(osteocyte)存在于钙化的骨基质的陷窝内。在成骨细胞退化为骨细胞的过程中，骨细胞失去了许多成骨细胞的特点，其高尔基体、粗面内质网明显减少；形成长的细胞质突起与相邻细胞连接，确保养分、氧气在钙化的骨基质内传输。骨细胞通过其细长的细胞质突起与相邻细胞、骨表面的骨衬里细胞和成骨细胞相连接。从生物学角度来看，骨细胞在三维空间内构成网状结构，被很少的非矿化基质鞘包裹，鞘外是大量矿化的基质。

（三）破骨细胞

破骨细胞(osteoclast)是目前发现行使骨吸收功能的唯一细胞。

1. 破骨细胞的形态　光镜下破骨细胞位于骨吸收陷窝内，为多核巨细胞，其细胞胞体变异很大，直径可达 $10\sim100\mu m$，无固定形状，胞核可以从几个到上百个，细胞质嗜酸。电镜下，破骨细胞有两个与其骨吸收功能密切相关的独特结构，即皱褶缘(ruffled border)和清晰区(clear zone)。皱褶缘是指行使骨吸收功能时破骨细胞与骨表面相对的部分，此区细胞膜高度折叠形成皱褶状，这部分细胞膜上有质子泵等结构，主要承担细胞内外的物质交换。清晰区是指行使骨吸收功能的破骨细胞细胞质内存在的一个没有细胞器的区域，在电镜下由丁电子密度低故称之为清晰区。清晰区相对应的细胞膜与骨基质通过整合素紧密附着,在破骨细胞及其所附着的骨面之间形成一个封闭区,封闭区内可通过皱褶缘进行细胞内外的物质交换,形成一个微环境,这个微环境中的pH最低可降至3,在酸和破骨细胞所分泌的各种酶的作用下,骨基质被降解,形成骨吸收陷窝(图5-2)。

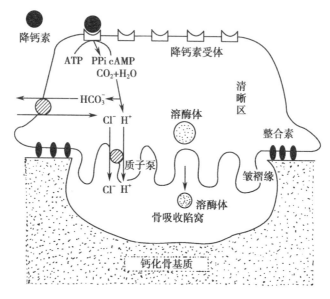

图 5-2 破骨细胞结构图

皱褶缘为行使骨吸收功能的破骨细胞所特有,当破骨细胞离开骨表面,这一形态就消失。皱褶缘的意义在于扩大了破骨细胞与骨接触的面积,并且在该处进行物质交换。皱褶缘是破骨细胞进行骨吸收的部位,不能形成皱褶缘的破骨细胞没有骨吸收功能。骨吸收陷窝(resorption pits),又称为Howship陷窝(Howship's lacunae),只在正对皱褶缘的部位形成。封闭区胞膜上存在整合素,后者是破骨细胞与骨基质附着的分子基础,存在于破骨细胞封闭区的整合素主要为玻连蛋白受体,由α和β两个亚基组成。

清晰区,又称亮区,存在大量的微丝、微管等细胞骨架,这些亚细胞结构起到了支撑细胞形态、传递细胞内外信息、控制细胞运动的作用。破骨细胞的细胞骨架在骨吸收的准备过程中进行迅速的变化,通过整合素与胞外基质蛋白相连接。

2. 破骨细胞的来源 破骨细胞与成骨细胞的来源不同,其前体不存在于骨组织,而是来源于造血系统的单核细胞,与巨噬细胞有共同的前体,在特定条件下融合成多核细胞。破骨细胞的鉴定标准包括:高表达抗酒石酸酸性磷酸酶(tartrate resistant acid phosphatase,TRAP)和组织蛋白酶K(cathepsin K,CTSK),以及在骨表面形成骨吸收陷窝。

3. 破骨细胞的功能

(1)吸收骨基质:破骨细胞的主要功能是吸收骨、牙本质和钙化的软骨,主要表现在对钙化骨基质的吸收以及对有机基质的降解。骨基质中的矿物质主要以羟基磷灰石的形式存在。在生物环境中,只有低pH状态可以溶解羟基磷灰石。骨陷窝的微环境在骨吸收开始时,是通过破骨细胞内的酸性分泌小泡不断与皱褶缘的胞膜融合,同时将胞内酸性物质分泌到骨陷窝内造成的。质子泵、破骨细胞膜上碳酸脱氢酶Ⅱ(CAⅡ)及氯离子通道等均对骨基质中矿化物的降解产生影响。

此外,破骨细胞可产生溶酶体半胱氨酸蛋白酶如 CTSK 和金属蛋白酶,这两组酶能导致胶原和其他骨基质的降解。另外,进入骨陷窝内的一些游离氧基可进一步加强细胞外基质的降解。

破骨细胞的骨吸收过程主要包括以下几个步骤:与骨表面附着→细胞极性化→形成封闭区→形成骨吸收陷窝→脱离骨面转移到下一个吸收表面或细胞死亡。正常情况下,骨表面覆盖的骨衬里细胞使破骨细胞不能接触到骨的矿化表面,只有当骨衬里细胞退去,暴露出骨的矿化表面,骨吸收才能进行。

(2)与成骨细胞相互作用:20 世纪 80 年代初,国外学者首次提出成骨细胞参与破骨细胞骨吸收功能调节的理论,并被大家普遍接受。目前认为成骨细胞从以下几方面影响破骨细胞:①成骨细胞受到骨代谢调节因子的作用之后,胞体变圆,从矿化的骨表面移开,同时分泌蛋白酶消化骨表面的类骨质,使矿化的骨面暴露,为破骨细胞的附着提供条件。在成骨细胞合成的非胶原蛋白中,骨涎蛋白及骨桥蛋白等物质含有 Arg-Gly-Asp 氨基酸序列,该序列可与破骨细胞中的玻连蛋白受体结合,从而提供破骨细胞与骨基质附着的位置。②成骨细胞可合成破骨细胞骨吸收刺激因子,促进成熟破骨细胞的骨吸收。前列腺素 E(prostaglandin E,PGE)是一种很强的骨吸收促进剂,破骨细胞本身既无 PGE 的受体,又不产生 PGE,而成骨细胞受到机械力作用后,则可产生 PGE_2,起到促进破骨细胞骨吸收的作用。血小板衍生生长因子(platelet-derived growth factor,PDGF)也具有促进成熟破骨细胞骨吸收的功能,存在于骨基质中的 PDGF 来源于成骨细胞,而且外源性的 PDGF 又可以促进成骨细胞合成大量 PGE_2 和 IL-6 这两种新的骨吸收促进因子。近年研究表明,成骨细胞可分泌两种重要的分子促进破骨细胞的分化和形成,即巨噬细胞集落刺激因子(macrophage-colony stimulating factor,M-CSF)和核因子 κB 受体活化因子配体(receptor activator of NF-κB ligand,RANKL),后者刺激破骨细胞分化的作用可被骨保护素(osteoprotegerin,OPG)竞争性抑制,目前多个研究表明 RANK/RANKL/OPG 系统是破骨细胞分化的重要调控途径。③成骨细胞膜上存在诱导破骨细胞前体分化的因子,在破骨细胞前体的分化成熟过程中,与成骨细胞的胞体接触是必不可少的条件。日本学者将小鼠的脾细胞与成骨细胞混合培养,在 1,25(OH)$_2$VitD$_3$ 的作用下,经过 7 天的培养可以形成大量的 TRAP 染色阳性、降钙素受体阳性、多核的破骨样细胞。但是如果将脾细胞与成骨样细胞分别种植于细胞培养皿的两半,中间用一层可以使生物大分子自由通过的膜分开,即使有 1,25(OH)$_2$VitD$_3$ 存在,也不能形成破骨样细胞。

另一方面,破骨细胞也可影响成骨细胞的活性,主要表现在以下几个方面:①破骨细胞和成骨细胞之间存在着双向信号通路 Eph-Ephrin。成骨细胞表达的 ephrin 受体(ephrin type-B receptor 4,EPHB4)从正向信号通路增强成骨细胞的分化,而破骨细胞前体细胞表达的 ephrin 的配体(ephrin-B2、EFNB2)从反向信号通路抑制 c-Fos、NFATc1 级联反应,进而抑制破骨细胞的分化,从而维持骨代谢的平衡。②破骨细胞褶皱缘上高表达质子泵的一种组成蛋白 ATP6V0D2(ATPase、H$^+$ transporting、lysosomal 38kD、V0 subunit d2),可抑制成骨细胞的骨形成活性。③破骨细胞可分泌局部的一些因子刺激成骨细胞的分化,如 PDGF-b(platelet-derived growth factor beta polypeptide);或者改变成骨细胞的胶原合成。

(3)参与造血干细胞的迁移:破骨细胞能够介导干细胞从骨髓到血液循环的迁移。在受到胁迫刺激时，一些活化的蛋白水解酶会破坏干细胞与骨髓微环境的黏附，从而诱导干细胞的运动，但这种迁移与骨表面破骨细胞的增多有关。RANKL 诱导使得破骨细胞的形成增强过程伴随有造血干细胞的运动，同时 MMP9 和 CTSK 的表达增强，这些酶不仅降解钙化基质中的蛋白，也降解一些膜结合的配体，而这些配体是造血干细胞生长和黏附的相关分子。

（4）作为免疫细胞参与炎症反应：肿瘤坏死因子（tumor necrosis factor，TNF）可促进破骨细胞的前体细胞（osteoclast precursor，OCP）从骨髓转移至血液。OCP 不仅能对 TNF 起反应，而且它们自身及破骨细胞也可分泌 TNF 和其他细胞因子，如 IL-1 和 IL-6 来应答 TNF。通过自分泌机制，TNF 能诱导一种自发扩增的恶性循环来增强破骨细胞的形成。

三、骨基质成分

成人骨无机成分约占 2/3，有机成分仅占 1/3。骨基质中的无机物通常称为骨盐，在电镜下呈细针状结晶，多数结晶沉积在胶原纤维中，结晶可衔接成链，沿纤维长轴平行排列，其排列方向显示出很强的抗压力效能。无机物占骨干重的 65%～75%，其中 95% 是固体钙和磷。骨质中次要的矿物质是镁、钠、钾和一些微量元素，包括锌、锰、氟化物和钼。在骨的有机成分中，胶原成分占 90%～95%，非胶原成分占 5%～10%。

（一）胶原

胶原分子（collagen molecule）或原胶原（tropocollagen）是组成胶原原纤维（fibril）的亚单位，约 300nm 长，1.5nm 宽，由三条多肽链（α 链）组成，呈左螺旋结构，三条左螺旋结构扭曲在一起，以氢键结合形成一种右螺旋的卷曲结构，即三链螺旋分子（triple helix）或超螺旋（super helix）结构，进而形成胶原微纤维（microfibril）。每一个胶原微纤维排列整齐，与周围的胶原微纤维交错。

胶原蛋白的三条肽链相互独立，其氨基酸排列都有一定的规律，排列顺序通常为甘氨酸-脯氨酸-Y 或甘氨酸-X-羟脯氨酸，X 和 Y 代表不同的氨基酸残基。甘氨酸的含量约占 1/3，脯氨酸和羟脯氨酸约占 1/6。胶原结构非常稳定，具有低免疫原性和良好的生物相容性等特征。胶原的功能是使各种组织和器官具有强度和一定的结构完整性。1mm 直径的胶原承受 10～40kg 的力。骨基质中的胶原主要为 I 型胶原，由成骨细胞分泌。胶原细纤维普遍呈平行排列，但也分支，交互连接成错综的网状结构。胶原细纤维的直径和其他种类有很大不同，但一般说，随着年龄增长，直径逐渐增粗，显得更密集。

（二）非胶原蛋白

非胶原蛋白通常约占类骨质（osteoid）的 20%，随着骨的成熟和钙化，比例逐渐下降为 5%～10%，虽然这些蛋白的含量较低，但它们对于骨的生长、再生、发育等有重要作用。

1. 骨钙素 骨钙素是一种低分子量的蛋白质，为骨基质中最丰富的非胶原蛋白。每个骨钙素分子约含 3 个 α-羧基谷氨酸残基（α-carboxyglutamic acid residues）。这些残基提供钙结合位点参与骨基质矿化或调节晶体生长。血清中骨钙素的水平可以作为成骨细胞活性的一个指标。

2. 骨涎蛋白 骨涎蛋白分子量约 33kD，含有 RGD 序列，可与细胞表面的整合素结合。骨涎蛋白可以紧密地与羟基磷灰石及细胞结合。免疫细胞化学染色的结果表明骨涎蛋白存在于矿化的骨基质中，但未在类骨质中发现。一般认为骨钙素或骨涎蛋白与胶原纤维结合形成局部高浓度的钙,导致矿物质沉积。骨涎蛋白通过促进破骨细胞与骨基质中的分子结合增加破骨细胞的骨吸收能力。

3. **骨桥蛋白**　骨桥蛋白与骨涎蛋白相似,也是带有负电荷的蛋白质,在分化的骨细胞中表达。骨桥蛋白也含有 RGD 序列,与细胞表面的某些整合素有特殊的亲和力,在骨的矿化及成骨细胞和破骨细胞与骨基质的黏附过程中起作用。在许多软组织中也有骨桥蛋白的表达。最近的研究表明骨桥蛋白在细胞介导的免疫反应中起关键作用。

4. **骨粘连蛋白**　骨粘连蛋白(osteonectin)是一个 32kD 的蛋白,具有与钙和胶原结合的区域。骨粘连蛋白的作用目前还不十分清楚,推测它参与骨基质矿化的起始过程。

5. **生长因子**　成骨细胞可以分泌多种生长因子(growth factors),如骨形成蛋白(bone morphogenetic proteins),转化生长因子-β(transforming growth factor-β),集落刺激因子-1(colony stimulating factor-1),粒细胞集落刺激因子(granulocyte colony-stimulating factor),碱性成纤维细胞生长因子(basic fibroblast growth factor,bFGF)和胰岛素样生长因子(insulin-like growth factor,IGF)。这些因子可以以自分泌或旁分泌的方式发挥作用,也可以与骨基质结合后发挥作用。在破骨细胞进行骨吸收时,这些生长因子都被释放或被激活,调节成骨与破骨活动。

BMP 和 TGF-β 是一个超家族,约有 40 个成员,在胚胎发育和骨细胞分化过程中必不可少。BMP-1 不同于其他 BMP 成员,与前胶原 C-蛋白酶相似,参与胶原纤维的形成。BMP-2、BMP-3、BMP-4、BMP-6、BMP-7 有诱导骨生成的作用。BMP-2 是成骨细胞的化学趋化剂。BMP-7 和 IGF-1 协同刺激骨细胞的增殖和分化。BMP 在骨细胞和很多软组织中表达,在骨折修复区、软骨和成骨细胞中,BMP-2、BMP-4、BMP-7 和 BMP 受体表达增加。成骨细胞受 BMP 作用,PTH 受体数目增加,碱性磷酸酶活性增加,合成胶原、骨钙素和其他非胶原蛋白。临床上,应用 BMP-2 和 BMP-7 的骨诱导作用可加速骨折愈合。

(三) 其他成分

矿化骨组织含有很少量的蛋白多糖,占骨有机成分的 4%～5%,其化学结构及免疫学特性与其他组织内的蛋白多糖有明显不同,其分子量大约为 120kD,其分子的 25% 为蛋白质。有资料表明,蛋白多糖聚合体抑制骨骺生长板钙化过程中羟基磷灰石生长沉积的效应高于单体,蛋白多糖单体的抑制效应强于糖胺多糖链。Buckwalter 的研究表明,正在钙化的软骨内,蛋白多糖的结构和大小均发生了改变。

脂质占骨有机基质的 7%～14%,主要分布于细胞外基质泡的膜上和细胞膜上,细胞内结构以及细胞外的沉积也有脂质的存在,主要为游离脂肪酸、磷脂类和胆固醇等。酸性磷酸酯与磷酸钙结合形成复合体,参与骨的钙化。可钙化的脂蛋白在骨骺软骨开始钙化时含量最高。

第二节　口腔骨组织及相关组织的生物学特征

一、牙　槽　骨

(一) 牙槽骨的基本结构

牙槽骨是颌骨包围牙根的突起部分,又称为牙槽突。按照解剖部位可分为固有牙槽骨、密质骨和松质骨。

1. 固有牙槽骨　固有牙槽骨(alveolar bone proper)是牙槽窝的内壁,又称筛状板,围绕于牙根周围,与牙周膜相邻。它是一层多孔的骨板,牙周膜的血管、神经通过筛状板的小孔与骨髓腔相通。固有牙槽骨属于致密骨,其靠近牙周膜的表面由平行骨板和来自牙周膜的穿通纤维所构成,骨板的排列方向与牙槽骨内壁平行,而与穿通纤维垂直。这些含穿通纤维的骨板称为束状骨(bundle bone)。在深部,靠近骨髓侧的骨板由哈弗系统所构成。研究表明,致密的牙槽骨会使骨吸收过程延长,束状骨比层板状骨更易被吸收,当束状骨吸收以后,层板状骨常由于缺少破骨细胞致使吸收被延迟。

2. 密质骨　密质骨位于牙槽骨的外层,和固有牙槽骨一样是致密骨。骨的外表面是平行骨板,深部为哈弗系统。

3. 松质骨　松质骨介于固有牙槽骨和密质骨之间,由骨小梁和骨髓所构成。骨小梁的排列方向常与咀嚼压力相适应,骨小梁的粗细和多少与牙的功能有关。骨髓腔为血管、神经所在部位,内部小的骨髓腔常常被纤维组织所覆盖,破骨细胞不易形成。

(二)牙槽骨的生物特征

从胚胎发育的角度看,颌骨属于扁骨,是膜内化骨,其胚胎发育过程不同于长骨,没有经过软骨钙化阶段,而是在最初形成的致密胚胎性结缔组织膜上由一个或多个骨化中心钙化而成。由于其胚胎发育过程与身体的主要承重骨——长骨不同,因此颅面骨骼又有其特殊性。

牙槽骨是高度可塑性组织,也是全身骨骼中变化最活跃的部分,它的变化与牙的发育和萌出、乳牙替换、恒牙移动和咀嚼功能均有关系。在牙萌出和移动的过程中,受压力侧的牙槽骨骨质发生吸收;而牵张侧的牙槽骨骨质增生。临床上即利用此原理进行错𬌗畸形矫治。生理状态下,牙因𬌗面磨耗及邻接面的磨耗而不断发生生理性的移位,牙槽骨也随之不断地进行着吸收和增生的改建。

不同部位的牙槽骨其结构不尽相同,上颌牙槽骨的唇侧面骨皮质很薄,而且有许多血管、神经穿过;下颌牙槽骨唇侧面骨皮质厚而致密,特别是外斜线所在部位,血管、神经少,相对组织改建缓慢,这样在进行牙移动或扩弓时,上下颌牙的移动就有差别。此外,个体差异及增龄变化也会对牙槽骨代谢的活跃程度产生影响,从而影响牙的移动。

二、牙　周　膜

牙周膜又称为牙周韧带(periodontal ligament),是牙槽骨中特殊的结构。牙周膜是位于牙根和牙槽骨之间的结缔组织,主要连接牙和牙槽骨,使牙得以固定于牙槽骨内并可调节牙所承受的咀嚼压力,具有悬韧带作用。

(一)基本结构

牙周膜是纤维性结缔组织,由细胞、纤维及基质组成,在牙周膜内分布着血管、淋巴、神经以及上皮剩余。牙周膜内的纤维主要为胶原纤维,少量弹性纤维只见于血管壁。主纤维束一端埋在牙骨质中,另一端埋在牙槽骨中,称为穿通纤维,或 Sharpey 纤维(Sharpey's fiber)。

(二)基质成分

在牙周膜中,细胞、纤维、血管及神经之间的空隙均为基质所充满,基质中存在多种胶原,目前已发现Ⅰ、Ⅲ、Ⅴ、Ⅵ、Ⅻ和ⅩⅢ型。Ⅰ型胶原占总胶原成分的80%,主要构成主纤维束,形成坚固的纤维附着于牙骨质和牙槽骨,是使牙周膜具备弹性,抵抗咬合力的分子基础。Ⅲ型胶原占总胶原成分的15%,构成网状纤维,分布于血管和神经周围。Ⅲ型胶原形成纤细的纤维原,主要提供组织弹性。Ⅴ型胶原覆盖在Ⅰ、Ⅲ型胶原的表面,加强细胞的附着和迁徙。Ⅵ型胶原为很短的纤维原,连接于Ⅰ型和Ⅲ型胶原之间。Ⅻ型胶原主要是起胶原与细胞外基质间联结的桥梁作用。正畸牙移动过程中除了牙槽骨的改建,牙周膜的改建也十分活跃。

其他主要成分还包括为黏蛋白和糖蛋白。牙周膜中的胶原纤维,蛋白多糖和组织液在牙齿承受咀嚼力时构成缓冲系统。

(三) 主要细胞成分

牙周膜内存在多种细胞,某些细胞具备向牙骨质细胞和成骨细胞分化的潜能,因此,牙周膜自身具备再生能力。

1. 成纤维细胞　由于牙周膜来源于牙囊组织,所以牙周膜成纤维细胞不同于牙龈成纤维细胞,属于外胚间充质细胞。与牙龈成纤维细胞相比有很多不同,牙周膜成纤维细胞增殖能力更强,碱性磷酸酶和环磷酸腺苷的活性更强。牙周膜成纤维细胞是牙周膜中的主要细胞,位于纤维和基质之间,其功能是分泌胶原、合成基质。

2. 未分化干细胞　牙周膜中存在未分化的干细胞(undifferentiated stem cells),它们具有分化为成骨细胞、成牙骨质细胞和成纤维细胞的能力。这些未分化的干细胞多位于血管周围或骨内膜周围,随着干细胞的分化逐渐向骨或牙骨质表面迁移。

(四) 牙周膜的生物学特性

牙周膜是多种重要细胞的来源,从结构和功能上看,牙周膜可以说是牙骨质与固有牙槽骨的骨膜,其中成纤维细胞对牙周膜胶原纤维的生成和更新起着重要作用。成骨细胞产生新骨,使新生的牙周膜纤维得以重新附着,保持牙与牙周的正常联系。成牙骨质细胞可以形成新的牙骨质,对牙骨质的修复起作用。

三、牙　骨　质

牙骨质(cementum)是覆盖于牙根表面的薄层矿化组织,位于牙根部牙本质表面。从解剖学观点来看,牙骨质是牙体组织,但从功能来看,它属于牙周组织,因为胶原纤维牢固地附着在牙骨质和牙槽骨上,使两者紧密相连。牙骨质的厚度依据不同的部位以及测量的方法差异很大,从数个微米到800微米不等,此外,牙骨质厚度还与个体、年龄有一定的关系,可随年龄而增加,与咀嚼功能相适应。

牙骨质结构与骨组织相似,但硬度较骨和牙本质低,无机盐占重量的45%～50%,有机物和水占50%～55%。牙骨质的矿化基质呈层板状排列,在其陷窝内有牙骨质细胞。与其他矿化组织结构不同的是,牙骨质的基础代谢很低,无血液供给、无淋巴系统和神经系统。在生理情况下,骨组织既有吸收又有新生现象,而牙骨质只有新生。正常情况下,牙骨质是不被吸收的。

(一) 无机成分

牙骨质中无机成分为45%～55%,主要成分是钙和磷,多以羟基磷灰石的形式存在。此外,还有少量的钠、镁、氯以及各种微量元素。其中氟的含量较其他矿化组织多,并以表面更为显著,且随年龄增长而增加。正常牙骨质和牙周病患者牙骨质的微量元素分析表明,牙骨质的微量元素组成受周围组织健康状况的影响较大,在炎症期间,牙骨质内一些元素如钙、铁的含量增高,而一些元素如锌、锶的含量则减少。在牙骨质的不同部位,微量元素的组成也有一定的差异。牙骨质的矿物质以磷灰石晶体形式沉积在胶原纤维上,或者胶原纤维周围。牙骨质中的钙磷比为1:1.7,与骨组织十分接近。

（二）有机成分

牙骨质的有机成分为22%,绝大部分为不溶性胶原,主要为Ⅰ型胶原,约占95%,其余为少量的非胶原蛋白和无定型基质。非胶原蛋白中研究较多的是牙骨质附着蛋白(cementum-derived attachment protein,CAP)和牙骨质来源生长因子(cementum-derived growth factor,CGF)。这些蛋白能够促进牙周韧带细胞合成、生长、黏附和移行,以及调节成牙骨质细胞分化等。

CAP是一组从牙骨质中提取的活性蛋白,能显著促进牙周韧带细胞和牙龈成纤维细胞等对根面的附着,是目前公认的成牙骨质细胞区别于其他细胞的标志性分子。CAP具有双重生物学效应:一方面作为趋化剂和附着蛋白,选择性促进牙周韧带中成牙骨质细胞的前体细胞向牙根表面的趋化、移行、黏附及生长;另一方面通过自分泌效应推动这些早期前体细胞向成牙骨质细胞系的分化。

CGF是一种胰岛素样生长因子,其相对分子质量为2.3×10^3的多肽。CGF也被认为是牙骨质所特有的,可单独或与其他因子如表皮生长因子交互作用于成牙骨质细胞及牙骨质周围的成纤维细胞、牙周膜细胞甚至成骨细胞。有人把CGF也作为成牙骨质细胞的一种标志性分子,CGF是具有有丝分裂原特性的蛋白。

牙骨质中非胶原蛋白还包括一些与矿化相关的基质蛋白,如骨涎蛋白、骨桥蛋白、玻璃粘连蛋白(vitronectin)、骨钙素、骨粘连蛋白、γ-羧基谷氨酸(γ-carboxyglutamic acid)、蛋白多糖等。此外牙骨质中还有一些促生长和分化的生长因子,如FGF、EGF和骨形成蛋白等。总之,牙骨质基质中活性蛋白的组成十分复杂,还需深入研究。牙骨质活性蛋白能调节其周围结缔组织中成纤维细胞的活性,因此对牙龈及牙周组织的形成和再生起着重要的作用。

第三节 口腔骨组织改建

一、骨组织改建的生物学特征

骨终身改建,一直处于骨吸收和新骨形成的动态过程。骨改建对于维持正常骨的形状和生理活动、骨折后修复都十分重要。正常的机械负荷也可引起骨改建。在出生后第1年,所有的骨骼均会通过骨改建发生置换,成年人每年约10%的骨骼产生骨改建。骨改建包括骨吸收和骨形成两部分,两者之间的失衡会导致多种疾病,如骨质疏松等。

二、骨改建的影响因素

影响骨改建的因素包括许多,如成骨细胞和破骨细胞之间相互作用以及钙的平衡等,其中生长激素的作用十分重要,如甲状旁腺激素(parathyroid hormone,PTH)、维生素D、生长激素(growth hormone)、类固醇(steroids)和降血钙素(calcitonin)以及细胞因子等。在众多的信号途径中,较为明确的是以下两条通路对骨改建的影响。

（一）花生四烯酸代谢产物在骨改建中的作用

花生四烯酸(arachidonic acid)存在于细胞膜上,被磷脂酶 A_2 从细胞膜释放,通过环氧化酶作用生成前列腺素(prostaglandin,PG)和血栓凝集素,还通过脂氧化酶代谢可产生白三烯(leukotrienes)和羟基花生四烯酸(HETEs)。这里主要介绍前列腺素在骨改建中的作用。

1. 前列腺素与骨吸收的关系

(1)促进破骨细胞的产生和骨组织改建:前列腺素可增加破骨细胞数目以促进骨吸收,当采用吲哚美辛等前列腺素抑制剂阻断其产生时,可以阻止破骨细胞的出现。

(2)介导其他细胞激肽、生长因子引起骨吸收:目前已证明,IL-1 的骨吸收促进作用是通过 PGE_2 介导的,吲哚美辛可阻断 IL-1 的骨吸收促进作用。

2. 前列腺素与骨形成的关系　前列腺素对骨代谢的作用与其浓度有关,在低浓度 $(10^{-9}\,mol/L)$ 时,促进人的成骨细胞 DNA 合成和细胞复制;在高浓度 $(10^{-6}\,mol/L)$ 时抑制细胞分化。前列腺素受体存在于成骨细胞表面,而不是破骨细胞表面。研究表明前列腺素可以促进快速扩弓后鼠顶骨人字缝中骨组织的沉积。

3. 影响前列腺素产生的因素

(1)激素、生长因子和细胞激肽:$1,25(OH)_2VitD_3$、甲状腺素均可以促进前列腺素产生;IL-1 是重要的局部骨代谢调节因子和炎症介质,TNF 是免疫和炎症反应介质,TGF、bFGF 是细胞生长与分化的调节因子,这些因子都可以促进骨组织中前列腺素的产生;其他如 EGF、PDGF、缓激肽等也有促进前列腺素产生的作用。

(2)前列腺素的自身放大作用:前列腺素可以升高细胞内 cAMP 水平,而 cAMP 也可以增加前列腺素的产生,从而形成一个正反馈。PGF_2 也可促进 PGE_2 的产生,这种自身放大作用在炎症性的骨丧失和机械应力引起的骨组织改建中十分重要。对骨组织的外部刺激可以通过前列腺素的这种自身放大作用引起骨组织自身的改建。

（二）第二信号系统在骨改建中的作用

组织细胞对于外部刺激的反应(无论激素还是机械力)都是通过细胞内部的信号系统调节的。内部信号系统又可称之为第二信使。经典的第二信使是指环磷酸腺苷(cAMP)。

细胞外的刺激作用于细胞膜上的受体与膜结合 G 蛋白相互作用,刺激或抑制腺苷酸环化酶的产生,使 ATP 转化为 cAMP,cAMP 可激活蛋白酶 A,使蛋白质磷酸化,从而引起一系列细胞反应。cAMP 被磷酸二酯酶降解为 $5'$-AMP 后失活。cAMP 是最先发现与机械力传导有关的细胞第二信使。已知前列腺素的生物活性作用有 cAMP 参与,当正畸力施加在牙周膜时,局部细胞的神经递质和激素使靶细胞内前列腺素释放,并激活腺苷酸环化酶产生 cAMP,继而 cAMP 作为第二信使,引起细胞代谢变化。

除 cAMP 以外,细胞膜上磷脂的代谢产物、细胞膜蛋白以及细胞骨架均承担细胞外刺激与细胞内化学变化之间的信号传导。

（三）骨改建的调节因子

骨组织改建受到系统因素、局部细胞激肽、生长因子、机械力等诸多因素的调控,这些因素综合作用最终影响局部的骨改建。近年来的研究表明,局部调节因子的作用是生理性、病理性骨改建的关键因素。

1. 白细胞介素-1　白细胞介素-1(interleukin-1,IL-1)是一个多功能的细胞激肽,有 IL-

1α 和 IL-1β 两型,最初是从单核-巨噬细胞中发现,后来证明全身多种细胞包括牙龈及牙周膜的成纤维细胞都可以产生。IL-1 是被最先发现可以调节骨吸收的由免疫细胞产生的多肽介质,也是目前发现最强的骨吸收促进因子,IL-1 可以诱导破骨细胞形成,刺激骨吸收,可以促进骨组织合成前列腺素,抑制骨形成,增加体外培养的骨组织中钙离子的释放量。IL-1 还可以促进成骨细胞胶原酶的产生,从而使胶原降解增加。

2. 肿瘤坏死因子 与 IL-1 相似,TNF 也存在 α、β 两个亚型,为骨吸收促进因子,可抑制骨胶原合成。大多数骨吸收促进因子是以成骨细胞为靶细胞,而 TNF 可以直接作用于破骨细胞。TNF 可以促进破骨细胞前体向破骨细胞的分化,但促进成熟破骨细胞的骨吸收作用必须通过成骨细胞介导。

3. 转化生长因子-β₁ 在众多的细胞激肽中,TGF-β₁ 是涉及骨沉积及骨吸收偶联过程的关键细胞激肽之一。成纤维细胞和成骨细胞均可产生 TGF-β₁。TGF-β₁ 是重要的结缔组织改建的调节剂,涉及牙周组织的迅速改建。它通过促进基质蛋白(胶原、纤维粘连素)的形成、蛋白酶抑制剂的生成及减少基质金属蛋白酶的合成达到促进组织基质生成的目的。成骨细胞直接受到 TGF-β₁ 的调节,TGF-β₁ 可导致成骨细胞的分化与增殖,抑制破骨细胞前体的形成及骨吸收。

4. 胰岛素样生长因子 IGF 是胰岛素的衍生物,是一种多肽分子,有 Ⅰ、Ⅱ 两型。骨基质中含有 IGF 多肽分子,体外培养的成骨细胞可表达 IGF-Ⅰ、IGF-Ⅱ 型基因。人的成骨细胞主要产生 IGF-Ⅱ,成骨细胞发生形变后,IGF 的基因表达可以发生改变。成骨细胞表面存在 IGF 受体。IGF 的主要作用是促进 DNA 合成和蛋白质合成,促进成骨细胞增殖,加强成骨细胞活性。Ⅰ型和Ⅱ型 IGF 均可增加Ⅰ型胶原的表达,减少胶原降解。骨细胞受到机械力作用后,IGF mRNA 表达,IGF 蛋白质合成增加,成骨细胞骨基质合成作用加强。目前认为,IGF 与破骨细胞的关系是间接作用,IGF 通过成骨细胞介导,促进单核的破骨细胞前体分化,并促进成熟破骨细胞的骨吸收。

5. 成纤维细胞生长因子 成纤维细胞生长因子(fibroblast growth factor,FGF)家族目前已包括了 9 名成员,为具有多种生物学功能的多肽。成骨细胞和肥大软骨细胞层表达 FGF 的受体,骨基质中存在 FGF-1 和 FGF-2。FGF 对成骨细胞的作用较为复杂。培养的成骨细胞经 FGF 处理 24 小时,可以促进其胶原合成,但持续长时间的 FGF 处理可以抑制成骨细胞Ⅰ型胶原的合成能力。FGF 促进破骨细胞的分化与 PGE 有关,FGF 亦可增加鼠颅骨培养基中钙离子的释放。目前认为,FGF 是一个骨吸收的局部调节因子。

三、力学刺激与骨改建

(一)机械力引起骨改建的基本理论

骨的机械应力是以 microstrain($\mu\varepsilon$)为单位来计算,即 $\varepsilon \times 10^{-6}$。1 个 microstrain 相当于 1m 长的骨组织发生 1μm 形变。骨受到的应力过低,骨吸收会超过骨沉积导致骨量的丢失。当应力水平达到生理范围(200~2500me)就会形成骨吸收与骨沉积的平衡。应力水平在 2500~4000$\mu\varepsilon$ 的范围内,骨沉积会超过骨吸收,当应力超过 4000$\mu\varepsilon$ 时,可发生病理性超负荷。

在机械阈值理论(mechanostat theory)中,Frost 提出对于层板状骨能够引起骨沉积的最低有效应变量(minimum effective strain,MES)为 1500~3000$\mu\varepsilon$。如果应变低于 100~

$300\mu\varepsilon$,骨吸收就会出现,而对于松质骨,引起骨沉积的应变量应更大一些。根据这一理论,正畸过程中压力侧牙槽骨吸收或者是由于负荷不足,或者是由于负荷过大所致。

根据这一理论,引起牙槽骨改建的关键不是力值的大小,而是力在组织中的分布。因此,牙根的形状、面积、牙槽骨的致密度,以及牙移动的方式都会影响骨的代谢平衡。力作用于牙,通过牙周膜传导到牙槽骨,在牙槽骨中分布产生应变。骨组织处于一种动态的平衡中,如果应变量很小,骨代谢处于负平衡状态,以吸收为主,会导致骨量丢失。随着应变值增加,骨代谢进入正平衡状态,骨沉积增加。应变继续增大超过一定界限,骨代谢又表现为负平衡,这时骨组织中出现微小损伤,而修复的速度不能赶上损伤的速度,则骨量减少(图5-3)。

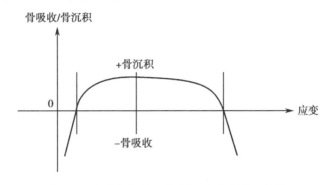

图 5-3　应变量与骨吸收/骨沉积变化关系曲线

(二)机械力引起骨改建的机制

1. 对细胞骨架的改变　任何由于机械力或生物学因素所导致的细胞变形、细胞膜牵拉、细胞外基质的改变都可以通过细胞骨架传导到细胞内,使蛋白质大分子的亚单位结构发生改变,从而使细胞的生物学活性发生变化,细胞骨架通过跨越细胞膜的蛋白质整合素与细胞外基质发生关系。对附着于弹性底面的牙龈纤维细胞施以机械牵拉力,当细胞的拉伸长度达到胞体的 2.8% 时,细胞内钙离子的浓度发生波动,这种钙离子浓度变化的持续时间可达 1000 秒;而拉伸长度相当于胞体的 1% 时,则没有细胞内钙离子浓度的变化。应用细胞松弛素 D(cytochalasin D)干扰肌动蛋白的聚集,可以阻止机械变形所引起的细胞内钙离子浓度的变化,可见,是细胞骨架介导机械形变引起了细胞生物学反应。

2. 机械力对前列腺素的影响　对体外培养的成骨细胞施以机械力,可引起细胞内 PGE_2 含量的明显升高。免疫电镜观察发现,细胞表面有高浓度的 PGE_2,放射免疫法测量发现上清液中 PGE_2 含量也增高,说明机械力能促进细胞分泌 PGE_2。将从健康人牙龈分离的成纤维细胞种植在一个可弯曲的塑性生长表面,弯曲面上成纤维细胞受到拉伸,其细胞质内 PGE 的含量增加。正常情况下,细胞内不储存 PGE,故机械力可以刺激 PGE 的合成,并可释放到细胞间液中,与靶细胞发生作用。

3. 机械力对第二信使通路的影响　受正畸力作用后,猫的尖牙牙周组织中 cAMP 含量发生改变,前列腺素浓度增加。从胚胎颅骨和骨膜中分离骨细胞进行体外培养,对其施以机械力会迅速引起 cAMP、PGE_2 和 DNA 的合成同时升高。吲哚美辛阻断前列腺素的生成,可以阻断机械力对骨细胞的这种作用;而在培养基中加入 PGE_2,可产生类似机械力的作用,使细胞内 cAMP 的含量及胸腺脱氧核苷含量升高。

另一方面,机械力使细胞膜受到牵拉,激活磷脂酶 A_2 将花生四烯酸从胞膜上释放,花生四烯酸在前列腺素合成酶的作用下产生前列腺素,特别是 PGE_2 被迅速合成并释放到局部组织,PGE_2 与成骨细胞表面的受体结合,引起细胞内 cAMP 升高、Ca^{2+} 浓度升高,刺激DNA 合成,活跃成骨细胞,引发了破骨细胞的产生及骨吸收活动。

4. 机械力对骨组织相关基因的影响 立即早期基因(immediate early gene,IEGs)是指一类在细胞受到不同刺激后迅速被激活的一类基因,此时在转录水平其他蛋白还没有合成,目前已知的 IEGs 有 40 余种,研究较多的包括 *c-fos*、*c-jun*、*c-myc* 等。IEGs 与细胞的生长和分化的早期调节有关。目前认为,IEGs 在成骨细胞的分化和增殖过程中也起关键作用。对鼠的长骨施加弯曲力 2 小时,骨膜细胞内的 *c-fos* mRNA 表达增强。使成骨细胞发生机械形变,可以迅速诱发 IEGs 的表达。超重力作用可以诱导鼠成骨细胞 *c-fos* 和 *Egr-1* 的表达,EGF 也可诱导成骨细胞 *Egr-1* 的表达。*Egr-1* 基因产物能够影响细胞激肽的产生。由于立即早期基因与细胞激肽和生长因子所引起的形变反应一致,说明机械变形所激活的信号与生物活性物质所激活的信号相似,故有人将这些立即早期基因称之为第三信使。

四、口腔骨改建的特征和重要性

牙槽骨是人体骨组织中代谢最活跃的部分,一生都处于不断的变化之中,牙槽骨组织的健康状况直接影响口颌系统的功能与健康。牙周病是造成牙缺失的最主要原因,其病理特征表现为牙槽骨的进行性吸收。如何防止牙槽骨的吸收、稳定以及恢复被吸收的牙槽骨组织,是牙周科医师为之奋斗的目标。口腔颌面外科常可见到由于肿瘤、外伤、唇腭裂等原因所致的颜面骨组织缺损,为恢复颜面形态,常常要使用自体骨、异体骨以及各种骨的代用品,修复材料的选择及其与自体骨组织的相容性直接影响手术预后。近年来以骨再生理论为基础,骨牵张延长技术在临床推广和应用,使局部组织缺乏的患者可以利用自身骨组织的再生能力修复身体外形。口腔修复科的患者随着牙的缺失,牙槽骨由于缺少功能刺激会逐渐发生萎缩,使修复体的固位发生困难。牙槽嵴增高术及种植体技术的应用可以明显地改善修复体的固位。口腔正畸科的目标是矫治各种错𬌗畸形,通过牙在骨组织中的移动,以及对颌骨生长发育的控制达到矫治目的。因此,了解骨组织的代谢过程和颌骨生长发育的规律,将有助于正畸医师的诊断、设计及对矫治效果预后的判断与保持。除此以外,颞下颌关节病患者髁突软骨的修复及根尖病变的组织修复也与骨组织代谢有密切的关系。了解骨代谢的有关知识对解决口腔医学中的问题,以及对口腔科学的发展有重要意义。

第四节 口腔颌骨疾病的生物学基础

一、代谢性骨病的生物学基础

骨骼是一个代谢非常活跃的组织。成人骨骼虽无明显增大或缩小,也有 3%～5% 骨质处于不断重建中,放射性核素研究表明每年约有 18% 的总骨钙参与骨骼的重建过程。在骨代谢中,如骨质吸收和骨质形成失去动态平衡,便可出现各种代谢性骨病。代谢性骨病(metabolic bone disease)是由多种原因所致的以骨代谢紊乱为主要特征的一组全身骨的代谢性疾病,常伴有钙、磷、维生素 D 的代谢异常和甲状旁腺功能异常,其发病机制包括骨吸收、骨生长和矿物质沉积 3 个方面的异常。临床上以代谢紊乱所致的骨转换率异常、骨量及骨质量改变、骨痛、骨畸形和易发生骨折为主要表现。代谢性骨病包括骨质疏松、佝偻病-软骨病、原发性甲状旁腺功能亢进、原发性甲状旁腺功能减退、中毒性骨病（维生素 D、氟、镉、铅、磷等中毒）、黏多糖代谢异常等。

（一）骨质疏松的生物学基础

骨质疏松症是以骨组织显微结构受损，骨矿化成分和骨基质等比例不断减少，骨质变薄，骨小梁数量减少，骨脆性增加和骨折危险度升高为特征的一种全身骨代谢障碍性疾病。据国际骨质疏松基金会的统计数据显示，骨质疏松症目前危害着全球大约 1/3 的 50 岁以上女性和 1/5 的 50 岁以上男性。骨质疏松分为原发和继发两种。原发性骨质疏松是由于绝经后的低雌激素水平及增龄变化造成的，占所有骨质疏松症的 80％。继发性骨质疏松症则是由于体内功能紊乱所造成，如甲状旁腺功能亢进、甲状腺功能亢进、性功能减退、糖尿病等，还可源于糖皮质激素和甲状腺激素的替代治疗所造成。

1. 骨质疏松的生物学基础　骨质疏松症的病因与发病机制目前尚未完全清楚，比较公认的致病原因主要有内分泌紊乱、钙代谢失调、废用因素等。其生物学表现为破骨细胞的功能相对亢进，而成骨细胞的分化增殖能力降低和生物学功能衰退。

妇女绝经后的骨质疏松症起因是雌激素的减少。研究表明，如果基因敲除破骨细胞的雌激素受体，实验小鼠骨组织的骨钙含量会下降，动物体内破骨细胞的数量增加。给普通实验小鼠注射雌激素，可导致破骨细胞中启动细胞凋亡的基因变得活跃，最终引起破骨细胞死亡，但缺乏雌激素受体的实验小鼠，其破骨细胞无明显改变。即雌激素借助雌激素受体作用于破骨细胞，可缩短破骨细胞的寿命，进而维持骨钙含量。对骨质疏松患者成骨细胞生物学特性的研究发现，生长中、晚期的骨质疏松症成骨细胞可向成纤维细胞样细胞形态转化，骨钙素、碱性磷酸酶和Ⅰ型胶原的分泌功能部分丧失，并表达非特异性Ⅲ型胶原，而呈现成纤维细胞样变。因此，骨质疏松成骨细胞可发生退变，导致骨基质分泌减少、骨基质钙化不完全。

2. 骨质疏松的口腔表现　骨质疏松症在口腔的特征为口腔骨丢失，表现为颌骨、牙槽骨或剩余牙槽骨的骨量减少或骨丢失，最终引起剩余牙槽骨的快速吸收和牙周炎的进展加剧。

研究表明，老年人原发性骨质疏松症患者颌骨骨矿含量不同程度的降低，呈骨质疏松状态，并且上颌骨的变化更显著。剩余牙槽骨吸收与系统性骨质疏松症有显著性关系。许多无牙殆患者表现出快速剩余牙槽骨吸收，其中多数为绝经期妇女。在严重骨质疏松的绝经后妇女，除颌骨骨矿含量明显减低外，当有牙周病存在时，其附着丧失更严重。也有研究认为绝经年限与牙槽骨丢失和附着丧失直接相关。由于骨质疏松和牙周病存在多因素病原的特征，两者之间的联系尚需进一步明确。

（二）原发性甲状旁腺功能亢进的生物学基础

原发性甲状旁腺功能亢进是由于甲状旁腺发生增生、腺瘤或腺癌，分泌大量甲状旁腺激素（parathyroid hormone，PTH）进入血液循环中，作用于骨、肾和小肠，从而引起高血钙、低血磷等一系列病理性的钙磷代谢紊乱。PTH 可以促进破骨细胞的作用，使骨钙（磷酸钙）溶解释放入血，致血钙和血磷浓度升高。当它们在血中的浓度超过肾阈时，便经尿排出，导致高尿钙和高尿磷。PTH 能通过加强远端肾小管对钙的回吸收，抑制近端肾小管对磷的回吸收，致尿磷排出增多，血磷降低。因此，当发生甲状旁腺功能亢进时，临床上表现为高血钙、高尿钙、低血磷和高尿磷。此外，原发性甲状旁腺功能亢进所致的骨骼病变主要表现为破骨细胞数目增多、骨质吸收增强，呈不同程度的骨质脱钙，结缔组织增生构成纤维性骨炎。严重时引起多房囊肿样病变及"棕色瘤"，易发生病理性骨折及畸形。骨病分布以指骨、颅骨、下颌骨、脊椎和盆骨等处较为明显。此外，也可发生骨硬化等改变。

原发性甲状旁腺功能亢进在颌骨表现的特征为，当颌骨被侵犯时可增大，由于支持牙的骨组织很快被吸收，所以出现牙松动、移位、关系紊乱。X线表现为界限清楚的局限性囊肿样的密度减低区，可单房或多房，牙槽骨的硬骨板部分或全部消失。

二、遗传性骨病的生物学基础

遗传性骨病是一大组临床和遗传异质性较强的骨软骨发育不良疾病，《国际遗传性骨病分类标准（2006年版）》共纳入372种遗传性骨病。其中与颅颌面骨骼相关的遗传性骨病包括骨硬化症、成骨不全、锁骨-颅骨发育不良、Crouzon综合征等。

（一）骨硬化症的生物学基础

骨硬化症（osteopetrosis）是一组由破骨细胞数目减少或功能障碍所导致的骨密度增高性疾病。目前已发现近十种破骨细胞分化及功能相关基因突变可以导致该病发生，如 *RANK*、*RANKL*、*TCIRG1*、*CLCN7*、*OSTM1*、*CA Ⅱ* 等。其中 RANKL 是破骨细胞分化与活化的因子，是破骨细胞发育的关键胞外调节因子。RANKL 结合且活化其特异性受体RANK，从而刺激破骨细胞前体分化、存活与融合，活化成熟破骨细胞，阻止其凋亡。因此，*RANK* 和 *RANKL* 基因缺陷可以导致破骨细胞数目减少，从而引发骨硬化症。*RANKL* 基因突变患者外周血单核细胞可以在体外经外源性 RANKL 成功诱导刺激其成为有功能的破骨细胞。*TCIRG1*、*CLCN7*、*OSTM1*、*CA Ⅱ* 基因缺陷致病的主要生物学基础是直接或间接影响破骨细胞的酸化能力，进而导致骨无机基质的吸收障碍，钙化软骨基质和原始骨小梁重吸收变慢，以致软骨基质持续钙化，骨组织不能改建，钙化的软骨细胞堆积，骨质变得致密而硬脆。其他骨骼的改变主要是骨皮质增生，骨松质致密，结构不整齐，骨内血管、脂肪及髓样物质减少，骨皮质和髓质分界不清，髓腔缩小甚至消失。

骨硬化症患者的颌骨同样出现骨密度增高，破骨细胞功能降低。由于部分骨硬化症患者的造血功能、免疫功能低下，造成该类患者易发各种感染，其中颌骨骨髓炎是常见的并发症之一，由于颌骨的病理特征，此类感染反复发作，死骨形成缓慢，在治疗时需要特别注意死骨清除的时机。此外，部分骨硬化症患者存在牙发育异常，主要表现为牙萌出异常、埋伏牙、牙根发育不全、釉质发育不全等。

（二）成骨不全的生物学基础

成骨不全，或骨形成缺陷症（osteogenesis imperfecta，OI）、脆骨病（brittle bone disease），是一种主要累及骨骼、肌腱、筋膜、韧带、牙本质和巩膜等的疾病，典型特征为骨骼脆性增加，发病率为 1/20 000～1/40 000，是由于Ⅰ型胶原基因突变而导致的骨基质形成不全。胶原是多种结缔组织的主要成分，维持着组织和器官的结构完整，并与人体早期发育、器官形成、细胞间的连接、细胞趋化、血小板凝集以及膜的通透性等功能密切相关。所有胶原分子都是由 3 条 α 链组成的三股螺旋结构，约 90% 的成骨不全患者是由于Ⅰ型胶原 α1 链和 α2 链基因突变所致。如果由于缺陷链的存在影响了三股螺旋的折叠，那么未折叠的分子将在成纤维细胞内发生堆积，然后被降解。如果缺陷的 α 链已经形成了三股螺旋，螺旋中缺陷的分子可以扭曲,进而妨碍正常胶原纤维的形成,影响纤维的形态。Ⅰ型胶原是组成骨骼有机基质的主要成分,其异常最终导致骨皮质变薄,骨小梁纤细,常有微小骨折发生。

Ⅰ型胶原是牙本质的重要细胞外基质,因此成骨不全患者的一个口腔特征为牙本质的发育不全,其临床特征与乳光牙近似,牙本质发育不良造成釉质和牙本质易分离、牙本质易磨耗、牙形态异常、髓腔闭锁等。

(三) 颅骨锁骨发育不良的生物学基础

锁骨颅骨发育不良(cleidocranial dysplasia,CCD)的典型特征包括单侧或双侧锁骨发育不全或发育异常,颅骨横径过大及囟门骨化延迟等,为常染色体显性遗传,发病率约1/1 000 000。RUNX2 基因是 CCD 的主要致病基因,编码成骨特异性的转录因子,即核心结合因子 α(core-binding factor α1,Cbfa1)。RUNX 2 作为重要的成骨细胞分化转录因子参与调控成骨细胞分化进程中细胞外基质蛋白的基因表达,同时通过调节软骨、成骨细胞的分化完成对骨生成的控制,对成骨细胞的成熟、稳定起了重要的作用。在 Runx 2 C 端缺失鼠实验中发现因为成骨细胞成熟受到抑制,骨不能形成,并最终导致骨细胞和成骨细胞稀少,缺乏结合质,骨髓腔较小,其中血管少,呈显著的纤维性变。其机制在于 Runx2 基因通过 C 末端区域与其他的转录因子、协同因子、共抑制因子等作用从而激活或阻遏相关基因表达。Runx 2 C 端 COOH 基团通过活化促进骨细胞定型发育的基因来促进成骨细胞的成熟。

除了颅骨的特殊表现外,CCD 患者颌面口腔的另一个口腔特征是牙数目增多,表现为已萌出和埋伏牙数目的增多,额外牙通常发育不良。

(四) Crouzon 综合征发生的生物学基础

系颅缝早闭综合征之一,是由于颅缝过早骨化闭合引起,本病系常染色体显性遗传。绝大部分 Crouzon 综合征病例的基因定位于成纤维生长因子受体 2(fibroblast growth factors receptor 2,FGFR2)基因。FGFR2 基因某些位点突变造成 FGFR2 中半胱氨酸残基的产生或消除,从而形成不成对的半胱氨酸;另一些突变使 FGFR2 构象改变。结果都使受体分子间形成二硫键,而自发形成受体二聚体。这一过程无需成纤维细胞生长因子的激活,称为配体非依赖的 FGFR 活化。而 FGFRs 形成受体二聚体的结果是,两个 FGFR 的胞内酪氨酸激酶活性区域之间相互自发磷酸化,进而激活酪氨酸激酶活性,也就是过度激活了 FGFR2 的下游信号,从而影响细胞内转录因子的变化。有学者认为,在骨缝成骨时,FGFR2 信号增强,可促使成骨细胞到骨细胞的转化,并促使成骨细胞凋亡,同时可以加速成骨中的矿化,这个作用将会耗尽骨缝周围增殖活跃的间充质细胞,使骨缝发生骨性融合。颅缝过早闭合以及眼眶和上颌骨缝隙早闭,造成颅腔狭小、眼眶浅和眼球突出、鹰钩鼻、上颌骨发育不良和下颌相对前突等。这些解剖学改变可引起颅内高压、失明等并发症。

三、颌骨骨源性肿瘤的生物学基础

原发于颌骨的肿瘤,从其组织来源可分为牙源性及非牙源性两大类。牙源性肿瘤是由成牙组织,即牙源性上皮、牙源性间充质或牙源性上皮和牙源性间充质共同发生的一组肿瘤,包括真性肿瘤和发育异常。非牙源性肿瘤主要有骨源性(软骨性、骨性、结缔组织性、巨细胞性等)肿瘤、骨髓源性肿瘤、血管源性肿瘤、神经源性肿瘤以及转移性肿瘤。本部分主要介绍两种具有代表性的颌骨骨源性肿瘤。

（一）颌骨巨细胞瘤的生物学基础

骨巨细胞瘤（giant cell tumor of bone，GCT）源于骨髓结缔组织间充质细胞，以基质细胞和多核巨细胞为主要结构，是一种潜在恶性或介于良恶之间的溶骨性肿瘤。好发年龄20～40岁，性别差异不大，好发部位为股骨下端和胫骨上端。骨巨细胞瘤的发病机制目前还不清楚。与其他实质性肿瘤相比，骨巨细胞瘤的瘤组织十分松软脆弱，血供丰富，瘤组织呈红褐色，肉眼可见黄色的含铁血黄素物质沉积。囊样变多见，近边缘部位有时可刮出较硬韧组织，是由于反应性纤维组织成分较多之故。镜下可见多核巨细胞均匀散布于大量圆形、椭圆形或肥硕的短梭形单核间质细胞中，两者的胞核无论在体积、形状及染色方面均十分相像。

颌骨巨细胞病变的描述已逾百年。一些疾病的颌骨组织学表现有多核巨细胞，但同时具有该病的特征性表现，如甲状旁腺功能亢进症、巨颌症、动脉瘤性骨囊肿、骨纤维异常增殖症等。此外，颌骨巨细胞瘤和巨细胞肉芽肿的鉴别诊断也一直是大家关注的一个重点。很多学者认为发生于颌骨的巨细胞病变都属巨细胞肉芽肿而非肿瘤。巨细胞瘤最常发生在软骨内骨化成骨部位，极少见于膜性成骨部位，颌骨、颅骨是膜性成骨，因此极少发生巨细胞瘤。

常见的癌基因有 ras、myc、neu（HER-2 或 c-erbB-2）等，而抑癌基因有 Rb（retinoblastoma protein）、p16（cyclin-dependent kinase inhibitor 2A，CDKN2A，p16^{Ink4A}）、p53（protein 53 或 tumor protein 53，TP53 gene）等，近年来科研工作者们针对巨细胞瘤中这两大类基因表达做了大量的研究。研究表明，经过刮除术后复发的 GCT 患者检测到 $TP53$ 和 H-ras 突变，GCT 的胞核有 p53 和 H-ras 蛋白的异常积聚，提示癌基因和抑癌基因的突变在巨细胞肿瘤的恶性转变中发挥了重要作用。此外，p53 与 c-myc 是一个有效预测 GCT 进展的重要指标。研究发现在 GCT 以及其他巨细胞含量丰富的肿瘤中，p21 表达增高；且与细胞周期蛋白 D1 相互结合的 p21 增多，但 p21 在巨细胞含量丰富的肿瘤中的作用机制还有待于进一步研究。目前认为 p63 蛋白在 GCT 中的阳性率显著高于其他肿瘤组织，如软骨细胞瘤、动脉瘤样骨囊肿，以及其他巨细胞含量丰富的肿瘤。因此，p63 可以作为区分 GCT 与其他巨细胞含量丰富的肿瘤的一个有用的生物肿瘤标志物。

（二）颌骨骨肉瘤的生物学基础

骨肉瘤又称成骨肉瘤（osteogenic sarcoma）为最常见的恶性骨肿瘤，发病率占恶性骨肿瘤的21%，约5%的骨肉瘤发生在颌骨。患者以男性多见，约占62%。平均发病年龄为34岁，较一般骨肉瘤的发病年龄高。上颌与下颌发病率几乎相等。下颌者主要位于下颌体，其余发生在下颌联合、下颌角、升支和颞下颌关节等处。上颌者多发生于牙槽嵴和上颌窦，腭部少见。表现为肿胀和局部疼痛，可出现牙松动、移位和局部感觉异常。X线表现为髓腔内骨质破坏与新骨形成并存。骨破坏区显示骨密度减低呈筛孔状、虫蚀样。骨形成区骨密度增高呈絮状阴影或硬化。肿瘤刺激骨膜可引起骨膜反应，出现 Codman 三角。层状骨膜反应或放射状骨针，在诊断上均有重要意义。早期颌骨骨肉瘤可出现特征性牙周间隙增宽，这是肿瘤侵袭牙周膜及邻近牙槽骨吸收的结果。

颌骨骨肉瘤的病理特征为：肉眼观，受累颌骨膨隆，肿瘤无明显界限，常穿破骨皮质达软组织；根据肿瘤性骨的形成多少不同，呈现不同程度的沙砾感；肿瘤细胞有不同程度的异型性，核分裂多可少；肿瘤细胞向成骨、成软骨和成纤维细胞3个方向分化。发生在颌骨的成骨肉瘤主要为成软骨细胞型,预后较好。因此,有学者提出应从一般型成骨肉瘤中分出,作为特殊类型骨肉瘤之一,称为颌骨骨肉瘤。

近年随着分子生物学研究的发展,对骨肉瘤发生机制在分子水平有了一定认识,发现骨肉瘤与多种基因或分子存在联系。血管内皮生长因子(vascular endothelial growth factor,VEGF)被认为是最主要的血管生成因子,其高水平表达是多种肿瘤转移和预后的独立指标。多项研究表明,VEGF能特异性促进血管内皮细胞分裂、增殖及血管生长和侧支循环的建立,其表达水平与骨肉瘤肿瘤组织血管化程度及恶性程度呈正相关。色素上皮衍生因子(pigment epithelium-derived factor,PEDF)具有促进神经元分化、调节成纤维细胞周期等多种生物学特性。PEDF可通过抑制VEGF和诱导内皮细胞凋亡而在骨肉瘤中表现出强力抑制血管形成作用,同时可促进细胞分化和增殖。在动物体内实验中,PEDF过表达导致骨肉瘤的肿瘤生长、浸润及转移受抑。c-myc基因是发现较早的原癌基因之一,它的过表达与骨肉瘤细胞的生长、增殖、转移及患者预后有密切关系。基质金属蛋白酶是一类与生理组织重构和血管化过程中细胞外基质分解相关的酶,MMP13在骨肉瘤中高表达,可促进肿瘤生长,将其基因敲除后可降低骨肉瘤生长率。

(段小红)

第五节　口腔种植学的生物学基础及临床应用

一、骨结合理论

骨结合(osseointegration)理论由 Brånemark 教授首先提出,指埋植在体内的种植体与组织之间几乎不存在骨以外的如结缔组织等的结合。成功的种植体与骨组织应为骨结合,即负载咬合力的种植体表面与有活力的骨组织之间存在结构和功能上直接的联系,种植体与骨组织之间不间隔任何组织。

(一)骨结合的组织结构特点

种植体在骨内的组织反应分为以下 3 个阶段:

第一阶段:种植体植入后表面被血块包绕。由于骨髓内蛋白质、脂质、糖蛋白等生物高分子吸附,形成适应层(conformation layer),骨髓内细胞则在其外侧散在。

第二阶段:术后 7 天时,能见到部分成骨细胞活动。同时,由于钻骨切削引起的骨损伤,植入时对骨过分的压力而使骨组织部分吸收。此时,组织破坏与增生同时发生,但以创伤修复为主。

巨噬细胞和其他吞噬细胞吞噬吸收了适应层,一些骨髓内细胞聚集在种植体表面,形成种植体-细胞间有机的结合。此时,在生物活性材料的适应层内,诱发磷灰石的化学析出,形成化学性钙化层,以此为基础向成骨细胞分化,随后即开始生物学骨化。此过程与第三阶段有交叉。

第三阶段:植入 3 个月后,在种植体周围形成胶原纤维,之后形成网状纤维结构,逐步完成骨结合。

(二)种植体表面结构对骨结合的影响

种植体表面修饰的方法主要分为化学法、物理法和电化学法三大类。经过表面修饰的钛及其合金成为生物活性金属,有优越的生物相容性和骨引导作用,缩短了骨结合时间。

HA 是最常见的生物活性陶瓷之一,常用于种植体的表面改性。多孔低结晶度的 HA 或可吸收的磷酸钙涂层在一定的时间内溶解,为骨引导提供了良好的环境。

钛及其合金表面粗化使其具有纳米级的粗糙结构,纳米级材料孔隙的形态结构和大小为微米级,可以调节骨细胞的迁移生长。其表面化学立体微观尺度为纳米级,可以调节与其接触的骨细胞的黏附、伸展和基因表达。纳米表面的化学特性,例如表面功能基团、电荷分布,形态结构包括颗粒大小、形状、分布等,对植入体和硬组织的结合以及植入体长期的稳定性至关重要。

钛表面增加氧化膜厚度,使其具有高表面能特点,有利于与骨组织中的 OH^- 结合,促进特异蛋白质在表面吸附。该氧化膜较致密、且有自我修复能力,可以防止钛离子释放和组织液对金属的腐蚀。

将具有脯氨酸等中性氨基酸和含有碱性或酸性侧链的氨基酸蛋白质,如 BMP 复合于种植材料表面,能使材料形成具有生物活性的化学结合界面。BMP 等作为骨诱导因子,可以刺激 DNA 的合成和细胞复制,并通过作用于未分化的间质细胞膜和细胞质内受体,诱导成纤维细胞转化为软骨细胞而形成骨。

二、骨增量技术的生物学基础

骨量不足限制了种植义齿在牙列缺失或牙列缺损患者中的应用。骨增量技术是在种植术中为纠正牙槽嵴骨量不足而采用的外科技术,是扩大种植义齿适应证的有效方法。

(一)引导骨组织再生技术的生物学基础

引导骨组织再生(guided bone regeneration,GBR)技术基于引导组织再生(guided tissue regeneration,GTR)技术发展而来。其原理是根据各类组织细胞迁移速度不同的特点,将屏障膜置于软组织和骨缺损之间建立生物屏障,创造一个相对封闭的组织环境,阻止结缔组织细胞和上皮细胞进入骨缺损区,允许有潜在生长能力、迁移速度较慢的前体成骨细胞优先进入骨缺损区,优势生长,同时保护血凝块,减缓压力,实现缺损区的骨修复性再生。

屏障膜(barrier membrane)应有足够的硬度或有移植材料的支持,保证良好的稳定和固位作用,才能够保证骨再生的空间环境。骨量不足时,将各种骨移植材料置于缺损区,成为骨再生的支架。这些移植物必须在一定的时间内促进骨组织的再生,同时逐步被新生骨替代。理想的骨移植材料应具备以下几个特点:①骨结合作用,以化学黏附的方式附着在骨组织表面,两者之间没有纤维组织的干扰层;②骨传导作用(osteoconduction),能使骨沿其表面生长;③骨诱导作用(osteoinduction),引导多能干细胞在其表面分化成为成骨细胞;④成骨作用(osteogenesis),由骨移植材料中的成骨细胞产生新骨。

(二)上颌窦底提升术的生物学基础

上颌窦提升术是指由于牙齿拔除后上颌窦气化增大,上颌后牙区种植骨量不足时,将上颌窦黏膜从窦底剥离后提高,在此窦底黏膜与窦底骨之间植入骨移植材料的骨增量技术。

上颌窦提升2周后,上颌窦底膜能够保留正常的纤毛上皮和浆液腺结构,并在提升区域周边首先形成编织骨。编织骨内有立方形的成骨细胞,提示成骨活跃。靠近皮质骨一侧 ALP 含量增高,靠近上颌窦底膜一侧 TRAP 染色的破骨细胞含量增高。

提升4周后,提升区域体积变小,大部分有新形成的编织骨。细胞活动类似于2周时。

在第 2～第 6 周期间,提升区域高度及体积减小最明显。第 2～第 4 周期间,破骨细胞数量最多。

提升 8 周后,提升区域呈深凹形,有一薄层皮质骨在上颌窦侧壁和上颌窦底膜侧形成。10 周后,逐渐转变为板层骨,骨组织结构趋于成熟。

（三）Onlay 植骨术的生物学基础

Onlay 骨块移植是将从自体不同部位获取的游离骨块固定在骨增量部位的骨膜下方,促使移植骨块与原有牙槽骨愈合的骨增量方法。Onlay 骨块移植的组织再生和愈合机制主要有 3 个理论:成骨细胞理论、框架理论及骨诱导理论。

成骨细胞理论认为在骨移植的过程中出现了众多成骨细胞使骨质再生。Barth 提出的"框架理论"则强调通过骨传导实现骨质再生。移植部位的细胞成分丧失,来自受体部位的成骨细胞定居在残留的无机物框架上,或者移植块内的无机物为成骨细胞迁入提供支架。任何游离移植块靠近有活力的骨质表面都能形成类骨质层,钙化成熟后成为板层状骨。骨传导受游离组织块与其紧密接触的受体部位表面积的影响,面积越大就有更多的组织通过骨传导再生。Boyne 提出"骨诱导"的自体骨移植块再生模式则认为在骨诱导所激发的骨再生中,具有多向分化潜能的细胞在体液和骨形成蛋白(BMP)的诱导下分化成不同的骨形成细胞,如成骨细胞,继而产生骨质。受体区域骨质表面的细胞与基质对骨块内细胞具有骨诱导作用。同时,移植骨块表面对新分化的细胞产生骨传导作用。

愈合过程中 3 种骨再生模式所占据的比重主要取决于移植块的来源和骨质的质量。例如髂骨移植块,包含大量的松质骨和高密度的活性细胞成分,这将增加细胞的骨质再生能力;而取自下颌骨的骨块就截然不同,下颌骨主要由密质骨组成,细胞成分有限,成骨细胞成骨模式不会超过 10%～15%。这类移植块的主要再生模式是骨传导,在愈合过程中占 50% 以上。

（四）牵张成骨术的生物学基础

牵张成骨(distraction osteogenesis,DO)是指通过对骨切开后仍保留骨膜及软组织附着及血供的骨段,施加特定的牵张力,促使牵张间隙内新骨形成,以延长或扩宽骨骼畸形和缺损的一种外科技术。

DO 的生物学基础为 Ilizarov 提出的张力-拉力法则:即对生物活体组织逐渐施加的牵张力可以使其产生张力,张力刺激可保持某些组织结构的再生与生长,不仅可以发生在骨组织,其他如皮肤、筋膜、肌肉、血管、周围神经也都相应得以延长。DO 技术可分为骨切开、间歇期、牵张期、固定期、改建期 5 个阶段。

1. 骨切开（osteotomy）　术中骨组织被切开分为两段,骨皮质的连续性被破坏,激活了骨折愈合过程,包括成骨细胞的聚集、骨断端形成血痂、血痂逐渐被机械强度更好的层板状骨替代。

2. 间歇期（latent period）　也称延迟期,指骨切开术后到开始施加牵张力的阶段,一般为 5～7 天。首先,血管断裂形成血肿,血凝块聚集。在骨断端出现细胞坏死,新生的毛细血管开始向血肿中侵入以恢复血供,大量细胞增殖,类似于炎症反应。血凝块逐渐被炎症细胞、成纤维细胞、胶原和毛细血管替代。随后进入软痂期,手术后 5 天在骨折线周围形成毛细血管网。一些成骨细胞前体聚集在新生的毛细血管周围。成纤维细胞形成纤维样组织,替换炎症组织,软骨样组织逐渐形成。由于骨痂的形成速度快于毛细血管壁的新生,软骨组织耗氧量低,在血供尚不充分的情况下,软骨组织可以暂时起到支撑断端的桥梁作用。

3. 牵张期（distraction period）　指从开始牵张到结束牵张的一段时间，时间通常为1～2周。持续的牵张力影响到细胞水平和亚细胞水平，表现为生长刺激和塑形作用。生长刺激作用包括刺激结缔组织中生物活性物质的释放，增加成纤维细胞的增殖和生物合成；塑形作用改变成纤维细胞的形态，使其细胞体肥大，发生极化，形成胶原，并沿着施力的方向排列，纺锤状的成纤维细胞也以相同方向排列在胶原之间。在牵张期的第3～7天，新生的毛细血管迅速向纤维性骨痂中心生长，其生长速度快于断端被牵张分离的速度，比一般骨折愈合过程中毛细血管生长速度快10倍。在毛细血管的末端迅速有纤维组织填充提供低分化的细胞，这些细胞分化为成纤维细胞、成软骨细胞和成骨细胞。

在牵张的第2周，编织骨形成，位于胶原周围的成纤维细胞分泌类骨质。在第2周末，类骨质开始矿化。牵张期骨断端中心矿化度低，是牵张应力最大的区域，胶原纤维、成纤维细胞、未分化的间充质细胞沿牵引力方向排列于基质中。在这一区域的两端为成纤维细胞增殖的中心。纤维组织和软骨组织交织存在，说明在骨形成过程中既有膜性成骨也存在软骨成骨。外周可见到初期骨小梁的排列，并覆盖一层成骨细胞，这一区域为生长区，在整个牵张过程中不断形成新骨。

4. 固定期（consolidation period）　指结束牵张至拆除牵张器的阶段。这一期间在牵张期新生的组织完全钙化。虽然牵张成骨主要为膜性化骨，但仍可以见到一些独立的软骨岛，说明有软骨成骨。另外还可以见到某些矿化的骨基质周围有软骨细胞，说明还有第三种成骨形式。

5. 改建期（remodeling period）　改建期是指使骨组织行使全部功能以完成新骨的改建、骨皮质和骨髓腔的恢复、哈弗系统的形成。新形成的骨完全改建为正常的骨结构大约需1年的时间。

三、骨增量技术的临床应用

（一）引导骨组织再生技术的临床应用

目前GBR技术在口腔治疗中主要应用于以下几个方面：

1. 牙种植术　牙种植部位骨高度或宽度不足、即刻种植中拔牙窝与种植体外形的不完全吻合、患牙因炎症及拔牙后骨吸收，都会造成骨量的不足。即刻种植中应用GBR可以保存骨量，缩短拔牙窝的愈合时间，减少医源性感染（图5-4，见文末彩插）。

2. 牙槽嵴水平向、垂直向骨量不足　使用GBR可使骨缺损严重的拔牙区获得一定的骨增量。原有骨缺损的位点使用GBR后，同非骨缺损位点种植的效果相同。

3. 种植失败后的治疗　种植体周围炎可导致种植体周围严重骨吸收。在取出失败种植体清除感染组织后，应用GBR技术可以使牙槽嵴外形得以维持，缺口处可有新骨生成（图5-5，见文末彩插）。

（二）上颌窦底提升术的临床应用

上颌窦底提升术有两种术式：开窗式上颌窦底提升术和冲顶式上颌窦底提升术。

1. 开窗式上颌窦底提升术　开窗式上颌窦底提升术由Tatum于1977年首先提出。该手术在上颌窦侧壁开窗，直视下将上颌窦底黏膜剥离并向上向内推，在上颌窦底黏膜和上颌窦之间植入骨移植材料，有效的增加了种植区的垂直骨量（图5-6，见文末彩插）。2001年Vercellotti报道采用超声骨刀进行上颌窦开窗术及黏膜剥离，大大降低了上颌窦黏膜穿孔率。

2. 冲顶式上颌窦底提升术　1994年Summers报道在预备种植窝的同时,采用骨凿将上颌窦底黏膜推向上与窦底骨分离后,置入骨移植材料,进行骨挤压和上颌窦黏膜提升。该技术能增加种植体周围的骨密度,提高种植体植入时的初期稳定性,与开窗式上颌窦提升术相比,能够减小患者的术后反应。

（三）Onlay植骨术的临床应用

Breine和Brånemark教授于1968年首次将Onlay植骨术应用到骨量不足患者的牙种植术中。目前Onlay植骨术广泛应用于各种不同类型骨质缺损的牙种植中(图5-7,见文末彩插)。

Onlay植骨术中可选择的供骨区很多,如颅骨、髂嵴和口腔内供区,其中下颌骨骨块的吸收比其他供骨区都小。供体和受体区域相邻时可以减少手术和麻醉的痛苦。下颌骨供骨区主要包括:磨牙后区、颏部(正中联合)、无牙区、舌侧骨突等,其中经常使用的区域为颏部和磨牙后区。

（四）牵张成骨术的临床应用

牙槽骨牵张成骨有3种应用模式:①单端牵张成骨术(monofocal distraction osteogenesis);②双端牵张成骨术(bifocal distraction osteogenesis);③三端牵张成骨术(trifocal distraction osteogenesis)。

DO技术在口腔种植中应用的适应证主要包括:①无牙𬌗患者伴有严重牙槽嵴萎缩;②牙槽嵴节段性缺损,影响种植义齿的美观及功能;③狭窄牙槽嵴需行水平牙槽嵴牵张;④骨性粘连牙或种植体的垂直向位置改变,无法通过正畸解决时。

第六节　颅面骨组织变化研究的主要方法

一、生长发育预测

颅面生长发育既与全身的生长发育密切相关,又有其自身的特点及规律。出生时,头部约占整个身长的1/4,而成人头约占身长的1/8。因此,从出生到成熟颅面的生长较全身生长慢。而颅部与面部的生长快速期也存在差异。7岁儿童的颅部已达到成人的90%,而面部的生长分布在新生儿和青春期出现两次高峰(图5-8)。

常用的生长发育预测方法如下:

1. X线头影测量分析　研究颅面各部分的发育最常见也最直观的手段为头颅定位X线片测量分析法。该法主要是测量头颅定位X线片所得的影像,利用牙颌颅面各标志点描绘出一定的线角进行测量分析,以了解牙颌颅面软硬组织结构间的相互关系,以及随生长发育各部分之间的变化。

2. 手腕骨X线片　通过X线片了解手腕部骨骼的钙化情况,可以判断机体生长发育状况,把握面部生长发育的快速期。有学者认为,拇指尺侧籽骨出现1年是正常青春期快速发育的开始。

3. 颈椎X线影像分析　通过颈椎体的长宽比例以及颈椎体下缘的凹陷判断机体生长发育状况。

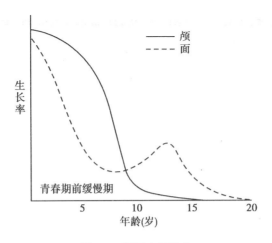

图 5-8　颅面生长速率

（引自：刘正. 口腔生物学. 第 3 版. 北京：人民卫生出版社，2007，117；图 5-5）

二、临床指标检测

牙槽骨组织的代谢十分活跃，但是由于牙槽骨在全身所占比例太小，无法通过血液生化指标的检测来反映牙槽骨组织的代谢状况。X 线影像作为检测指标又太迟钝。研究表明，龈沟液中的生化成分与牙周状况及牙槽骨组织的代谢关系十分密切，许多学者试图通过龈沟液中炎症介质（IL-1、IL-6）、生物因子（PGE_2、CSF）和酶的变化来观察牙周骨质的改建。方法是：将滤纸条插入龈沟或牙周袋内吸取龈沟液，以重量或体积的变化确定所取龈沟液的量。用放射免疫法或酶联免疫法检测龈沟液中的各种生化指标，以了解牙周组织的代谢状况。

（王佐林）

思 考 题

1. 简述破骨细胞与成骨细胞的相互作用。
2. 口腔骨改建的特征是什么？
3. 牙槽骨的生物学特征是什么？
4. 口腔常见的遗传性骨疾病有哪些？
5. 名词解释：Osseointegration。
6. Onlay 骨块移植的组织再生和愈合机制主要有哪三个理论？
7. 牵张成骨术分为哪五个阶段？每个阶段有何生物学特点？
8. 常用的颅面骨组织生长发育预测方法有哪些？

参 考 文 献

1. John P Bilezikian, Lawrence G Raisz, T John Martin. Principles of Bone Biology. 3rd ed. California Academic Press, 2008

2. Seymour Gregory J, Cullinan Mary P, Heng Nicholas CK. Oral Biology. Humana Press, 2010

3. Boyne PJ. Osseous reconstruction of the maxilla and the mandible: surgical techniques using titanium mesh

and bone mineral. Chicago, Quintessence, 1997

4. Buser D, Dura K, Belser U, et al. Localized ridge augmentation using guided bone regeneration. Int J Periodont Rest, 1993, 13:29

5. Tatum OH. Maxillary sinus elevation and subantral augmentation. Birmingham, Alabama Implant Study Group, 1977, 123

6. Boyne PJ, James RA. Grafting of the maxillary sinus floor with autogenous marrow and bone. J Oral Surg, 1980, 38:613-616

7. Summers RB. A new concept in maxillary implant surgery: the osteotome technique. Compendium, 1994, 15:152, 154-156, 158, 162

8. Ilizarov GA. The tension-stress effect on the genesis and growth of tissues. Part Ⅰ. The influence of stability of fixation and soft-tissue preservation. Clin Orthop Relat Res, 1989, 238:249-281

9. Ilizarov GA. The tension-stress effect on the genesis and growth of tissues: Part Ⅱ. The influence of the rate and frequency of distraction. Clin Orthop Relat Res, 1989, 239:263-285

第六章
口腔细胞培养及其应用

[提要]

　　本章介绍细胞培养的基本原理及基本方法,牙齿相关细胞、唾液腺细胞、口腔黏膜细胞、颌骨相关硬组织细胞、口腔肿瘤细胞的培养及特点,组织工程的基本原理,口腔组织特有的干细胞,再生医学技术在口腔医学中的应用,基因芯片、蛋白芯片、组织芯片、蛋白质组学、生物信息学、模式生物学、系统生物学等。要求重点掌握细胞培养基本原理及方法,口腔医学中相关细胞培养及其特点,了解口腔干细胞培养在口腔再生医学中的应用及口腔生物学其他研究方法。

第一节　细胞培养

一、细胞培养的基本原理

(一)概念

　　细胞培养(cell culture)就是模拟体内的生理环境,在适当的条件下,使活体组织细胞在体外环境存活、生长增殖,并维持其结构功能。它是指从体内取出组织模仿体内生理环境,在无菌、适当温度和一定营养条件下使其生存生长并维持结构和功能的方法。细胞培养是研究机体细胞形态及功能的重要手段,也是从事细胞生物学、组织工程及干细胞工程研究的基础。

(二)体外细胞生物学

　　细胞在体外培养后,如果一切条件适宜,便可以生存和进行生命活动。体外培养的细胞来源于体内,其基本细胞生物学(cell biology)规律和体内的相同,但随着生活环境的改变,很多方面如细胞形态、增殖规律等又与体内有所不同。

　　1. 形态特点　体外培养细胞大多培养在瓶皿等容器中,根据其能否贴附在支持物上生长的特性,将其分为贴壁型与悬浮型两大类。

　　(1)贴壁型细胞(adherent-type cell):有赖于贴附才能生长的细胞称贴附性细胞,这类细胞在培养时贴附在支持物表面,呈贴附型生长。

　　当细胞贴附在支持物上之后,易失去它们在体内时原有的特征,细胞分化现象常变得不显著。在形态上常表现单一化的现象,并常反映其胚层起源,呈现"返祖现象"。如来源于内、外胚层的细胞多呈上皮型;来自中胚层的则易呈成纤维细胞型。因此,在判定培养细胞的形态时,很难再按体内细胞标准确定,仅能大致作如下分类:①上皮型细胞:为扁平不规则多角形,其中有圆形核,细胞紧密相连成单层膜。起源于内、外胚层细胞,如皮肤表皮及其衍生物。消化管上皮,肝、胰和肺泡上皮等组织培养时,皆呈上皮型形态。②成纤维细胞:与体内成纤维细胞的形态相似,主要形态学特点为:细胞呈梭形、长条形,中央有卵圆形核,胞质向外伸出 2～3 个长短不同的突起。细胞在生长时多呈放射状、火焰状或漩涡状走行。来源于中胚层的细胞在体外培养时多呈此类细胞形态。③游走型细胞:在支持物上散在生长,一般不连接成片。细胞质经常伸出伪足或突起,呈活跃的游走或变形运动,速度快而且不规则。此型细胞不很稳定,有时亦难与其他型细胞相区别。④多形型细胞:除上述三型细胞外,还有一些组织和细胞,如神经组织的细胞等,难以确定它们规律的形态,可统归入多形型细胞。

(2)悬浮型细胞(suspension-type cell):有些细胞在培养时不贴附于支持物上,而呈悬浮状态生长,如某些癌细胞和血液白细胞等。

对培养细胞形态的分类,主要根据细胞在培养中的表现及描述上的方便而定。当细胞处于适宜的培养条件时,形态上有相对稳定性,在一定程度上能反映细胞的起源,可作为判定细胞生物学性状的一个指标,但并不是一项很可靠的指标,原因是它可受很多因素的影响而发生改变,如 HeLa 细胞本属上皮型,但在过酸或过碱的情况下可变成梭形,pH 适宜时又可恢复。从细胞接种到细胞密度增大的一代生长过程中,细胞形态表现也有所不同。例如,上皮型细胞在刚接种后不久,因细胞数量较少,细胞可能呈星形或三角形;只有当细胞数量增多后,多角形态特点才逐渐变得明显起来。

另外,贴附型和悬浮型细胞性质也不是绝对一成不变的:在一定条件下,悬浮型细胞可呈贴附状生长,贴附型细胞也可呈悬浮状生长。当细胞发生转化后,细胞形态变化更大;成纤维细胞转化后可变成上皮形态。由于培养细胞形态的易变性,在利用形态学指标判定细胞类型和其他一些性状时应持谨慎态度,不应仅依赖光学显微镜观察所见,必要时需作超微结构和其他方法的分析。

2. 生长增殖过程 体内细胞生长在动态平衡环境中,而组织培养细胞的生存环境是培养瓶、皿或其他容器,生存空间、营养等都是有限的。当细胞增殖达到一定密度后,则需要分离出一部分细胞和更新营养液,否则将影响细胞的继续生存,这一过程叫传代。每次传代以后,细胞的生长和增殖过程都会受一定的影响。另外,很多细胞特别是正常细胞,在体外的生存也不是无限的,存在着一个发展过程。所有这一切,使组织细胞在培养中有着一系列与体内不同的生存特点。

(1)组织培养细胞生命期:是指细胞在培养中持续增殖和生长的时间。体内组织细胞的生存期与完整机体的衰老死亡基本相一致。细胞在培养中生命期长短与细胞的种类、性状和原供体的年龄等因素相关,如人胚二倍体成纤维细胞培养,在不冻存和反复传代条件下,可传 30～50 代,相当于 150～300 个细胞增殖周期,能维持 1 年左右的生存时间,最后衰老凋亡。当细胞发生遗传性状改变,如获永生性或恶性转化时,细胞的生存期可能发生改变。

正常细胞体外培养条件下,细胞全部生存过程大致分为以下 3 个阶段:

1)原代培养期:也称初代培养,即从体内取出组织接种培养到第一次传代阶段,一般持续 1～4 周。此期可见细胞分裂,但不旺盛。初代培养细胞与体内原组织在形态结构和功能活动上相似。细胞群是异质的,即各细胞的遗传性状互不相同,细胞相互依存性强,独立生存能力较差。初代培养细胞多呈二倍体核型;由于原代培养细胞和体内细胞性状相似性大,是检测药物较好的实验对象。

2)传代期:初代培养细胞经传代后称为细胞系。在整个生命期中,此期的持续时间最长。在培养条件较适宜的情况下,细胞增殖旺盛,并能维持二倍体核型。呈二倍体核型的细胞称二倍体细胞系。为保持二倍体细胞性质,细胞应在初代培养期或传代后早期冻存。细胞若反复传代就有可能导致细胞失掉二倍体性质或发生转化。一般情况下当传代 30～50 次后,细胞增殖逐渐缓慢,以至于完全停止,细胞进入第三期。

3)衰退期:此期细胞仍然生存,但增殖很慢或不增殖;细胞形态轮廓增强,最后衰退凋亡。在细胞生命期阶段,少数情况下,在以上三期任何一点(多发生在传代末或衰退期),由于某种因素的影响,细胞可能发生自发转化。转化的标志之一是细胞可能获得永生性,也称不死性,即细胞获持久性增殖能力,这样的细胞群体称无限细胞系。细胞转化亦可用人工方法诱发。

(2)培养细胞一代生存期:所有体外培养细胞,包括初代培养及各种细胞系,当生长达到一定密度后,都需作传代处理。传代的频率或间隔与培养液的性质、接种细胞数量和细胞增殖速度等有关。所谓细胞"一代",系仅指从细胞接种到分离再培养的一段时间,细胞传代后,一般要经过以下 3 个阶段:

1)潜伏期:细胞接种培养后,先经过一个在培养液中呈悬浮状态的悬浮期。此时细胞质回缩,胞体呈圆球形。接着是细胞附着或贴附于底物表面上,称贴壁,悬浮期结束。初代培养细胞贴附慢,可长达 10～24 小时或更多;连续细胞系和恶性细胞系快,10～30 分钟即可贴附。细胞贴附现象是一个复杂的过程,受多种因素影响,如细胞的种类、培养基成分和底物的理化性质等。细胞贴附于支持物后,还要经过一个潜伏阶段,才进入生长和增殖期。细胞处在潜伏期时,可有运动活动,基本无增殖,少见分裂象。细胞潜伏期与细胞接种密度、细胞种类和培养基性质等密切相关。初代培养细胞潜伏期长,24～96 小时或更长;连续细胞系和肿瘤细胞潜伏期短,仅 6～24 小时。当细胞分裂相开始出现并逐渐增多时,标志细胞已进入指数生长期。

2)指数生长期:这是细胞增殖最旺盛的阶段,细胞分裂相增多。指数生长期细胞分裂相数量可作为判定细胞生长旺盛与否的一个重要标志。一般以细胞分裂指数表示,即细胞群中每 1000 个细胞中的分裂象数。指数生长期是细胞一代中活力最好的时期,因此是进行各种实验最好和最主要的阶段。在接种细胞数量适宜的情况下,指数生长期持续3～5天后,随细胞数量不断增多,生长空间渐趋减少,最后细胞相互接触汇合成片。细胞相互接触后,如培养的是正常细胞,由于细胞的相互接触,细胞运动受到抑制,这种现象称为接触抑制。而恶性细胞则无接触抑制现象,因此,接触抑制的存在与否可作为区别正常与肿瘤细胞的标志之一。肿瘤细胞由于无接触抑制能继续移动和增殖,导致细胞向三维扩展,使细胞发生堆积。细胞接触汇合成片后,虽发生接触抑制,只要营养充分,细胞仍然能够进行增殖分裂,因此细胞数量仍在增多。但当细胞密度进一步增大、培养液中营养成分减少、代谢产物增多时,细胞因营养的枯竭和代谢物的影响,发生密度抑制,导致细胞分裂停止。

3)停滞期:细胞数量达饱和密度后,细胞即停止增殖,进入停滞期。此时细胞数量持平,故也称平台期。停滞期细胞虽不增殖,但仍有代谢活动,继而培养液中营养渐趋耗尽,代谢产物积累、pH 降低。此时需做分离培养即传代,否则细胞会中毒,发生形态改变,甚至从底物脱落死亡。

(三) 培养细胞的体外生长环境

细胞在体外生存需要以下几个方面的条件:基质(固相环境)、培养液(液相环境)、气相条件、温度及湿度等。

1. 无污染环境 培养环境无毒和无菌是保证培养细胞生存的首要条件。人体内环境同样需要无毒和无菌,但在有害物质侵入体内或代谢物质积累时,由于体内存在着强大的免疫系统和解毒器官,可对它们进行抵抗和清除,使细胞不受危害。细胞被置于体外培养后,便失去了对微生物和有毒物质的防御能力,一旦出现被污染或自身代谢物积累等情况,即导致细胞的死亡。因此,在培养中,保持细胞生存环境无任何污染,代谢物及时清除等是维持细胞生存的基本条件。

2. 基质 除造血细胞、腹水细胞等细胞外,绝大多数体外培养细胞需要附着在适宜的底物上才能生长。细胞贴附在底物上生长的性质称为贴壁依赖性。原则上讲,凡对细胞无毒的物质都可用做底物。但不同的细胞对底物要求不同,底物不适,则细胞生长不良。根据所培养细胞的种类和培养目的不同,常用底物有以下几类:

(1)玻璃基质:明矾-硅硼酸钠玻璃是最受欢迎的一种玻璃。因为普通的碱石灰玻璃会向培养液中释放碱,故使用之前应去除毒性。

(2)塑料:细胞培养最常用聚苯乙烯,由于聚苯乙烯具有疏水性,制成器皿后需经高能电弧处理,使其表面带有阳电荷,遂产生亲水性。常见的有 24 孔板、培养瓶、96 孔板等。

(3)饲养细胞:又称滋养细胞。成纤维细胞或其他细胞生长呈单层后,再用大剂量射线照射,使细胞失去增殖能力但尚存活和有代谢活动。令其作为底物,将其他细胞接种于其上,饲养细胞的代谢产物利于其他细胞生长,可用于培养难培养的特殊细胞。

(4)生物性基质处理培养表面:细胞不直接贴壁于玻璃或塑料表面,而是通过特殊细胞表面受体贴附蛋白质后被这些表面吸附。血清通常提供某些贴壁因子,它们是细胞外基质的基本成分,主要包括纤维连接蛋白、层黏蛋白、玻连蛋白及不同类型的胶原。

(5)金属:不锈钢和钛两种金属培养生长细胞是很合适的,因为它们具有相对稳定的化学特性,而且还具有适度的高阳性电荷能量。

3. 气体环境和氢离子浓度 气体是细胞生长代谢所需的条件之一。同体内一样,培养细胞也需要气体的存在,所需气体为氧气和二氧化碳。氧气是细胞进行三羧酸循环产生能量进行生长增殖和合成各种所需成分的必需条件。有些细胞在乏氧情况下借糖酵解也可获取能量,但多数细胞缺氧则不能生存。同时,培养环境中氧气分压超过大气中氧含量时对细胞也会产生毒害作用。开放培养时,一般要把细胞置于 95% 空气加 5% 二氧化碳混合气体环境中。而在密闭培养时,所需氧气分压为 1995~9975Pa。为达到这一要求,培养瓶中气体与培养液所占体积比为 9:1,即正常培养液仅为培养瓶容量的 1/10。二氧化碳既是细胞的代谢产物,也是细胞所需的成分。它的主要作用在于维持培养基的 pH。大多数细胞的适宜 pH 为 7.2~7.4,偏离此范围对细胞将产生有害的影响。但各种细胞对 pH 的要求也不完全相同。原代培养细胞一般对 pH 的变动耐受性差,永生化细胞系和恶性细胞耐受性强。但总的来说,细胞耐酸性比耐碱性强些。细胞在生长过程中随细胞数量的增加和代谢活动的加强,不断释放二氧化碳,致培养基变酸,pH 发生变化。

为维持培养液的恒定 pH,最常用的缓冲系统有碳酸盐缓冲系统与磷酸盐缓冲系统。缓冲液中的碳酸氢钠可供给二氧化碳,但二氧化碳易逸出,故只适用于封闭式培养。开放式培养时则需将培养物置于含有 5% 二氧化碳的气体环境中。为了克服用 $NaHCO_3$ 调整 pH 的麻烦,也可用 HEPES(羟乙基哌嗪乙硫黄酸)调节,它是一种氢离子缓冲剂,对细胞无毒性,具有较强的缓冲能力,主要是防止 pH 的迅速变化,最大优点是在开瓶通气培养和活细胞观察时维持较恒定的 pH。HEPES 常用的浓度为 $10\sim50\text{mmol/L}$。

4. 液相环境　培养液是维持细胞在体外生存和生长所需要的基本溶液,由水、无机盐和各种化学物质组成。当细胞从原有组织或有机体中释放到培养液中培养时,培养液必须提供细胞在体内的所有环境条件,细胞才能生存、生长、增殖、分化,并且完成一定的功能。培养液主要分为平衡盐溶液、天然培养基、合成培养基三类。

(1)水及平衡盐液

1)水:是细胞赖以生存的主要环境,也是各种培养液中的主要成分。各种营养物质和代谢产物都必须溶解在水中,才能为细胞所吸收和排泄。水溶液对维持细胞形态、进行生物化学反应、温度传导、调节渗透压和酸碱平衡都有重要作用。体外培养细胞对水的要求较高,通常用经石英玻璃蒸馏器三次蒸馏的三蒸水或超离子水来配制培养用液。所制备的水一般不宜放置时间过长,以不超过 2 周为好。

2)平衡盐溶液:简称盐溶液,是由 Ringer 研究青蛙心脏功能时发现并研制,以后经过许多工作者改良而成。其主要由水、无机盐和葡萄糖组成。其中无机盐离子不仅是细胞生命所需成分,而且对维持渗透压、缓冲和调节溶液的酸碱度起着重要的作用。3 种阳离子 Na^+、K^+、Ca^{2+} 的比例为 100:1.7:1.1,接近血浆中的比例。平衡盐溶液中的葡萄糖成分可为细胞提供能量。平衡盐溶液中加入少量酚红作为指示剂,用于观察溶液酸碱度的变化。常用的平衡盐溶液有几种:Hanks 液、PBS、Earle 液。其中 Hanks 液和 Earle 液是配制合成培养液最常用的基础溶液,它们的主要区别在于缓冲系统有所不同,如 Hanks 液缓冲力较弱,需利用空气平衡;而 Earle 液中含有较高浓度的碳酸氢钠,缓冲力较强,需用 5% 的 CO_2 平衡。

(2)天然培养基:是指以天然成分作培养液,包括血清、组织提取液(如鸡胚浸出物、鸡血浆等)、水解乳白蛋白等。其中血清是一种仍在广泛应用的天然培养基。血清是天然培养基中最重要和在组织块培养中最常使用的培养基。血清中含有各种血浆蛋白质、肽、激素、脂肪、糖类、无机物质等,以及血小板凝集时所释放的各种因子(如血小板生成因子、转化生长因子β)。血清分为人血清和动物血清两大类,培养人体细胞用人血清,物种相同,对细胞有利,但价格昂贵,且有因个体差异造成的生物活性不均一和易混有其他成分如肝炎和艾滋病毒等缺点,故使用较少。在细胞培养中常用的动物血清包括牛、马、猪、兔等血清,以牛和马血清为好。两者相比较,使用牛血清更多。牛血清可分为胎牛血清、新生牛血清、小牛血清,其中以胎牛血清最佳,后两者由于牛生后哺乳,从这种牛分离出的血清可能含有较多的生物活性物质。水解乳白蛋白是乳白蛋白经蛋白酶和肽酶水解的产物,含有丰富的氨基酸,可用于多种原代培养和细胞系的培养,是较为常用的培养基成分。

(3)合成培养基:是根据人和动物体内细胞所需成分模拟合成的,配方恒定的一种较理想的培养基。合成培养基的主要成分包括氨基酸、维生素、糖类、无机离子和一些其他辅助物质。氨基酸是组成蛋白质的基本单位,不同种类的细胞对氨基酸的要求各异,但有几种氨基酸细胞自身不能合成,必须依靠培养液供给,称为必需氨基酸;其余的为非必需氨基酸,可以由培养细胞合成或通过转氨基作用或其他物质转化而来。培养基中都含有必需氨基酸,在氨基酸组成中,谷氨酰胺很重要。细胞合成核酸与蛋白质离不开谷氨酰胺,否则会导致细胞死亡。所以,几乎所有细胞均对谷氨酰胺有较高的要求。另外,培养细胞主要能利用的是左旋氨基酸,右旋氨基酸不能被利用。维生素是维持细胞生长的一种生物活性物质,它们在细胞中大多构成酶和辅酶,对细胞代谢有重大影响。糖类是细胞生命活动的能量来源,主要有葡萄糖、核糖、脱氧核糖、丙酮酸等。无机离子是细胞的重要组成成分,并积极参与细胞的代谢活动。在较为复杂的培养液中还含有核酸降解物如嘌呤和嘧啶类,以及氧化还原剂如维生素 C、谷胱甘肽等。合成培养基有固定的组成成分,有利于控制实验条件标准化。合成培养基的应用极大地促进了细胞培养的发展,已经广泛用于体外细胞培养与相关领域。

(4)无血清培养基:无血清培养基一般是在基础培养基中加入一些附加成分,如激素、生长因子、金属离子、转铁蛋白、细胞黏附蛋白等。基础培养基多为合成培养基,另外根据细胞生长条件与实验要求,添加一定附加成分,如加入生长基质成分,帮助细胞贴壁等。

5. 温度　细胞增殖生长必须有适宜的温度。人和哺乳动物培养细胞标准温度为(36.5 ± 0.5)℃,偏离这一温度范围,细胞的正常代谢会受到影响,甚至死亡。一般来说,高温比低温对细胞的影响更大。细胞在 4℃时虽然生长受抑制,但仍可生存,若加入保护剂,则可长期保存在液氮中。然而如果细胞在 41～42℃中培养 1 小时,将损伤严重,在 43℃时将多数死亡。

6. 渗透压　大多数培养细胞对渗透压有一定的耐受范围。人血浆渗透压约 290mOsm/kg,亦可视为培养细胞的理想渗透压,不同细胞可能有所不同。对大多数细胞来说,渗透压在 290～320mOsm/kg 范围都适宜。

二、细胞培养的基本方法

(一)无菌操作技术

细胞在体外培养环境中缺乏抗感染能力,所以预防污染就成为培养成功的首要前提。无菌观念和无菌操作必须贯穿于整个培养过程中。

1. 培养前的准备　进行培养前要先制订好实验计划,首先要对实验中可能用到的器具及培养用液进行严格消毒灭菌,清点好后将其放入操作场所,尽量避免实验操作开始后因往返拿取而增加污染的可能。

2. 培养室的消毒　无菌培养室每天实验前用 0.2% 的苯扎溴铵拖洗地板一次,紫外消毒灯照射 30 分钟。超净工作台在使用前以及使用结束后都要用 75% 的乙醇擦洗,紫外消毒灯照射 30 分钟。操作中常用的污物缸、试管架等用酒精擦洗后应置于超净台内一起进行紫外灯消毒。

3. 洗手与着装　进入无菌室前原则上要按照外科手术无菌要求进行洗手与着装。操作前常用 75% 乙醇消毒手与前臂。实验中如果手不慎触及污染物品,应及时重新洗手。无菌服、口罩、帽子应在每次实验后进行清洗消毒。

4. 培养过程中的无菌操作　为了在实验过程中进行随时灭菌消毒处理,超净台内要准备酒精灯、酒精棉球。在实验前要点燃酒精灯,所有操作如开启封闭瓶口、安装吸管帽、移液器头等都应在火焰就近的地方,并轻轻灼烧。灼烧过的器具如镊子、吸管等要等冷却后才能使用,防止接触组织细胞时造成损害。另外,橡胶制品如胶塞、橡皮吸头不能在火焰上烧灼过长时间,否则会产生有毒物质危害培养细胞。在工作台上,用过的物品和未用的物品应分开放置,保持用品放置有序,布局合理。不要过早打开消毒物的包装。不同的液体要用不同的吸管,防止交叉混合污染。用过的吸管应将管口向下放置,防止液体倒流入吸头内引起污染。操作过程中,切忌面向操作野大声喧哗、咳嗽、抓耳挠腮或做其他多余的动作,以免将细菌带入工作台内。

(二)基本培养操作技术

1. 培养细胞的取材与分离 组织细胞在体外培养的第一步就是取材。取材的难易程度与组织类型、分化程度和培养方法等直接相关。取材的基本注意事项有以下几点:①取材部位要准确。如果在取材过程中没有取到理想的实验材料,整个培养过程很难达到预期目的。从原则上讲,从肌组织取材,不可能培养成神经组织。所以取材一定要准确,不仅要取到目的组织,还要尽可能去除不需要的其他组织成分。必要时在显微镜下操作。②取材过程应严格无菌操作,避免污染。取材过程中尽量避免将组织与化学物质如碘、汞等接触。取材部位有污染时,应先将组织用含抗生素的平衡盐溶液浸泡清洗后再行培养。将所取组织放入事先准备好的已经消毒的有培养液的培养小瓶中。③取材组织要尽快培养。如因故不能立即培养,应将组织切成小块浸泡在培养液中,于4℃冰箱中保存,时间不能超过24小时。④取材时尽量采用锐器对组织进行剪切分离,避免撕扯,以减小对组织细胞的损伤。⑤取材过程中要避免组织干燥,在修剪时可将其浸泡于培养液中。⑥为了准确鉴别培养组织的来源,在取组织时就要对所取组织制备组织学与电镜标本,并对供体情况进行记录。

一般情况下,分化程度较低的组织较分化程度高的组织容易培养,胚胎组织较成熟个体的组织容易培养,肿瘤组织较正常组织容易培养。若无特殊要求,可以选择较容易培养的组织进行培养。各种组织从体内取出后,是由多种细胞紧密结合的组织块,一般体积大于1mm³的组织块置于培养瓶中后,处于周边的少量细胞即可能生存和生长增殖,但大部分位于中心的细胞会因营养穿透有限而代谢不良,且受纤维成分束缚而难以移出。

为获得多量生长良好的细胞,必须将组织细胞分散开,使细胞解离出来。分散组织的方法通常有以下几种:①机械分离法,是指通过各种物理学方法将所取的组织分散的方法。常用的方法为使用吸管或注射器针头反复吸吹液体,分散组织细胞。还可以用细胞筛边研磨边过滤组织。对含纤维成分较少、质地较软的组织,如脑组织、胚胎组织、某些肿瘤组织较为适用。此种方法简便,但对组织细胞有一定的损害。②消化分离法:是结合生化和化学手段将已经剪碎的组织进一步分散的方法。常用的消化剂有消化酶和螯合剂。常用的消化酶有胰蛋白酶、胶原酶、透明质酸酶、木瓜蛋白酶、溶菌酶等。最常用的是胰蛋白酶与胶原酶。常用的螯合剂有乙二胺四乙酸钠、枸橼酸钠等。主要通过螯合细胞生存环境中的二价阳离子(这些离子是维持细胞完整的重要因素),从而破坏细胞连接,分离细胞。螯合剂作用较缓和,常用于消化传代细胞,或将其与其他消化液联合使用。

2. 体外培养细胞的纯化 直接从体内分离进行原代培养的细胞为混合细胞,主要表现为成纤维样细胞与上皮样细胞形态,即使培养细胞都为成纤维样,其中也可能为多种细胞的混合培养。而要进行体外细胞实验时多要求培养细胞为单一纯化的细胞,这样才能对这种细胞形态、功能进行深入研究。为此,将培养细胞进行纯化就成为细胞培养很重要的步骤。培养细胞的纯化一般有人工纯化与自然纯化两类方法。根据不同的细胞种类、组织来源及特定的需要来选择纯化的方法。人工纯化指利用人工的方法对培养细胞进行纯化,可以通过创造有利于一种特定细胞生长的环境条件而抑制其他细胞的生长,最终达到纯化细胞的目的。人工纯化细胞的方法主要有以下几种:酶消化法、机械刮除法、反复贴壁法、克隆法、培养基限定法、流式细胞仪分离法。

3. 细胞的冻存与复苏 在体外培养中,为了保种和长期保存培养的活性,需对培养物进行冷冻保存,在需要时再对其进行复苏。细胞的冷冻保存就是将培养细胞在加或不加冷冻保护剂的溶液中,以一定的冷冻速度将培养物降至某一温度,并在此温度下对其长期保存。复苏就是以一定的复温速度将冷冻细胞恢复常温的过程。一般认为,细胞在冻存与复苏过程中,细胞质内形成的冰晶以及渗透压的改变是细胞受损的主要原因。若在冷冻细胞液中加入保护剂二甲基亚砜(DMSO)或甘油,选择合适的冷冻及溶解速度则可以减少细胞的损害。细胞在$-80 \sim -70℃$的条件下冷冻保存,短期内对细胞活性无明显影响,但随着冷冻时间的延长,细胞存活率明显下降。若将细胞放入液态氮($-196℃$)中保存则效果较好。在$-196℃$时,细胞的生命活动几乎停止,而复苏后细胞结构与功能完好。液氮冰箱保存细胞有许多优点,不仅保存温度较低,而且可以较长时间保存,几乎没有机械性损伤的危险。细胞冻存和复苏的基本原则是慢冻快融,这样可以最大限度地保存细胞活性。

(三) 常规细胞培养法

1. 原代培养法(primary culture method) 是从供体获取组织后的首次培养。其最大优点是:组织和细胞刚刚离体,生物性状尚未发生很大改变,具有二倍体遗传性状,在供体来源充分、生物条件稳定的情况下,在一定程度上能反映体内状态。同时也应注意到,原代培养的组织是由多种细胞成分组成的,比较复杂,即使培养的是较纯的单一类型细胞,也仍存在异质性,在分析细胞生物学特性时仍有一定困难。原代培养主要应用两种手段:消化培养法与组织块培养法。

2. 传代培养法(subculture method) 当原代培养成功,细胞生长增殖形成单层后,进而扩展汇合,占满一切空间,此时需要进行传代培养。如果拖延传代,细胞会因增殖过度,培养基营养枯竭和代谢产物积累而发生中毒。80%汇合或刚汇合细胞是理想传代阶段。

(四) 细胞培养的污染、检测与控制

培养细胞的污染指在培养过程中培养物种混入有害的物质,包括微生物污染、化学污染与细胞交叉污染。其中微生物污染最为常见,包括细菌、真菌、支原体、病毒等混入培养细胞中。

1. 微生物污染

(1)污染的途径:各种污染主要通过以下几个途径发生:

1)空气:是微生物扩散的主要途径,如果培养操作场所的空气消毒灭菌不严格或与外界流动性过大,外界不洁空气很容易造成污染。

2)器材:各种培养所用的器材(包括培养器皿、培养箱等)如果不按要求严格消毒灭菌,就会成为细菌等微生物滋生的场所,在培养时将污染带入培养细胞。

3)操作:在培养过程中无菌观念不强,不按要求操作,也会带来污染。

4)试剂:使用前一定要先检查所用试剂是否已经被污染,尤其要检查血清是否有支原体或病毒的污染,否则将成为污染的来源。

5)组织标本:原代培养时污染多数源于组织标本,所以在取组织标本时要尽量保证其无菌,或用抗生素清洗以除菌。

在体外培养的细胞受有害物污染时间短、程度轻并能及时排除污染物的情况下,细胞有可能恢复。当污染物持续存在于培养环境中时,轻者细胞增殖生长缓慢、分裂象减少,细胞轮廓增强,细胞质内出现颗粒状物质;重者细胞停止生长,变圆崩解,从培养皿表面脱落。

(2)微生物污染的检测:不同的污染物对细胞的污染表现有所不同,其检测方法也有所差异。

1)真菌污染:真菌污染种类较多,常见的有真菌、白色念珠菌、酵母菌等。真菌污染时培养液中可形成白色或浅黄色漂浮物,显微镜下见呈丝状、管状或树枝状菌丝,交错穿行于细胞之间。念珠菌与酵母菌呈卵圆形散在细胞间生长。污染不易判断时,可抽取部分培养液在特定的培养基上作培养以检测。

2)细菌污染:常见的污染细菌有大肠杆菌、假单胞菌等。细菌污染较容易被发现,多数情况下可见培养液在短期内变为黄色,并出现混浊现象。倒置相差显微镜下可见培养液中出现大量球状漂浮物呈细沙状。如果培养液改变不明显但又疑有污染,则可抽取部分培养液在特定的培养基上作培养以检测。

3)支原体污染:某些支原体污染后由于对细胞产生的退行性改变可以明显地被察觉,而另外一些支原体虽然在培养物中活跃地代谢和增殖,但被污染细胞并无明显改变,从而容易被忽视。为确定有无支原体污染可用培养法、荧光染色法、电镜检测、PCR 方法等。

(3)微生物污染的控制:一般情况下,培养细胞一经发现被污染,应尽快将其扔掉,以防止污染其他细胞。因此,污染的预防是关键,在培养过程中要严格把好每一道关,排除一切可能发生污染的环节。只有那些必须保留的贵重细胞,才有必要进行污染的排除。

1)抗生素除菌法:在培养液中加入一定量的抗生素,有预防污染的作用。也有人不主张培养液中加抗生素,认为其对细胞生长有一定影响。但当有价值的细胞遭受轻度污染时,在早期还可用抗生素来抢救,一般用常用量的 5～10 倍做冲击疗法,用药 24～48 小时后换常规培养液,有可能有效。

2)加温处理:根据支原体对热敏感的特点,可对支原体污染的细胞 41℃ 处理 5～10 小时,最长不超过 18 小时,来杀死支原体。最好预先用少量污染细胞做实验找到合适温度,以减少细胞损害。

2. 化学污染　指影响细胞生存的非细胞所需物质混入培养物中,如消毒用的碘、酒精等混入培养物。此种污染一般难以被检出,应在操作中防止。

3. 细胞交叉污染　是指目的细胞中混入其他种细胞,多由于操作过程中多种细胞同时进行,所用器具或液体混杂所致。混入细胞与目的细胞形态相似时不易被发现,形态不同时可见异形性细胞,甚至可由于混杂细胞具有生长优势而使培养细胞生长受抑制。污染过的细胞由于不纯而影响研究需要。预防细胞交叉污染的方法主要是严格按照规定操作,做好标记,避免发生混乱。

第二节　口腔医学中相关细胞培养及其特点

一、牙齿相关细胞

（一）牙髓细胞

牙髓是位于牙髓腔内的一种疏松结缔组织，被坚硬的牙本质所包绕。其细胞成分包括成纤维细胞、组织细胞、未分化的间充质细胞、血管淋巴管组织的多种细胞。目前牙髓组织在体外培养并传代的细胞，其形态与组织中的成纤维细胞类似，但其生物学特性又不完全同于成纤维细胞。至于体外培养的牙髓组织细胞是来源于牙髓组织中的成纤维细胞还是未分化的间充质细胞，目前还不很明确，多数学者将其统称为牙髓细胞（dental pulp cells）。

1. 培养方法　取因阻生或正畸拔除的健康牙，冲洗后，劈冠取出牙髓组织，在含青霉素、链霉素的无 Ca^{2+}、Mg^{2+} 的 Hanks 液浸泡下，剪成 $1mm^3$ 大小的组织块，将细胞块均匀铺于培养瓶底，加入含 10％胎牛血清的 DMEM 培养液约 2ml，将培养瓶翻转向上，置于 CO_2 孵箱 37℃孵育，2 小时后将瓶底翻转向下，3～5 天将培养液加至 5ml，以后每 3 天换液一次，1～2 周后可见细胞从组织块边缘游出。待细胞长至 80％后，消化传代。目前也可使用Ⅰ型胶原酶消化牙髓细胞分散获得单细胞进行培养的报道。

2. 细胞形态特点　培养细胞呈梭形，有突起，核圆形或椭圆形，居于细胞中央（图 6-1，见文末彩插）。细胞较少时排列疏松，细胞伸展充分，呈多角形，细胞较多时排列紧密。电镜观察细胞质内可见丰富的粗面内质网及线粒体，有大量分泌颗粒，细胞周边有分泌泡，胞核不规则，部分偏极，可见 1～3 个核仁。

3. 免疫组织化学染色　体外培养的牙髓细胞波形丝蛋白表达呈阳性反应，角蛋白、神经丝蛋白、结蛋白、胶质细胞原纤维酸性蛋白呈阴性反应，表明牙髓细胞为间质细胞或中胚层来源的细胞。

4. 体外培养细胞的生长增殖特点　人牙髓细胞体外原代培养成功率较低，为 10％～30％。近年来由于培养技术不断改进，成功率有所升高。细胞在体外第 1～5 次传代培养期间，生长增殖较快，第 5～15 代生长增殖较稳定，第 15～20 代以后细胞增殖逐渐减缓，细胞贴壁伸展不良，细胞质内出现大量颗粒，最终死亡。传代后细胞生长曲线为典型 S 形，群体倍增时间为 3～5 天。牙髓细胞连续培养较长时间（20 天以上），细胞可呈复层生长，并进一步形成细胞结节，电镜下观察可见结节内细胞有发达的粗面内质网、高尔基体及极化的细胞核。

5. 功能特点　牙髓细胞具有碱性磷酸酶（alkaline phosphatase, ALP）活性，可合成并分泌大量Ⅰ型胶原，少量Ⅲ型胶原、纤维粘连蛋白（fibronectin, FN）及牙本质特有的非胶原磷蛋白（phosphophoryn），可形成钙化结构，这些功能受钙调节因子、生长因子及一些激素的调控。

（1）碱性磷酸酶活性：体内及体外培养的人牙髓细胞都含有较丰富的碱性磷酸酶，其含量高出人牙龈成纤维细胞的 5 倍之多。目前发现其活性与细胞的增殖状态有关，具体规律尚无定论，但认为其与组织矿化密切相关，其活性与矿化过程的活跃程度相关。

（2）矿化现象：牙髓细胞在体外培养中可呈复层生长，形成细胞结节，该结节钙盐染色

(Von Kossa 染色)呈强阳性,表明该处有钙盐沉积。近来的研究表明硫酸软骨素对牙髓细胞的分化和矿化功能起重要作用,维生素 C、地塞米松和 β-磷酸甘油(β-GP)对矿化过程有促进作用。

(3)对钙调节因子的反应:目前的研究表明甲状旁腺激素、维生素 D_3、前列腺素 E_2、胰岛素均能使牙髓细胞碱性磷酸酶活性增强,其中维生素 D_3、胰岛素还可刺激胶原蛋白的合成。其作用机制尚不明确。

(4)对细胞因子的反应:目前研究发现表皮生长因子(epidermal growth factor,EGF)抑制碱性磷酸酶活性及胶原蛋白的合成,刺激细胞 DNA 合成,并对于胰岛素增强牙髓细胞碱性磷酸酶活性及胶原蛋白合成功能均起拮抗作用。转化生长因子-β(transforming growth factor-β,TGF-β)对于胰岛素增强牙髓细胞碱性磷酸酶活性的功能呈拮抗作用,对于胰岛素增强胶原蛋白合成功能起协同作用。γ-干扰素(interferon-γ,INF-γ)可刺激牙髓细胞增殖,并呈浓度依赖性,但抑制牙髓细胞分泌Ⅰ型、Ⅲ型胶原和纤维粘连蛋白。内皮素-1(endothe-lin-1)是一种血管生成因子,它可促进牙髓细胞 DNA 合成及分裂增殖。

(5)对氢氧化钙、羟基磷灰石盖髓剂的反应:在体外细胞培养实验中发现氢氧化钙颗粒与牙髓细胞有较强的黏附力,黏附后细胞形态改变,蛋白合成下降,抑制细胞增殖。在体外培养中加入较低浓度的氢氧化钙对细胞核酸合成有促进作用,高浓度的氢氧化钙则会产生抑制作用。羟基磷灰石对细胞蛋白合成有较明显的促进作用,对 DNA 合成的抑制作用较氢氧化钙轻。

(二)牙周膜细胞

牙周膜由致密的结缔组织构成,其细胞成分包括成纤维细胞、成牙骨质细胞、Malassez 上皮细胞、破骨细胞、成骨细胞、未分化的间充质细胞以及血管、神经、淋巴组织的多种细胞。牙周膜组织在体外培养中生长传代的细胞主要是纤维样细胞,其中可能包含成纤维细胞及未分化的间充质细胞,学者们趋向于将其统称为牙周膜细胞(periodontal ligament cells)。

1. 培养方法 取因阻生或正畸拔除的健康牙,无菌条件下用含青霉素、链霉素的无 Ca^{2+}、Mg^{2+} 的 Hanks 液冲洗去根面污血,刮取根中部 1/3 的牙周膜组织,在 Hanks 液浸泡下,剪成 $1mm^3$ 大小的组织块,均匀铺于培养瓶底,将瓶底翻转向上,加入含有 10% 胎牛血清的 DMEM 培养液,置于 CO_2 孵箱 37℃孵育,2 小时后将瓶底翻转向下,继续培养,可见细胞从组织块边缘游出。细胞长满瓶底后经消化进行传代。

2. 形态特点 光镜下观察可见,体外培养的牙周膜细胞与成纤维细胞形态相似(图 6-2,见文末彩插)。电镜下观察可见,细胞突起较多呈分支状,突起内及细胞周边部有致密排列的微丝束,微丝束上有半圆形致密结节,细胞质内含有大量糖原颗粒,核周围可见丰富发达的粗面内质网、高尔基体、线粒体、溶酶体、核糖体等细胞器,还可见吞饮泡、微泡及髓鞘轮。以上结构是牙周膜细胞代谢旺盛、具有收缩运动功能的结构基础。

3. 免疫组织化学染色 体外培养的牙周膜细胞波形丝蛋白表达呈阳性反应,角蛋白、神经丝蛋白、结蛋白、胶质细胞原纤维酸性蛋白呈阴性反应,表明牙周膜细胞为间质细胞或中胚层来源的细胞。

4. 体外培养细胞的生长增殖特点 人牙周膜细胞体外原代培养成功率高于牙髓细胞,为 40%～80%。细胞在体外第 1～5 次传代培养期间,生长增殖较快,可在体外长时间存活(达 4～12 个月),持续传 40 代以上。

5. 功能特点　牙周膜细胞具有分泌、矿化、收缩及再生、根面吸附等多种功能。

(1)分泌功能:牙周膜细胞可以分泌蛋白、胶原及碱性磷酸酶,分泌功能强于牙髓细胞及牙龈细胞。有研究表明,牙周膜细胞分泌蛋白、胶原及碱性磷酸酶的量分别是牙髓细胞的 1.36~2.41、1.5~2.9、1.6~13.3 倍。牙周膜细胞合成并分泌大量 I 型胶原,少量 III 型胶原,不分泌 IV 型胶原。牙周膜细胞还可合成分泌非胶原蛋白,如骨涎蛋白(bone sialoprotein)、骨桥蛋白(osteopontin)、番木瓜酶、透明质酸酶、肝素、硫酸软骨素、基质金属蛋白酶(matrix metalloproteinases, MMPS)及其抑制物(tissue inhibitor of matrix metalloproteinases, TIMPS)、胶原酶及其抑制物等。部分牙周膜细胞还可合成及分泌骨形成蛋白。牙周膜细胞同时具有合成分泌胶原、胶原酶及胶原酶抑制物的功能,这使牙周组织的胶原处于动态平衡之中,对于维护牙周组织的健康有重要意义。近年来,人们不断从牙周膜细胞中分离出新的物质,如从人牙周膜中分离出的具有诱导牙周膜细胞移动的分子量约为7kD 的蛋白,被命名为牙周膜趋化因子(periodontal ligament cell chemotactic factor, PDL-CTX)。

(2)矿化功能:人牙周膜细胞在含有 β-酸甘油、维生素 C、地塞米松的培养液中培养时,可出现 Von Kossa 染色阳性的结节,表明该部位有钙盐沉积,细胞周围有胶原基质。碱性磷酸酶活性和胶原的合成与分泌是细胞矿化的基础。牙周膜细胞表达较高的碱性磷酸酶活性,从人牙周膜克隆出的碱性磷酸酶 cDNA 大小为 2.5kb,结构顺序与骨细胞来源者相同。另外,牙周膜细胞分泌的胶原中95%以上是 I 型胶原,这点与成骨细胞相似;同时还分泌一些与骨形成有关的物质,如骨粘连蛋白、二聚糖等。

(3)收缩功能:牙周膜细胞和其他成纤维细胞同样具有使胶原收缩的功能。将人的牙周膜细胞接种到 I 型胶原凝固后形成的胶原圆片内,细胞在其内生长,6 小时后形成网状纤维结构,使胶原片收缩,24 小时内胶原片直径减少了 30% 左右,此时收缩速率最快,随后继续收缩,到第 10 天时胶原片直径缩小了原来的 70% 左右。

(4)附着能力:体外试验中,牙周膜细胞在健康牙根表面呈现良好的附着力,细胞铺展良好,细胞质突起相互连接;而在患牙周病的牙根表面细胞铺展不良,少有细胞质突。在正常牙周膜细胞和牙周病患者牙周膜细胞体外培养实验中发现,前者细胞分泌增殖能力强于后者。这提示,在牙周病时无论牙根表面还是细胞功能都发生了不利于细胞附着的变化。所以要从牙根面处理与细胞处理两个方面来解决附着力的问题。有研究报道,将牙周膜细胞接种在经枸橼酸脱矿处理的牙根表面可以增强细胞的增殖与附着能力;牙周膜细胞生长于经脱矿处理的牙本质或牙骨质表面可形成一层新的胶原纤维,如生长于未经脱矿处理的牙本质或牙骨质表面形成直接贴附,前者更接近正常的接触关系。

(5)再生能力:牙周膜细胞有较强的增生能力。在猴体内进行的实验表明,种植体植入牙槽窝与残余牙根接触后周围会包绕新生的牙周膜,其所含胶原及血管的形态与正常牙周膜相同。

6. 牙周膜细胞增殖分化的影响因素　各种生长因子、一些激素、蛋白质等物质对牙周膜细胞的增殖与分化功能有调节作用。

(1)生长因子:各种生长因子都可以通过牙周膜细胞膜表面的受体介导影响细胞的增殖与分化功能。目前认为,多肽类生长因子如表皮生长因子、成纤维细胞生长因子、血小板衍生生长因子了等均可促进牙周膜细胞的增殖,并且对牙周膜细胞DNA合成有浓度依赖性促进作用。转移生长因子-β能促进牙周膜细胞DNA合成及细胞的增殖,当与血小板衍生生长因子联合应用时作用更强。胰岛素样生长因子(IGF-1)在一定浓度范围内对牙周膜细胞合成蛋白及胶原能力呈浓度依赖性增强。

(2)胰岛素:通过胰岛素受体或胰岛素样受体介导对细胞发生调节作用。研究表明,胰岛素在 $10\sim1000U/ml$ 时可促进牙周膜细胞增殖,增加细胞碱性磷酸酶的活性与蛋白含量。

(3)纤维粘连蛋白:研究表明,外源性纤维粘连蛋白在一定浓度下能增加牙周膜细胞DNA的合成,促进细胞合成肌动蛋白、Ⅲ型胶原,还可促进细胞中微丝的聚合,抑制细胞自身合成纤维粘连蛋白。

(4)抗坏血酸(ascorbic acid,AsA):抗坏血酸及其衍生物 AsA-P 可增加牙周膜细胞胶原合成,AsA-P 可增强牙周膜细胞碱性磷酸酶活性、促进细胞 DNA 合成及附着,对细胞增殖和分化有正向调节作用。

(5)羟基磷灰石(hydroxyapatite,HA):实验中将羟基磷灰石粉加入体外培养的牙周膜细胞中,发现细胞与羟基磷灰石颗粒紧密贴附,并可吞噬羟基磷灰石颗粒。吞噬羟基磷灰石颗粒的细胞其 DNA 及蛋白合成增加,羟基磷灰石多孔性和高孔隙率有利于细胞的生长和黏附,羟基磷灰石颗粒能促进牙周膜细胞的分化。

(三)成釉细胞

成釉细胞(ameloblast)是牙源性上皮来源能产生硬组织的细胞,成釉细胞能够合成、分泌、重吸收和降解釉质基质,并与钙盐的活跃转运有关,因此对釉质的形成具有重要作用。在体外已成功分离培养出大鼠、猪及人的成釉细胞,这为成釉细胞功能以及及釉质形成和生理功能的研究提供了便利。现以猪成釉细胞的培养为例说明成釉细胞的体外培养方法。

1. 培养方法 无菌条件下分离 3 个月龄猪未萌出的磨牙牙胚,仔细剥离覆盖于软性釉质面及牙本质面的成釉上皮。用 0.25% 胶原酶Ⅰ及分散酶Ⅱ(dispase Ⅱ),37℃消化 $1\sim2$ 小时成单细胞悬液,离心弃上清。加含 20% 胎牛血清培养基或无血清培养基重悬接种于细胞培养皿中,置于 CO_2 孵箱 37℃孵育,约 24 小时可见细胞贴壁,每 3 天换液一次,待细胞长至 80% 后,消化传代。

2. 细胞形态特点 采用普通培养基原代培养的成釉细胞是一种混合细胞,主要有上皮细胞型及成纤维细胞型两种细胞形态。上皮型细胞呈柱状,可分泌成釉蛋白,具有成釉细胞的主要表型。扫描电镜观察,可见细胞有基质分泌,胞体伸长。经胶原酶消化后,成纤维样细胞明显减少,$8\sim10$ 天后,细胞生长连成片状,呈较典型的上皮细胞形态。采用 LHC-9 上皮细胞选择性培养基,可大大提高上皮细胞的存活率,同时成釉蛋白分泌明显增多。

3. 免疫组织化学染色 角蛋白 14(cytokeratin 14,CK14)、肝细胞生长因子受体(c-Met)和釉原蛋白(amelogenin,又叫成釉蛋白)反应阳性,提示培养的成釉细胞与在体内的成釉细胞的发育和功能相似。

4. 体外培养细胞的生长增殖特点 成釉细胞体外原代培养成功率较低,培养 24 小时成釉细胞开始贴壁,从第 5 天开始,细胞增殖加快,约 10 天时细胞生长连成片。成釉细胞的生长与基质及培养液的选择有关。目前,经过不断改进,有学者采用含 20% 小牛血清的

DMEM 培养液在明胶基质上培养成釉细胞,生长良好,可以传至第 5 代,第 5 代后细胞逐渐变为长梭形,失去上皮细胞形态。

二、唾液腺细胞

唾液腺上皮细胞包括腺泡上皮细胞、导管上皮细胞、肌上皮细胞,这些细胞构成了唾液腺的基本结构单位,行使着合成与分泌唾液的功能,同时这些细胞也是唾液腺上皮性肿瘤的细胞来源。唾液腺的细胞成分还包括成纤维细胞,神经、血管、淋巴管的细胞。近年来随着唾液腺细胞体外培养技术的不断提高,人们已成功培养出唾液腺内的各种细胞并且制成永生化的细胞系,如人类下颌下腺细胞系(HSG)、大鼠唾液腺细胞系(SMIE)等,为研究唾液腺生理、病理功能提供了方便。

(一) 形态特点

1. 腺泡上皮细胞　体外培养的腺泡细胞多呈多角形、"铺路石"样排列。电镜下,细胞膜表面及腺腔可见微绒毛,细胞间缺乏紧密连接及桥粒形成,细胞质内可见中度发达的线粒体、粗面内质网等细胞器,部分细胞细胞质内可见分泌颗粒(图 6-3)。

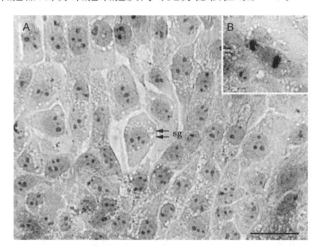

图 6-3　体外培养的小型猪腮腺腺泡细胞呈铺路石样(A),细胞内
可见分泌颗粒(sg),并常可见多个细胞核(B)

2. 导管上皮细胞　导管上皮细胞呈多边形,电镜下见细胞质内不含有分泌颗粒,近基底部细胞表面可见纵状纹,有微绒毛,细胞质内可见线粒体、粗面内质网等细胞器。

3. 肌上皮细胞　肌上皮细胞呈梭形或星形,细胞质内含有沿细胞长轴分布的肌微丝。

(二) 免疫组织化学特点

1. 腺泡上皮细胞　角蛋白、淀粉酶、对氨基水杨酸、前角蛋白、单克隆角蛋白(AE1-AE3)、分泌成分(secretory component,SC)呈阳性反应。

2. 导管上皮细胞　角蛋白、上皮膜蛋白、磷酸酐酶抗体染色均呈阳性反应。

3. 肌上皮细胞　肌动蛋白、S-100 蛋白、肌凝蛋白抗体染色均呈阳性反应。

(三) 功能特点

腺泡细胞可以合成并分泌淀粉酶、富含脯氨酸蛋白(PRP)、唾液过氧化物酶、腺泡细胞特异性蛋白和电解质以及离子液体等唾液成分。腺泡上皮细胞分泌可分为顶端分泌和基底及侧膜分泌,前者将合成产物分泌至管腔形成唾液,为外分泌功能;后者将合成产物分泌至血液,为内分泌功能。导管细胞为非水通透性,可将唾液成分进行离子交换重吸收,对唾液起修饰作用。导管细胞还可分泌胶原(Ⅳ型为主)。肌上皮细胞可分泌胶原(Ⅳ型为主),并具有收缩功能,促进唾液的分泌。此外,唾液腺细胞还可分泌表皮生长因子、神经生长因子、肾素等。

(四)唾液腺细胞的增殖与分化

一般认为,成熟的唾液腺中,腺泡细胞为高度分化上皮细胞,几乎没有增殖能力。在闰管腔侧和外分泌管的基底部存在着一种"潜能"干细胞,具有增殖、分化能力,不仅可代替衰老死亡的腺泡细胞、导管上皮及肌上皮细胞;而且是唾液腺肿瘤的起源。其理论有以下几种:①基底潜能干细胞理论,认为外分泌管和闰管处基底细胞负责分化形成功能单位;②单细胞全能干细胞理论,认为外分泌管基底细胞可分化和维持所有唾液腺单位;③双细胞亚全能干细胞理论,认为外分泌管基底细胞形成闰管单位,而腔侧干细胞负责闰管、纹管和腺泡细胞的发育。近年来,越来越多的实验表明,无论在体内体外,在发育过程中还是在成熟的腺体内,唾液腺中的各种细胞均可进入细胞周期,进行分裂、增殖。大量的研究表明,唾液腺细胞无论在个体发育阶段还是在成年以后,都具有分化能力。唾液腺细胞的分化有两方面的表现:①产生唾液腺特异性分泌蛋白,如淀粉酶、富含脯氨酸蛋白等;②有关的分泌产物合成与分泌的结构如粗面内质网、线粒体等细胞器数量增加。

(五)调节唾液腺细胞增殖、分化和功能的因素

1. 细胞因子 多种细胞因子如表皮生长因子、神经生长因子等能导致唾液腺细胞 c-fos 基因表达,促进细胞增殖;转移生长因子-β 对唾液腺细胞的分化有明显的促进作用。另外,一些细胞因子可以抑制唾液腺细胞的增殖,如 γ-干扰素对唾液腺细胞呈浓度依赖性增殖抑制作用。

2. 激素 在体内环境中或体外培养下唾液腺细胞的增殖与分化均受激素的调节。胰岛素、前列腺素 E_1、氢化可的松等能促进体外培养唾液腺细胞的增殖,异丙肾上腺素能促进唾液腺细胞合成与分泌蛋白质。唾液腺合成生长因子的功能有赖于睾酮、甲状腺、类固醇等激素。

3. 细胞外基质 细胞外基质如硫酸软骨素、氨基葡萄糖、层粘连蛋白、胶原等对唾液腺细胞的分化起重要作用。硫酸软骨素对唾液腺导管分支的形成很重要,但不参与分泌细胞分化;氨基葡萄糖对分泌细胞分化起重要作用。层粘连蛋白,Ⅰ、Ⅱ、Ⅳ型胶原都参与唾液腺形态发生,仅Ⅳ型胶原与分泌细胞分化有关。实验证明,细胞生长于 Matrigel 胶(一种细胞外基质,含有层粘连蛋白、Ⅳ型胶原等)表面,可诱导细胞分化。

4. 钙离子 细胞外钙离子在一定程度上促进唾液腺细胞分化,但对分泌功能无明显影响。应用微孔膜支持物辅以细胞外基质,同时应用有利于细胞生长和分化的培养液,能成功地使培养的唾液腺细胞具有极性。电镜下见细胞呈极性生长,游离端细胞顶部有密度不等的微绒毛,细胞核偏向基底侧,细胞器分布于核与顶部之间。分别测定细胞顶部游离端和基部培养液中蛋白质的含量,证实细胞具有蛋白合成并由顶部分泌的功能。

三、口腔黏膜细胞

口腔黏膜由上皮和上皮下结缔组织组成,两者由基底膜分隔。在胚胎来源与组织特点上前者相当于皮肤的表皮,后者相当于皮肤的真皮。其细胞类型包括角质形成细胞、黑素细胞、朗格汉斯细胞、梅克尔细胞。在体外培养中,生长增殖的细胞均表现为表皮细胞的形态特性,故都称为口腔黏膜上皮细胞(oral mucosal epithelial cells)。为了较长时间体外培养,已有研究将 SV40 病毒 DNA 插入口腔黏膜细胞,变成永生化口腔黏膜细胞。

(一)培养方法

上皮细胞的原代培养主要有两种方法:组织块法和酶消化法。组织块法在长出上皮细胞的同时,不可避免地会出现成纤维细胞干扰。酶消化培养方法相对常用。将术中摘取的黏膜组织浸泡于无 Ca^{2+}、Mg^{2+} 的 Hanks 液中,无菌条件下冲洗,将其剪成 $0.3cm \times 1cm$ 大小组织块,放入 0.25% Dispase II 溶液中,于 $4℃$ 冰箱中过夜,取出后用眼科剪、镊将表皮撕下,0.25% 胰蛋白酶 $37℃$ 消化 $5\sim10$ 分钟,中止消化后吹打成单细胞悬液,进行培养。

(二)形态特点

体外培养的口腔黏膜上皮细胞多为卵圆形、多边形,呈"铺路石"样单层排列。电镜下观察细胞质内可见中等发达的线粒体、粗面内质网等细胞器,突出特点是细胞内含有明显的中间丝。细胞表面可见微绒毛。在低钙($0.5mmol/L$)培养液中,细胞间通过微绒毛突起相连接,无桥粒形成;在生理浓度钙($1.2mmol/L$)培养液中,细胞间有桥粒形成。

(三)免疫组织化学染色

体外培养的口腔黏膜上皮细胞波形丝蛋白表达呈阴性反应,对多种角蛋白呈阳性反应,但在发育的不同时期、口腔不同部位表达有所不同。如胚胎 10 周时表达 K5、K6、K8、K13、K14、K16、K17、K19,23 周时 K8、K19 表达下降,又开始表达 K1、K2、K10、K11。成人口腔上皮则不表达 K8、K18、K19。不同类型的口腔上皮细胞对角蛋白的表达也有所不同,如咀嚼黏膜上皮的梅克尔细胞可表达 K8、K18。

(四)功能

培养的口腔黏膜细胞分泌大量的胶原蛋白与非胶原蛋白,前者有 III 型、VIII 型胶原,后者包括层粘连蛋白、糖蛋白等。另外,口腔黏膜上皮细胞还可分泌基质金属蛋白酶。

四、颌骨相关的硬组织细胞

(一)破骨细胞

破骨细胞(osteoclasts)有多种体外培养方法,如酶消化法、骨髓单个细胞培养法、四肢长骨机械分离法等。

1. 形态学特点　破骨细胞体积较大,细胞直径可达 $20\sim100\mu m$,含多个核,可达 $2\sim100$ 个。

2. 细胞组织化学染色特点　破骨细胞单克隆抗体呈阳性反应,与降钙素反应呈蓝紫色,与抗酒石酸磷酸酶反应呈棕褐色。

3. 功能　破骨细胞的主要功能为骨吸收,其与破骨细胞结构密切相关。在电镜下观察可见破骨细胞由以下 4 个区域构成:皱褶缘、清亮区、小泡及空泡区、细胞基底部。前两者构成完整的骨吸收装置,皱褶缘能吞噬骨的各种成分,进行消化。破骨细胞可以释放大量的溶酶体酶和水解酶,引起骨吸收。另外,破骨细胞还可引起骨脱矿。

一些激素和细胞因子会影响破骨细胞的功能。γ-干扰素能抑制前列腺素的分泌及白细胞介素-1、肿瘤坏死因子引起的骨吸收。降钙素通过抑制破骨细胞的移动从而抑制骨吸收作用。激活破骨细胞骨吸收功能的激素和因子有破骨细胞激活因子、甲状旁腺素、肿瘤坏死因子等。

破骨细胞的功能还受成骨细胞等一些其他细胞的调节。例如,有许多激素通过成骨细胞对破骨细胞功能进行调节。当降钙素使破骨细胞静止时加入成骨细胞,则破骨细胞功能活跃。人牙龈纤维细胞能分泌一些因子促进破骨细胞的功能。

(二)成骨细胞

成骨细胞(osteoblasts)有多种体外培养方法,酶消化法、骨髓培养法、骨组织块法、骨膜组织块法,所培养的成骨细胞可传代。

1. 形态学特点 不同培养方法所获得的成骨细胞形态各有差异:酶消化法和骨组织块法培养的成骨细胞多为立方形,体积较小,核圆;骨膜组织块法培养的成骨细胞为长梭形,形态与纤维细胞很相似;骨髓培养法培养的成骨细胞早期为圆形,2 周后为长梭形,细胞排列紧密时为方形。

2. 免疫组织化学染色特点 骨玻璃样蛋白(bone gla protein,BGP)是成骨细胞的标志之一,BGP 与特异性抗体结合呈阳性反应,用 ^{125}I 标记 BGP 抗体,通过放射免疫法可测定细胞中 BGP 含量。I 型胶原也是成骨细胞的标志物之一,呈阳性反应。碱性磷酸酶活性是成骨细胞成熟的重要标志,可通过细胞化学染色的方法定性或定量检测。成骨细胞在体外培养时可形成矿化的细胞外基质,矿化区 Von Kossa 染色呈阳性反应。

3. 功能 成骨细胞具有成骨作用和调节破骨细胞骨吸收作用。

(1)成骨作用:成骨细胞能分泌骨基质,并使其发生矿化,最终成骨细胞被包围在矿化的骨基质中,形成成骨组织。成骨细胞的成骨作用受多种因素的影响。一些生长因子如胰岛素样生长因子II和转化生长因子-β 能促进骨细胞合成胶原蛋白和总蛋白,其作用特点是引起细胞快速反应,使细胞保持合成骨基质的活性。骨形成蛋白-2 直接作用于成骨细胞,促进胶原的合成与增强碱性磷酸酶活性。二羟基维生素 D_3 增强碱性磷酸酶活性,促进成骨细胞基质的钙化与羟基磷灰石的合成。骨吸收时释放出的骨吸收蛋白、骨生长因子等都可以刺激形成新骨。碱性纤维细胞生长因子、血小板生长因子等抑制骨细胞碱性磷酸酶活性,从而抑制成骨作用。

(2)对破骨细胞的调节作用:成骨细胞对破骨细胞的分化和形成有重要作用,当脾细胞与成骨细胞共同培养时会发现有大量破骨细胞形成,若两种细胞单独培养,则无破骨细胞生成。一些激素与生长因子如甲状旁腺素、二羟基维生素 D_3 以及前列腺素 E、F、A、B 和白细胞介素-1β 等能通过膜受体作用于成骨细胞,抑制其分泌骨基质,增强骨基质的吸收。同时成骨细胞还通过其分泌的可溶性活性因子与破骨细胞接触,激活破骨细胞内的酶系统,增强破骨细胞的骨吸收功能。

(三)软骨细胞

颌面部软骨细胞(chondrocytes)培养多见于下颌骨髁突软骨细胞培养。关节髁突软骨细胞含量低,细胞增殖活性较弱,在体外培养过程中还会发生去分化现象,因此在体外培养较长时间存活有一定困难。目前,采用藻酸钠凝胶三维培养软骨细胞生长相对较好。

1. 形态学特点 体外培养的软骨细胞多为多角形,形态与上皮细胞很相似,可形成具有折光性的细胞外基质,经甲苯胺蓝染色呈阳性。

2. 免疫组织化学染色特点 葡萄糖胺聚糖(GAG)、Ⅱ型和Ⅹ型胶原为软骨细胞特异性合成产物,免疫组织化学染色均为阳性反应。

3. 功能 软骨细胞的功能主要是形成软骨或骨。体外培养的软骨细胞合成并分泌糖蛋白,其中葡萄糖胺聚糖(GAG)为软骨细胞所特有。软骨细胞还可合成分泌Ⅰ、Ⅱ型和Ⅹ型胶原。不同成熟阶段的软骨细胞合成分泌产物有所不同,在培养初期,软骨细胞以分泌糖蛋白为主,成熟的软骨细胞以合成Ⅱ型胶原为主,肥大型软骨细胞则以合成Ⅹ型胶原为主,并具有较强的碱性磷酸酶活性。

4. 影响软骨细胞功能、分化的因素 软骨细胞的功能受多种因素的影响。

(1)激素:甲状旁腺素(PTH)、降钙素、三碘甲状腺氨酸(T_3)等刺激软骨细胞合成葡萄糖胺聚糖(GAG),地塞米松、维生素 A 对葡萄糖胺聚糖的合成有较强的抑制作用。胰岛素、二氢睾酮能增强软骨细胞碱性磷酸酶活性,从而促进软骨钙化。

(2)细胞因子:促生长因子、多功能激活因子、胰岛素样生长因子、软骨细胞自身分泌的一些因子对软骨细胞有很强的刺激作用,增强 DNA、RNA 及蛋白质的合成,对软骨细胞有丝分裂有促进作用。肿瘤坏死因子、白细胞介素-1 可增强软骨细胞磷脂酶的活性,有利于软骨基质形成。转化生长因子-β 抑制软骨细胞碱性磷酸酶活性,阻止软骨钙化。

(3)机械张力和压力:在体外培养环境中,机械张力和压力也会影响软骨细胞的功能。例如,软骨细胞在一定静压力作用下 DNA、GAG 的合成增强,一定强度的机械张力也可增强软骨细胞内 cAMP 水平,使 GAG 的合成增加。

(4)体外培养环境:普通培养条件下,软骨细胞周围产生大量的软骨基质,并不发生钙化,当提高培养液中磷酸盐浓度后,基质可发生钙化。在塑料培养皿表面培养的软骨细胞呈扁平形,合成Ⅱ型、Ⅸ型胶原;在凝胶立体培养系统中软骨细胞呈圆形,主要合成Ⅹ型胶原;当在培养皿表面铺被琼脂后,很快形成成熟的肥大型软骨细胞和软骨基质,出现软骨样结构,表面包绕一层类似软骨膜的长梭形结构。

软骨细胞的分化受多种因素的影响。如磷脂酶 D 和维生素 A 酸对软骨细胞的分化有抑制作用,前者抑制间质细胞向软骨细胞分化,后者主要抑制细胞形成软骨基质。转化生长因子-β(TGF-β)与纤维细胞生长因子共同作用可促进软骨细胞的分化与成熟,转化生长因子-β 单独作用可阻止成熟软骨细胞向肥大细胞转化。

五、口腔肿瘤细胞

(一)口腔鳞癌细胞

鳞状细胞癌是口腔中最常见的恶性肿瘤,占 80% 以上,包括舌、龈、颊黏膜、口底鳞状细胞癌。鳞癌细胞的体外培养对于研究口腔鳞癌的发病机制及治疗有重要的意义。口腔癌组织体外培养的研究开展较早,Hela 细胞株建立后,1954 年就有口底癌的 KB 细胞株和颊黏膜癌的 Hep-3 细胞株的建立,以后相继有牙龈癌等 10 多种细胞株的报道。在口腔鳞癌中,近年来舌鳞状细胞癌比例有很大升高,因此这里简要介绍人舌鳞状细胞癌 Tca8113 细胞系的建立及其生物学特征。

1. 细胞系来源 选择病理诊断为舌鳞状细胞癌的患者,术中取其肿瘤组织清洗,剪碎培养。通过多次传代的方法逐渐去除成纤维细胞,培养到第5～6代时已经为较纯的上皮细胞样细胞。

2. 生物学特性 细胞为均匀的多角形上皮样细胞,镶嵌状排列。胞核大,类圆形,核浆比例高,核仁清晰,多达5～6个。核分裂象多见。细胞可成堆生长,表现为"接触抑制"消失。细胞表现为明显的恶性细胞特征。细胞具有较高的贴壁率,克隆形成率和软琼脂集落形成率高。电镜下观察可见细胞质内含有成束的张力原纤维,细胞间可见桥粒和半桥粒,证明细胞为上皮来源。细胞增殖迅速,裸鼠移植成瘤率很高,瘤组织具有鳞癌组织学特点,与原发灶组织学相符。

(二)唾液腺肿瘤细胞

唾液腺肿瘤绝大多数系上皮性肿瘤,间叶组织来源的肿瘤较少见。由于组织形态多种多样、生物学行为复杂的特点,唾液腺肿瘤常为肿瘤研究者所重视。建立唾液腺肿瘤细胞系是研究唾液腺肿瘤发生机制及肿瘤细胞生物学特性的很好手段。

1. 人黏液表皮样癌 MEC-1 细胞系 黏液表皮样癌为发病率较高的唾液腺恶性肿瘤之一。

(1)细胞系来源:选择病理诊断为黏液表皮样癌的患者,术中取其肿瘤组织,无菌条件下将其剪碎培养,以分次传代的方法去除混杂在其中的纤维样细胞。至第5代以后,纤维样细胞已大部分死亡,基本属纯上皮样细胞,继续培养。

(2)生物学特性

1)形态学及功能特点:细胞大小形态不一,核大、核浆比例异常并有核畸形,见有丝分裂。染色体为亚二倍体,属非正常二倍体细胞。细胞增殖迅速,裸鼠移植成瘤率很高,具有恶性细胞特征。细胞呈现为上皮样细胞形态,为"铺路石"状镶嵌紧密排列,细胞间存在间桥,细胞质内可见张力原纤维,免疫组织化学检测显示对角蛋白单克隆抗体阳性,故具有上皮细胞特点。细胞系在免疫组织化学检测时呈现对抗溶菌酶抗体有反应(一般认为,溶酶体是在唾液腺细胞内合成的,属于唾液腺的分泌产物),提示本细胞系具有一定的合成与分泌能力。

2)应用:低分化的黏液表皮样癌常发生转移。为了研究唾液腺黏液表皮样癌的转移,已从人唾液腺黏液表皮样癌细胞系 MEC-1 中分离筛选出具有不同转移能力的细胞亚系 Mc、低转移细胞株 Mc1 和 Mc2、高转移细胞株 Mc3,以及 Mc3 经裸鼠体内原位移植所得的高转移细胞系 M3SP4。关于高转移细胞的药物敏感性已有大量的研究。例如,在关于 8-甲氧基补骨脂素(8-Methoxypsoralen,8-MOP)与全反式维 A 酸(RA)联合应用对黏液表皮样癌细胞药物抑制作用的研究中发现,较小剂量的 8-MOP 与 RA 配伍表现出明显的协同作用,而随着 RA 剂量的加大,则表现出协同或拮抗作用,为临床用药提供了应用前景。

2. 腺样囊性癌 ACC-2、ACC-3 细胞系 腺样囊性癌在唾液腺肿瘤中占有相当重要的地位,其形态学、组织发生和生物学行为的特点常为肿瘤研究者所重视。

(1)细胞系来源:选择病理诊断为腺样囊性癌的患者,术中取其肿瘤组织,无菌条件下将其剪碎培养,第1～3代癌细胞与成纤维细胞同时生长,以分次传代的方法去除混杂在其中的纤维样细胞,至第3代以后才得到较均一的上皮样细胞,继续培养传代。ACC-2 为来源于小唾液腺的腺样囊性癌细胞系、ACC-3 为来源于大唾液腺的腺样囊性癌细胞系。

（2）生物学特性

1）形态学及功能特点：细胞为多角形，核大、核浆比例异常并有核畸形，细胞分裂相多见，并有多极核分裂，符合恶性细胞特征。单个细胞排列不紧密时染色标本中可见核略偏位，细胞质外围着色较深，内有淡染区，呈印戒状。细胞排列紧密时呈镶嵌状，似铺路石样。细胞增殖迅速，裸鼠移植成瘤率很高。两株细胞均呈现上皮样和腺样细胞特征，细胞间具有桥粒连接，细胞质内可见张力原纤维，免疫组织化学检测表达为角蛋白单克隆抗体阳性，故具有上皮细胞特点。做典型的印戒细胞和免疫组织化学检测时，对淀粉酶消化抵抗的 PAS 和黏蛋白呈现阳性反应，表明两株细胞系均具有一定的分泌能力。

2）应用：腺样囊性癌在临床上有侵袭性强、易复发及远隔转移的特点，目前国内外已建立多种实验模型研究肿瘤细胞的侵袭性。例如，关于腺样囊性癌细胞侵袭羊膜的实验研究表明，ACC-2 与高转移细胞株 ACC-M 对羊膜均有不同程度的侵袭作用，但在时间上 ACC-M 具有较强的侵袭能力。研究恶性细胞侵袭转移的一个重要方面是研究癌细胞的运动性和黏附性，实验测量唾液腺腺样囊性癌细胞系 ACC-2 与高转移细胞株 ACC-M 的体外运动能力时，结果显示高转移细胞株 ACC-M 运动能力明显高于 ACC-2，说明在 ACC 转移过程中，癌细胞的运动性起到重要作用。利用细胞系还可进行大量的药物研究试验，如有研究表明多西环素对腺样囊性癌细胞系 SACC83 的增殖与侵袭有抑制作用，对临床上降低腺样囊性癌术后复发与转移有一定指导意义。

（三）牙源性肿瘤

牙源性肿瘤是由成牙组织，即牙源性上皮、牙源性间充质或牙源性上皮和间充质共同发生的一组肿瘤。它们主要发生于颌骨内，少数情况下也可发生于牙龈组织内（外周性肿瘤）。这组病损包括发育异常、良性肿瘤和恶性肿瘤，其中最常见的为成釉细胞瘤。

成釉细胞瘤细胞 成釉细胞瘤是一种常见的良性上皮源性肿瘤，因其易复发、可能恶变等特性，而受到研究者的广泛关注。

（1）细胞系来源：选择病理诊断为成釉细胞瘤的患者，术中取其肿瘤组织，无菌条件下将其剪碎，胰酶消化或用组织块贴壁培养。原代细胞为肿瘤细胞与成纤维细胞的混合细胞，传代 2～3 次后，肿瘤细胞逐渐脱落凋亡。

（2）生物学特性

1）形态学及功能特点：关于成釉细胞瘤的培养，近年来多用 DK-SFM 培养液。原代培养的成釉细胞瘤细胞形态大小不一，主要包括两种细胞：一种是体积较小的多边形细胞，细胞核清晰，细胞间排列较紧密；另一种细胞体积大，细胞突起呈长梭形。传代细胞生长增殖缓慢，第 3 代或者第 4 代细胞培养 20 天左右时细胞质出现空泡，分裂减少，生长停止边缘卷起，逐渐脱落死亡。应用免疫组化方法检测，角蛋白抗体阳性，波形蛋白阴性，证实所培养的细胞来源于上皮细胞。成釉细胞瘤体外存活时间较短，为 30～90 天。流式细胞学显示肿瘤细胞为二倍体细胞，细胞增殖活动不旺盛，这可能与细胞来源于良性肿瘤有关。

2）应用：成釉细胞瘤具有较强侵袭性、较高复发率等特点。目前，有学者利用体外培养的成釉细胞瘤细胞对其生物学特性进行了研究。分泌型卷曲相关蛋白（sFRP-2）及基质金属蛋白酶-2（MMP-2）是成釉细胞瘤细胞引起骨吸收及细胞增殖的重要因子之一，抑制两者的表达可能降低成釉细胞瘤的侵袭性。然而，原代细胞用于科学研究有一定的局限性，为获得永生化的肿瘤细胞,将 HPV 16 基因转染入成釉细胞瘤细胞,筛选出永生性的细胞株,命名为 AM-1 细胞株。通过过表达成釉细胞瘤细胞的端粒酶逆转录酶基因(hTERT gene)同样也获得了永生化的成釉细胞瘤细胞株 hTERT(+)-AM cells。这些研究为体外研究成釉细胞瘤的生物学特性提供了基础。

第三节　细胞培养在口腔再生医学中的应用

在现代临床医学界,每年几乎有一半的医学问题与组织或器官缺损有关,组织和器官的丧失或功能障碍是人类健康所面临的主要危害之一。

随着生命科学、材料科学、相关物理及化学学科的发展,科学家提出了应用细胞生物学和工程学的原理,研究、开发修复和改善损伤组织结构和功能的生物替代物,称之为组织工程。其基本要素包括种子细胞、生物支架材料及周围的微环境。以往强调必须要有种子细胞和生物材料同时介入来进行组织构建和再生,现在还应包括:仅用生长因子和转基因载体与生物材料的复合;仅有种子细胞参与的再生;各种种子细胞的替代细胞和人工及天然的生物材料。多学科的交叉渗透使得种子细胞的获得及生物材料的改性得到极大提高。组织构建不仅局限于在体内完成,生物反应器的出现使得在体外模拟体内内环境成为可能,从而在体外培养体系中完成工程化组织的构建。并且,随着发育生物学的兴起,发育生物学与组织工程的结合,模拟器官发育的自然规律来进行器官的再生将成为再生医学今后的发展方向。

目前,国内外学者广泛开展了生物性人造软骨、骨、皮肤、黏膜、角膜、肌腱、肌、心脏瓣膜、神经、血管、气管、小肠及人造肝和胰等诸方面的研究。而再生医学技术在口腔医学中的应用起步较晚,但发展较快,现已成为口腔医学领域中的研究热点。

一、组织工程的基本原理

组织工程学(tissue engineering)的基本原理和方法是从机体获得少量的活体组织,用特殊酶或其他方法将细胞(又称种子细胞)从组织中分离出来并在体外进行培养扩增,然后将扩增的细胞与具有良好生物相容性、可降解和可吸收的生物材料按一定的比例混合,使细胞黏附在生物材料上形成细胞-材料复合物,将该复合物植入机体的组织或器官的病损部位,随着生物材料在体内逐渐被降解和吸收,植入的细胞在体内不断增殖并分泌细胞外基质,最终形成相应的组织或器官,从而达到修复创伤和重建功能的目的。

在生物体内,细胞外基质为细胞提供赖以生长代谢的支架和环境。组织工程支架即是模拟细胞外基质而制作的。目前组织工程常用的支架材料是合成的可生物降解的高分子聚合物,如聚乳酸(PLA)、聚乙醇酸(PGA)、聚乳酸和聚乙醇酸复合物(PLGA)。PGA是一种高度结晶的聚合物,具有高熔点和相对亲水性。PGA 降解较迅速,在 2～4 周内即失去其结构的完整性。PLA 是相对疏水的且不易水解,降解速度较慢。PLGA 是 PGA 和PLA 按不同比例构成的复合物,可提供不同的降解速率及机械力学特性。此外,胶原蛋白也是一种较常用的支架材料,它可以很好地与周围组织结合,但它的使用仅限于小面积缺损的修复。

二、口腔组织特有的干细胞

干细胞(stem cell)是来自胚胎、胎儿或成人的具有持久或终身自我更新能力的细胞,它能产生特异的细胞类型,形成人体组织和器官。

成体干细胞(adult stem cell)即处于干细胞状态的成体细胞,它可以来自许多不同类型的细胞,包括已分化细胞,即使是高度分化的组织细胞(例如多核肌细胞和中枢神经细胞),也能逆转其分化状态成为干细胞。从这种意义上来说,细胞的分化状态不是一成不变的,而是取决于由调节因子介导的分化和去分化两大力量的动态平衡。越来越多的研究表明,牙相关干细胞有良好的免疫调节作用,可应用同种异体牙相关干细胞进行组织再生。

口腔组织已分离培养出多种类型的成体干细胞。

1. 牙髓干细胞　从成年人第三磨牙分离鉴定出人牙髓干细胞(human dental pulp stem cells,DPSCs),DPSCs 表达中胚层标记物 Stroo-1 和 CD146(MUC18),比骨髓基质干细胞(bone mesenchymal stroma stem cells,BMSSCs)具有更强的增殖率、克隆形成率和倍增率,能被诱导分化为脂肪细胞、神经样细胞。与羟基磷灰石/磷酸三钙(HA/TCP)支架联合培养,回植到小鼠皮下后,能观察到类似牙本质-牙髓复合体样的结构,形成明显的异位牙本质。cDNA 微阵分析结果表明,在超过 4000 个已知的人类基因中,DPSCs 和 BMSSCs 有相似的基因表达水平,但在某些与矿化相关蛋白的基因表达上也存在差异,说明 DPSCs 和 BMSSCs 这两种前体细胞在形成矿化组织的基因表达模式上是不同的。DPSCs 和 BMSSCs 均源于相应组织中微血管周围,当牙本质受到损伤后,髓腔血管周围的牙髓干细胞将向髓腔游离,并聚集在牙本质受损部位,促进修复性牙本质的形成。

2. 脱落乳牙牙髓干细胞　从脱落乳牙的牙髓组织中发现并分离出具有高分化潜能的单克隆干细胞——人脱落乳牙干细胞(stem cells from human exfoliated deciduous teeth,SHED)。从人类自然可替换的器官乳牙获得干细胞,并发现这种干细胞与血液中的干细胞相似。在体外,SHED 显示出比 BMSSCs 更强的增殖率、克隆形成率和倍增率,Stro-1 和 CD146(MUC18)表达阳性,也主要分布在微血管周围,体外培养具有分化为神经细胞、脂肪细胞和成牙本质细胞的特性,表达间充质和血管相关的标记。经矿化诱导或骨形成蛋白-4 刺激后,SHED 在体外也能形成钙化结节,并且与钙化、成骨、成牙本质相关的蛋白表达增加。体内实验可在免疫缺陷小鼠皮下成骨和产生牙本质样物质。在小鼠脑内表达神经细胞的标记物,逐渐失去纤维细胞样形态,表现出胶质细胞的特性。

3. 牙周膜干细胞　从拔除的人第三恒磨牙牙周组织中分离培养出了牙周膜干细胞(periodontal ligament stem cells,PDLSCs)。PDLSCs 表达 Stro-1 和 MUC18 及腱特异性标记物 SCX。标记物 SCX 可用来区分牙周膜干细胞与牙髓干细胞和骨髓干细胞。经体外诱导,PDLSCs 具有分化为牙髓母细胞、脂肪细胞、成纤维细胞、牙骨质细胞和成骨细胞的能力。不同牙周膜干细胞克隆株有不同的分化潜能。PDLSCs 经诱导培养也可在体外形成矿化结节,表达碱性磷酸酶或骨唾液蛋白。当移植至免疫缺陷的小鼠,牙周膜干细胞能产生沿牙周膜结缔组织方向走行的牙骨质样结构。经过 4~6 个月冻存后的牙周组织中也可以分离培养出 PDLSCs,这些干细胞的性质与从新鲜组织中分离培养的 PDLSCs 没有显著差异。

4. 根尖牙乳头干细胞　正在萌出的牙根尖部有一特殊的组织——根尖牙乳头。与相邻的牙髓组织相比,根尖牙乳头质地较韧,血管较少,从其中分离出的干细胞——根尖牙乳头干细胞(stem cell from apical papilla,SCAP),比牙髓干细胞具有更高的增殖活性。在体外,SCAP 也可横向分化为成牙本质细胞和脂肪细胞,并能产生比牙髓干细胞更多的牙髓-牙本质复合物。CD24 是 SCAP 较特异的表面标志物,当 SCAP 转化为牙本质细胞后,CD24 的表达水平降低。因此,SCAP 的高增殖潜能和分化能力使之被认为是牙组织工程中较有潜力的种子细胞来源。学者们已利用 SCAP 进行生物牙根再生。

5. 唾液腺干细胞 目前有关唾液腺干细胞方面的研究较少,在各个方面均存在争论或还处于未知状态。例如组织定位问题,一种观点认为,导管上皮是其主要来源;而另一种观点认为,具有增殖分裂活性的、停留在腺泡和间质中的前体细胞都可能成为组织损伤修复时干细胞的来源。研究表明,将成体鼠下颌下腺主导管结扎后,可观察到导管细胞增生,腺细胞完全消失,再次松开导管两三周后腺体又恢复了分泌功能;同时从颌下腺导管结扎模型腺体中分离出 Sca-1(+)/c-Kit(+)标记阳性的细胞,体外诱导可分化表达肝细胞和胰腺内分泌细胞表型;体外培养后经门静脉植入肝脏,发现其可融入肝小梁并可分泌白蛋白。进一步说明唾液腺内也存在具有多向分化潜能的干细胞。

学者们认为,唾液腺干细胞与同样起源于内胚层的肝脏干细胞、胰腺干细胞在组织定位、特异标记物、分化潜能、分化调节等方面均有相似之处,这为唾液腺干细胞的研究提供了方向。

三、再生医学技术在口腔医学中的应用

1. 组织工程学在颌面重建中的作用 组织工程介导的颌面部骨及软骨缺损修复的基本方法都是:首先在体外分离培养相关细胞(如骨髓基质干细胞、成骨细胞或软骨细胞),当细胞扩增到一定数量后,将细胞与生物支架复合,再将复合支架移植到动物体内。目前,运用组织工程技术进行的颌面部骨及软骨缺损修复主要包括:牙槽骨缺损的修复、牙槽嵴增高术、下颌骨节断性骨缺损的修复、关节的构建、下颌骨放射性骨坏死的修复、组织工程介导的颌面部整形。

采用软骨细胞-PGA 复合物和成骨细胞-PGA 复合物修复裸鼠颅骨 2cm×2cm 的缺损,前者为软骨组织修复,后者为骨组织修复,而单纯用聚合物充填和未进行任何充填的缺损均未修复。采用组织工程技术构建下颌骨髁突,将体外培养的牛骨膜成骨细胞-藻酸钙悬液注入 PGA/PLA 生物支架内,植入裸鼠皮下,12 周后大体标本形态结构与原 PGA/PLA 髁突支架模型结构相同,含有骨和软骨细胞的成人下颌骨髁突三维双层生物支架植入体内可形成骨和软骨复合组织。应用含有重组的人类生长因子的组织工程支架,比如骨形成蛋白-3(BMP-3)和骨形成蛋白-7(BMP-7),已在实验动物模型中显示对牙齿(猫的尖牙和猴的磨牙)周围的骨及牙骨质有修复作用。应用自体骨髓基质干细胞复合 HA/TCP 生物支架移植,在动物实验中证实具有治疗修复放射性骨髓炎、颌面整形及牙周组织再生重建作用。

2. 组织工程学在引导口腔组织再生中的作用 引导口腔组织再生所用的膜结构有两种基本类型,是由非吸收性的和可吸收性的基质材料制成的。最常用的非吸收性的基质材料是聚四氟乙烯(polytetrafluoroethylene,ePTFE),可制成各种尺寸,但是它的缺点是植入体内后需要外科手术才能去除。用于牙周组织再生的 ePTFE 膜由一个开放的微孔颈圈

(micropore collar)和一个几乎闭锁的挡板(apron)组成。颈圈通过接触抑制阻止了上皮细胞增殖,同时挡板促进了周围组织的附着以稳定创伤部位。这个挡板有效地将牙龈上皮和结缔组织与根面隔离开,并促进牙周膜和骨细胞的再附着。

可吸收性的膜具有不需要再次外科手术去除的优点。最常用于制作可吸收性膜的材料包括胶原、duramatta,以及 PLA/PGA 的共聚物。理想的可吸收性的屏障应在组织修复达到令人满意的水平时能够被吸收,抵抗细胞向内生长,允许营养物质和液体渗透,具有极好的操作特性,具有最小的炎症反应,并且能抗感染。但是目前可利用的材料尚不能满足以上所有要求。引导组织再生技术可用于修复因拔牙、骨裂和开窗术造成的骨缺损,对于相对较小的缺损的修复较为有效。

3. 组织工程化黏膜在口腔医学中的应用 将上皮细胞从黏膜层取下,以射线照射后的小鼠 3T3 成纤维细胞作为滋养层,在培养基中加入 20% 的胎牛血清,将取下的上皮细胞置于该培养基中培养。然后将培养成的自体黏膜片移植到患者体内所需部位。但是,这种转化的小鼠成纤维细胞滋养层有可能随着自体移植物移植到患者体内,进而引起相应的并发症。

牙龈角质细胞通常可用做研究屏障和转运功能的体外模型。在上皮细胞的体外培养研究中,牙龈角质细胞通常贴附在培养皿的底部生长,因此上皮细胞的基底侧无法接近。为了能研究屏障功能和跨上皮的转运过程,以不同的可渗透性的膜作为支持材料,将牙龈角质细胞种植于其上进行培养。

4. 组织工程用于人造唾液腺的初步研究 最初,人造唾液腺构想是在体外将唾液腺细胞置入一端封闭的管状生物支架内,培养形成内腔覆盖生长唾液腺细胞的类似唾液腺样结构,然后植入口腔黏膜下,开口于口腔黏膜上。体外培养取得进展,但生物支架材料、抗感染及细胞间缺乏紧密连接等原因影响体内进一步研究。

5. 牙再生(tooth regeneration) 了解牙发生、发育生物学机制是进行牙组织工程再生的基础与前提。目前认为,在牙发育的初始阶段,口腔黏膜上皮中存在携带诱导牙发生信息的上皮条索,该上皮可以诱导鳃弓中的间充质形成牙间充质,而后两者可以相互作用,诱导牙发育的完成。因此,对于牙组织工程而言,至少需要两种类型的细——上皮细胞和间充质细胞。目前,牙组织工程所用的上皮细胞主要来源于胚胎牙上皮,牙间充质细胞主要源于牙胚间充质细胞及骨髓基质干细胞。随着越来越多口腔特有成体干细胞的发现,利用自体成体干细胞进行牙组织工程研究可能会成为发展方向。

目前牙再生的方法主要包括两种方式:

其一是采用传统组织工程学的方法,将种子细胞与预先设计好的具有一定形态的生物支架复合,以期形成与正常牙齿结构、外形和功能相似的再生牙。早期,将混合的牙上皮和间充质细胞灌入预先建立的具有牙外形的人工生物支架,再回植于体内,这种方法虽然能形成类似于牙本质和牙髓的复合体,但其形态和结构离正常牙齿还相去甚远,同时也很难形成正常牙根的结构。采用传统组织工程学再生完整的全牙非常困难,但再生部分牙齿组织结构相对容易,如在牙根形态的生物材料中复合牙髓干细胞,在其周围复合牙周膜干细胞回植于小型猪颌骨可再生出生物牙根,用人工冠修复后可行使正常咀嚼功能。

另一种方法是按照发育生物学的基本原理,将牙间充质细胞与牙上皮细胞体外重组培养,使诱导形成新牙的过程重复牙齿发育的组织形态学过程。牙间充质可以诱导混合的牙上皮细胞形成新的成釉器,而这个新的成釉器可与牙间充质相互作用形成新牙。新牙的外形无论是在体外培养或者在进一步的体内移植后,均可获得十分接近正常外形的牙。有关牙源上皮研究已证实,骨髓间充质细胞在一定条件下可转化为牙源性上皮细胞,有可能成为牙齿再生的种子细胞来源。

第四节　口腔生物学其他研究方法

一、基因芯片、蛋白芯片和组织芯片

基因是生物体遗传信息的关键载体,决定着生物体的遗传特征和主要个体差异。基因组学的目标旨在阐明各种生物基因组 DNA 中碱基对的序列信息,破译相关的遗传信息。目前,国际上已经完成了人类、多种细菌等微生物、多种昆虫、多种啮齿类动物以及水稻、拟南芥和酵母等 50 多种生物的全基因组序列测定工作。

不同个体基因变异、不同组织、不同时间、不同生命状态等基因表达差异的分析是连接基因组计划和蛋白质组计划最关键的一个环节。怎样研究众多基因在生命过程中所担负的功能就成了全世界生命科学工作者共同的课题。为此,建立新型杂交和测序方法以对大量的遗传信息进行高效、快速的检测、分析就显得格外重要了。基因芯片技术就是因此应运而生的高通量新技术。

基因芯片技术(gene chip),又称 DNA 微阵列技术,是将 cDNA 文库中已知和未知的全长序列或寡核苷酸序列固定于玻片上,同时检测比较生物样品中多个已知或未知序列的表达状况。它是高效地大规模获取相关生物信息的重要手段。主要技术流程包括:芯片的设计与制备;靶基因的标记;芯片杂交与杂交信号检测。在基因芯片技术中,探针 DNA 是指被有序地点样固定在玻片或硅晶片上的 DNA 片段,这些片段可通过 PCR 反应扩增细菌质粒上插入的基因组片段或通过引物从 cDNA 文库中 PCR 扩增得到。这些大小和序列不同的片段分别经过纯化后,被高密度有序地点样固定在玻片或硅晶片上从而制备成 DNA 微阵列(即基因芯片),用于检测待测样品中是否有与之互补的序列。其工作原理与经典的核酸分子杂交方法(如 Southern 杂交、Northern 杂交)是一致的,当待测样品中的 mRNA 被提取后,通过反转录反应过程获得标记荧光的 cDNA,与包含上千个基因的 DNA 微阵列进行杂交反应,将玻片上未互补结合反映的片段洗去,再对玻片进行激光共聚焦扫描,测定微阵列上各点的荧光强度,推算出待测样品中各种基因的表达水平。

基因芯片在一微小的基片(硅片、玻片、塑料片等)表面集成了大量的分子识别探针,因此能够在同一时间内平行分析大量的基因,进行大信息量的筛选与检测分析。目前,该技术应用领域主要有基因表达谱分析、新基因发现、基因突变及多态性分析、基因组文库作图、疾病诊断和预测、药物筛选、基因测序等。由于同时将大量探针固定于支持物上,所以可以一次性对样品大量序列进行检测和分析,从而弥补传统核酸印迹杂交(Southern 杂交和 Northern 杂交等)技术操作繁杂、自动化程度低、操作序列数量少、检测效率低等不足。而且,通过设计不同的探针阵列、使用特定的分析方法可使该技术具有多种不同的应用价值,如基因表达谱测定、突变检测、多态性分析、基因组文库作图及杂交测序等。

尽管基因芯片技术已经取得了长足的发展,得到世人的瞩目,但仍然存在着许多有待解决的问题。例如,该技术需要昂贵设备,例如制造过程中的各种仪器、现代化的实验平台及激光共聚焦显微镜等,并且制造光刻掩膜需较高费用;DNA 芯片上原位合成探针难免有错误核苷酸掺入及混入杂质,使整个杂交背景增高,降低特异性。种种因素影响了 DNA 芯片投放市场及成为商业化产品的速度。

蛋白芯片(protein chip)是以蛋白质代替 DNA 作为检测对象。与在 mRNA 水平上检测基因表达的基因芯片不同,它直接在蛋白水平上检测表达模式,在基因表达研究中比基因芯片有着更加直观的应用前景。蛋白芯片技术的基本原理是将各种蛋白质有序地固定于各种载体上成为检测用的芯片,然后,用标记了特定荧光素的蛋白质或其他成分与芯片作用,再利用荧光扫描仪或激光共聚焦扫描技术测定芯片上各点的荧光强度,通过荧光强度分析蛋白质与蛋白质之间相互作用的关系,由此达到测定各种蛋白质功能的目的。根据蛋白芯片技术的基本原理,可以将不同的抗体固定于载体上成为抗体蛋白芯片,用于检测不同组织产生的蛋白质。抗原抗体反应具有较高特异性和敏感性,这将有助于某些疾病分子水平机制的研究,以协助寻找疾病诊断和治疗的靶分子。此外,蛋白芯片技术还可以应用于作用物与酶相互作用的研究及代谢机制的分析。同时,蛋白芯片技术对于新药的开发以及蛋白质组的研究也具有十分重要的作用。

尽管蛋白芯片已较广泛地应用于科研各个方面,但是目前依然存在着一些问题和挑战。蛋白质结构复杂,不同的基团修饰,如疏基化、甲基化、糖基化等会具有不同的功能,蛋白芯片只是把特定的某种蛋白固定于载体上,这对于蛋白质的全面检测具有一定的局限性。此外,固定于载体上的蛋白质的活性决定了实验结果的准确性,而蛋白质本身是一种极易变质的物质,因此蛋白芯片的稳定性具有一定的争议。另外,蛋白芯片价格比较昂贵,影响结果特异性的因素较多等,所有这些因素都对蛋白芯片的使用有一定不利的影响。

组织芯片(tissue chip)又称组织微阵列(tissue microarrays,TMA),1998 年由 Kononen 等首次提出。组织芯片技术是近年来基因芯片(DNA 芯片)技术的发展和延伸,它可以将数十个甚至上千个不同个体的临床组织标本按预先设计的顺序排列在一张玻片上进行分析研究,可以最大限度地利用组织资源,是一种高通量、多样本的分析工具。传统的组织病理切片技术样本单一、效率低、不能胜任大样本的筛选工作,而组织芯片技术克服了这个缺点并在此基础上迅速发展。近年来,组织芯片技术得到了极大的发展。目前已运用该技术广泛开展了人类基因组学的研究、疾病相关基因的验证、新药物的开发与筛选、治疗过程的追踪和预后等方面的研究。组织芯片技术具有高通量(high-throughput)、经济省时、结果可靠、便于实验对照等特点,实现了分子蛋白质水平研究与组织形态学研究相结合。组织芯片技术可以与 DNA、RNA、蛋白质、抗体等技术相结合,与传统的病理学技术、组织化学及免疫组化技术相结合,在基因、基因转录和相关表达产物生物学功能 3 个水平上进行研究。这对人类基因组学的研究与发展,尤其对基因和蛋白质与疾病关系的研究、疾病相关基因的验证、新药物的开发与筛选、疾病的分子诊断、治疗过程的追踪和预后等方面具有实际意义和广阔的市场前景。

二、蛋白质组学

蛋白质组（proteome）的概念源于蛋白质（protein）与基因组（genome）两个词的杂合。蛋白质组学是独立于基因组学而发展起来的一门新兴的前沿学科，它在特定的时间和特定的空间研究一个完整的生物体（或细胞）所表达的全体蛋白质的特征，包括蛋白质的表达水平、翻译后的修饰、蛋白质与蛋白质相互作用等，从而在蛋白质水平上获得对于有关生物体生理、病理等过程的全面认识。

目前功能基因组中所采用的策略，如基因芯片、基因表达序列分析（serial analysis of gene expression，SAGE）等，都是从细胞中 mRNA 的角度来考虑的，并不能全面代表蛋白质表达水平。在执行生理功能时蛋白质的表现是多样的、动态的，并不像基因组那样基本固定不变。蛋白质本身的存在形式和活动规律，如翻译后修饰、蛋白质间相互作用以及蛋白质构象等问题，仍依赖于直接对蛋白质的研究来解决。而且生命现象的发生往往是多因素影响的，必然涉及多个蛋白质，多个蛋白质的参与是交织成网络的，或平行发生，或呈级联因果。因此要对生命的复杂活动有全面和深入的认识，必然要在整体、动态、网络的水平上对蛋白质进行研究。

蛋白质研究技术远比基因技术复杂和困难。不仅氨基酸残基种类远多于核苷酸残基，而且蛋白质有着复杂的翻译后修饰，如磷酸化和糖基化等，给分离和分析蛋白质带来很多困难。此外，通过表达载体进行蛋白质的体外扩增和纯化也并非易事，给大量制备蛋白质带来困难。

蛋白质组学的研究内容包括：

1. 蛋白质鉴定　可以利用一维电泳和二维电泳并结合 Western-blot 等技术，利用蛋白质芯片和抗体芯片及免疫共沉淀等技术对蛋白质进行鉴定研究。

2. 翻译后修饰　很多 mRNA 表达产生的蛋白质要经历翻译后修饰，如磷酸化、糖基化、酶原激活等。翻译后修饰是蛋白质调节功能的重要方式，因此对蛋白质翻译后修饰的研究对阐明蛋白质的功能具有重要作用。

3. 蛋白质功能确定　如分析酶活性和确定酶底物，细胞因子的生物分析/配基-受体结合分析。可以利用基因敲除和反义技术分析基因表达产物——蛋白质的功能。另外，对蛋白质表达出来后在细胞内的定位研究也在一定程度上有助于对蛋白质功能的了解。荧光蛋白表达系统就是研究蛋白质在细胞内定位的一个很好的工具。

4. 服务于人类的健康　如寻找药物的靶分子。

蛋白质组学研究主要有两种方法，一种是组成性蛋白质组学研究（compositional proteomics），即采用高通量的蛋白质组研究技术分析尽可能多乃至接近所有的蛋白质。这种观点从大规模、系统性角度来看待蛋白质组学，也更符合蛋白质组学的本质。但由于蛋白质表达随空间和时间不断变化，要分析生物体内所有蛋白质是一个较难实现的目标。另一种是比较蛋白质组学研究（comparative proteomics），即以重要生命过程或人类重大疾病为对象，进行重要生理/病理体系或过程的研究。这种观点是从比较的角度研究唾液中蛋白质在不同生理/病理条件下的差异表达，以发现有差异的蛋白质种类为主要目标。

蛋白质组研究中主要应用的技术包括：双相电泳（2-DE）、新型质谱（MS）技术、数据库设置与检索系统等。为了保证分析过程的精确性和重复性，大规模样品处理机器人已被应用。

整个研究过程包括：样品处理、蛋白质的分离、蛋白质丰度分析、蛋白质鉴定等步骤。二维色谱(2D-LC)、二维毛细管电泳(2D-CE)、液相色谱-毛细管电泳(LC-CE)、质谱鸟枪法(shotgun)、毛细管电泳-质谱联用(CE-MS)等新型分离和鉴定技术也发展迅速。蛋白芯片技术的出现给蛋白质组学研究带来了新思路，其中微型化、集成化、高通量化的抗体芯片就是一个较好的研究工具。抗体芯片是在芯片上排列了许多已知蛋白的单抗，在一次实验中就能够比较几百种蛋白的表达变化。

对于蛋白质相互作用的研究，酵母双杂交和噬菌体展示技术是较好的研究方法。酵母双杂交系统是在真核模式生物酵母中进行的，研究活细胞内蛋白质相互作用，对蛋白质之间微弱的、瞬间的作用也能够通过报告基因的表达产物敏感地检测到，它是一种具有高灵敏度的研究蛋白质之间关系的技术。酵母双杂交技术既可以用来研究哺乳动物基因组编码的蛋白质之间的相互作用，也可以用来研究高等植物基因组编码的蛋白质之间的相互作用。

三、生物信息学

收集整理各种形式的生物信息数据，建立生物信息学(bioinformatics)数据库；根据生物学知识与统计学知识建立的算法理论(algorithm theory)，并结合计算机编程技术开发数据库检索(retrieval and research)或数据库再利用(data mine)的软件；通过生物信息学的门户网站(NCBI、EBI、GOLD 和 EXPASSY)和门户网站所提供的检索(retrieval，文本为主)与搜索(search，序列为主)工具(如检索用 SRS、Entrez，搜索用 BLAST、FASTA)有效促进与指导生物信息资源的共享与利用。本质上讲，生物信息学是对实验生物学资料进行的再加工整理，同时又通过检索等手段对进一步的生物学实验进行理论预测与指导。

四、模式生物学

揭示基因功能的最有效方法之一是定向改变生物的某个基因从而观察其引起的表型。小鼠、果蝇、线虫是最有效的实行大规模基因操作的模式生物。人类与模式生物间基因的高度保守性为我们提供了一个利用模式生物研究基因功能的上佳的机会。这些动物模型具有很高的遗传学价值：①可以在条件严格控制的环境下进行遗传确定的种系间杂交；②可以收集大量样本进行研究；③能够产生转基因和利用基因定向突变而达到基因敲除的动物。随着我们对模式生物发育生物学的深入了解，模式生物学(model biology)的研究将为进一步探索基因功能和现代生物学发展作出重要贡献。

五、系统生物学

1953 年 DNA 双螺旋结构的发现标志着生物学进入分子生物学时代。1990 年启动的人类基因组计划开始了对生物全面、系统的研究探索。目前，人类基因组工作框架图已基本完成，但并没有因此就揭示了生命的奥秘，随着研究的深入，科学家们面临着越来越多的挑战。那些携带相同致病基因的人们并不都会发病；某些人可能在某种基因突变后并不会受到什么影响，而另一些人在遭遇同样的基因突变后却会不幸发病。由此，系统生物学的概念应运而生。

系统生物学(system biology)是在细胞、组织、器官和生物体整体水平研究结构和功能各异的各种分子及其相互作用,并通过计算生物学来定量描述和预测生物功能、表型和行为。系统生物学将在基因组序列的基础上完成由生命密码到生命过程的研究,这是一个逐步整合的过程,由生物体内各种分子的鉴别及其相互作用的研究到途径、网络、模块,最终完成整个生命活动的路线图。与分子生物学一次只研究一种基因不同,系统生物学是通过综合研究细胞中的所有基因和蛋白质来解释生命的奥秘。

系统生物学的主要技术平台为基因组学、转录组学、蛋白质组学、代谢组学、相互作用组学和表型组学等,即分别在 DNA、mRNA、蛋白质和代谢产物水平检测和鉴别各种分子并研究其功能。相互作用组学系统研究各种分子间的相互作用,发现和鉴别分子机制、途径和网络,构建类似集成电路的生物学模块,并在研究模块的相互作用基础上绘制生物体的相互作用图谱。表型组学是生物体基因型和表型的桥梁。在各种技术平台产生的大量数据的基础上,通过计算生物学用数学语言定量描述和预测生物学功能和生物体表型和行为,最终形成可用于各种生物学研究和预测的虚拟系统。

(王松灵)

思 考 题

1. 细胞培养取材有哪些基本要点?
2. 贴壁型细胞有哪几类,各自形态特点如何?
3. 体外培养的细胞生长特点有哪些?
4. 体外细胞培养微生物污染有哪些主要途径? 如何预防?
5. 牙髓细胞及牙周膜细胞体外培养有哪些功能特点?
6. 调节唾液腺细胞增殖、分化及功能的因素有哪些?
7. 口腔鳞癌细胞体外培养生物学特性有哪些?
8. 组织工程基本原则是什么?
9. 口腔组织有哪些特有干细胞及各自的生物学特性?
10. 蛋白组学的主要研究内容有哪些?

参 考 文 献

1. Langer R, Vacanti JP. Tissue engineering. Science,1993,260:920
2. Wang SL, Cukierman E, Swain WD, et al. Extracellular matrix protein induced changes in human salivary epithelial cell organization and proliferation on a model biological substratum. Biomaterials,1999,20:1043-1049
3. 王松灵. 涎腺非肿瘤疾病. 北京:科学技术文献出版社,2001
4. 司徒振强,吴军正. 细胞培养. 北京:世界图书出版社,1996
5. 薛庆善. 体外培养的基本原理与技术. 北京:人民卫生出版社,1999
6. Wang SL, Liu Y, Fang DJ, et al. Miniature pig: A useful large animal model for dental and orofacial research. Oral Diseases,2007,13:530-537
7. Ding G, Liu Y, Wang W, et al. Allogeneic periodontal ligament stem cell therapy for periodontitis. Stem Cells,2010,28:1829-1838
8. Hu B, Unda F, Bopp-Kuchler S, et al. Bone marrow cells can give rise to ameloblast-like cells. Dent Res,

2006,85(5):416-421

9. Sonoyama W,Liu Y,Fang D J,et al. Mesenchymal stem cell-mediated functional tooth regeneration in swine. PLoS ONE,2006,1(e79):1-8

10. Sathi G A,Inoue M,Harada H,et al. Secreted frizzled related protein(sFRP)-2 inhibits bone formation and promotes cell proliferation in ameloblastoma. Oral Oncol,2009,45(10):856-860

11. Wang X,Suzawa T,Ohtsuka H,et al. Carbonic anhydrase Ⅱ regulates differentiation of ameloblasts via intracellular pH-dependent JNK signaling pathway. J Cell Physiol,2010,225(3):709-719

第七章
口腔生物学实验教程

[提要]

　　口腔生物学实验教程是针对口腔生物学理论课设计的实验指导内容。其教学目的是让学生通过实验,掌握基本的口腔生物学研究技术和方法,加深对理论课所学知识的理解,培养学生对口腔医学基础研究的兴趣,了解基本的科研设计思路,启发学生的科研思维。

　　实验教程按照五年制口腔医学教学大纲的要求,尽可能考虑围绕每一章节的主要内容和基础知识来设计实验,有些操作难度较大或时间较长的实验只好忽略,各院校可以此为参考,根据自己现有的实验条件和教学时间要求自行选择。

第一节　口腔微生物学实验

实验一　菌斑的采集、染色和观察、分类

【实验目的与要求】

　　掌握牙菌斑标本的采集、处理和常用染色——刚果红(congo red)负性染色的主要程序和方法,熟悉龈上或龈下菌斑中常见细菌的形态及分类方法。

【材料、用品与设备】

　　1. 香柏油,二甲苯,菌斑染色剂,酒精,浓盐酸和灭菌的液状石蜡等。

　　2. 无菌牙科镊子、挖匙或探针(龈上菌斑检查用),载玻片,灭菌取菌环,可卸式取菌器或消毒滤纸(龈下菌斑采集用),含预还原转送培养基的带盖小瓶,普通光学显微镜,试镜纸,细菌接种环及装有固体培养基的培养皿等。

　　3. 预还原转送液(巯基乙醇酸盐溶液)的配制:巯基乙醇酸钠 0.15g,磷酸氢二钠 0.11g,氯化钠 0.5g,加蒸馏水至 100ml,磁力搅拌器加热溶解,冷却至 50℃,加新鲜配制的 1% $CaCl_2$ 0.9ml,调 pH 至 8.0,高压灭菌(121℃ 15 分钟)。

【实验内容】

　　1. 龈上或龈下菌斑标本的采集。

　　2. 细菌涂片的制备和染色。

　　3. 染色细菌的观察。

4. 按照 Listgarten 的分类标准进行分类。

【实验方法和步骤】

（一）牙菌斑的采集和处理

1. 龈上菌斑的采集和处理　采集龈上菌斑多以分离培养致龋菌为目的。因致龋菌多为微需氧菌或兼性厌氧菌,故要求尽快送至实验室孵育,尽量避免接触空气。

（1）标本采集前,让受检者漱口后,在牙上涂布菌斑染色剂,20 秒后漱口;或者受检者直接清水漱口去净口腔内食物残渣,以棉卷隔湿所采集的牙后,用刮匙或探针采集牙面菌斑。

（2）以无菌生理盐水冲洗牙面,用无菌挖匙或探针采集窝沟菌斑或唇、颊面菌斑;或以牙线置于两邻牙之间,紧贴牙面采集邻面菌斑。

（3）采集后立即将标本放入含预还原转送液的小瓶中,紧塞瓶盖。

2. 龈下菌斑的采集和处理　采集龈下菌斑标本的目的多为分离培养与牙周组织疾病相关的细菌。由于龈下菌斑分附着菌斑和非附着菌斑两种,故不同的采集方法有不同的结果。这里介绍两种常用的采集方法:

（1）可卸式取菌器采集法:可卸式取菌器有一可伸缩并能拆卸的活动端,其前端为镀镍的刮器。取样前先刮除龈上菌斑,漱口后将取菌器伸入龈沟或牙周袋内,推出活动端,用刮器取龈下菌斑标本,于 5 秒钟内用无菌镊取下刮器尖端放入含预还原转送液的带盖瓶中,加盖、灭菌,液状石蜡封闭后送检。此方法的优点是使用较方便,采样时污染少,镀镍刮器不易使标本氧化,适用于龈下附着菌斑标本的采集。当然也可用牙签代替该器械。

（2）灭菌纸尖直接采集法:刮除龈上菌斑后,漱口,棉卷隔湿,将灭菌纸尖直接插入龈沟[图 7-1(1)]或牙周袋内[图 7-1(2)]数秒钟后取出,放入含有预还原转送液的带盖小瓶(或 EP 管)中,加盖、灭菌,液状石蜡封闭后送检。此法主要适用于采集龈下非附着菌斑。

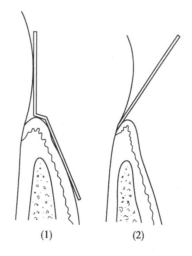

(1)　　　　　　　(2)

图 7-1　纸尖直接采集法

(1)龈沟内采集法;(2)牙周袋内采集法

211

将标本管或带盖小瓶置于漩涡振荡器上,振荡 1～2 分钟,菌斑团块即可分散。也可将超声波洁治器探头放在龈上菌斑标本瓶中超声振荡 10 秒钟或者振荡 5 秒钟、停 2 秒钟,循环 3～5 次以分散菌斑团块。

(二)细菌的刚果红负性染色方法

1. 染色　在一洁净载玻片的一端滴一滴 2% 刚果红水溶液,取待检标本与染液混合并推成均匀的薄片。待涂片自然干燥后置于浓盐酸瓶口的蒸气上熏,涂片由红色变成蓝色即可。

2. 观察　将熏制好的蓝色涂片置于普通光学显微镜下,在放大 1000 倍的油镜下观察计数。镜下可见涂片呈蓝色背景,菌细胞不着色呈光亮的白色,形态清晰(图 7-2,见文末彩插)。

3. 分类　在涂片上选择涂布均匀的视野,计数 200 个菌细胞,按 Listgarten 的分类标准分类报告各类细菌的百分比。

Listgarten 的分类标准:

(1)球菌:菌细胞直径 $0.5～1.0\mu m$,包括少量球杆菌。

(2)直杆菌:菌细胞宽 $0.5～1.5\mu m$,长 $1.0～1.9\mu m$,包括部分分枝杆菌。

(3)丝状菌:菌细胞宽 $0.5～1.5\mu m$,长与宽之比大于 6:1,菌细胞多为不规则的长丝状杆菌。

(4)梭状菌:菌细胞直径 $0.3～1.0\mu m$,长约 $10\mu m$,其末端呈梭状。

(5)弯曲杆菌:菌细胞呈新月形或弯曲状。

(6)螺旋体:菌细胞宽 $0.2～0.5\mu m$,长 $10～20\mu m$,呈螺旋形,包括大、中、小三种螺旋体。

【注意事项】

1. 染色操作中,用浓盐酸熏蒸涂片时要戴防护眼镜和手套,眼睛和面部尽量远离蒸气,平视操作,千万注意勿伤及眼睛和皮肤。

2. 该法不能检测细菌的活动性,但染色涂片可长期保存。

【实验报告评定】

龈上或龈下菌斑标本的采集、处理、染色和观察分类。

【思考题】

1. 刚果红负性染色有何优点?

2. 菌斑采集时应该注意什么?

实验二　变异链球菌的分离和鉴定

【实验目的与要求】

变异链球菌是重要的致龋菌。通过对菌落特点和菌细胞形态及革兰染色特征的观察,初步掌握菌斑标本中变异链球菌的分离、培养和表型鉴定的主要程序和方法,熟悉牙菌斑中常见细菌的菌落特点、菌细胞的形态及革兰染色特点。

【实验原理】

变异链球菌由于在不同培养基中可发生形态变化而得名。变异链球菌能发酵蔗糖、葡萄糖、果糖、麦芽糖、乳糖、山梨醇和甘露醇等多种糖类,而其他口腔链球菌不发酵山梨醇和甘露醇,借此可与其他口腔链球菌鉴别。此外,根据变异链球菌的菌落形态、染色特点、耐氧

212

情况及其特殊的生化反应也可以分离和鉴定变异链球菌。

【实验内容】

1. 讲解菌斑细菌表型鉴定的程序和方法,完成菌斑标本的采集、转送、处理、接种和培养的操作过程。

2. 观察菌落的大小、颜色、形态和溶血性。

3. 观察菌细胞的形态和革兰染色特征。

4. 完成耐氧试验及菌斑细菌的次代纯培养。

5. 完成细菌的生化鉴定。

【实验设备、用品及试剂配制】

1. 厌氧培养装置 简易厌氧袋、厌氧罐、厌氧培养箱或厌氧手套箱均可。

2. MS 琼脂,BHI 琼脂培养基,巯基乙醇酸盐转送液,0.2mol/L、pH 7.0～7.2 的无菌磷酸盐缓冲液(PBS)及 EP 管。

3. 普通孵箱,旋涡混合器,微量振荡器,可调式移液器,加样头,小试管,EP 管,三角形推棒,接种环,酒精灯,载玻片,无菌棉签,96 孔反应板和普通光学显微镜。

4. 口腔检查用口镜,镊子,检查盘,无菌纱球,无菌探针和龈上锄形洁治器。

5. 革兰染色试剂,系列生化基质和指示剂(包括甘露醇、山梨醇、菊糖、精氨酸试剂、七叶苷水解试剂)。

6. 变异链球菌 *ATCC25175* 悬液($25 \times 10^8 \sim 30 \times 10^8$/ml 细菌),用 0.2mol/L PBS 制备。

7. 牛心脑浸液培养基(BHI 培养基)的配制

牛心浸出液	25ml	牛脑浸出液	20ml
胰蛋白胨	1.0g	酵母提出物	5.0g
加入 NaCl 0.5g 以维持渗透压			
葡萄糖	0.2g	盐酸半胱氨酸溶液	0.4ml
VPI 盐液	5.0ml	刃天青(0.1%)	5.0ml

加入蒸馏水至 100ml。

混合上述成分,加热溶解,待冷却后调 pH 至 7 左右,然后分装,每瓶 100～300ml,高压灭菌。

BHI 培养基是基础培养基添加琼脂 18～20g/L 即成为 BHI 琼脂培养基。将 100ml BHI 琼脂培养基融化,冷却至 60～65℃,加入已过滤除菌的氯化血红素-维生素 K$_1$ 溶液 1ml 和无菌的 5% 的脱纤维蛋白兔血 5～10ml,混匀后倾注平皿内即成为牛心脑浸汁-辅助琼脂 (BHI-S 琼脂)(也可用市售厌氧菌分离培养基代用)。

8. 轻唾琼脂培养基(MS 琼脂)的配制

胰蛋白胨	1.0g	胨	0.5g
蔗糖*	3～5g	葡萄糖	0.1g
无水(或三水)磷酸氢二钾	0.4g	琼脂	2.0g
0.1%曲利苯蓝	7.5ml	0.1%结晶紫	0.8ml

蒸馏水加至 100ml。

混合上述成分并加热使之溶解,调 pH 至 7.6,高压灭菌(105～110℃)15 分钟,倾注于平板前加入除菌的1%亚碲酸钾溶液0.28ml并混匀。

＊可根据需要将蔗糖量增至20g。

【实验方法和步骤】

按照如下操作程序完成变异链球菌群细菌的分离和表型鉴定：

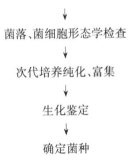

菌斑标本
↓置转送液中运送
分散、稀释
↓
接种到MS或TS琼脂上
↓

微氧孵育(37℃、5%～10% CO_2 48小时)或厌氧孵育(37℃、48小时、90% N_2＋10% CO_2 或80% N_2＋10% CO_2＋10% H_2)

↓
菌落、菌细胞形态学检查
↓
次代培养纯化、富集
↓
生化鉴定
↓
确定菌种

具体操作方法：

1. 菌斑标本的采集和运送 菌斑微生物的组成非常复杂，作为分离培养口腔微生物的菌斑标本，应视其临床要求、研究目的的不同，以不同的方式采自不同的区域。由于变异链球菌是主要的致龋菌，故多在龈上牙表面龋蚀菌斑处，包括邻面菌斑和面沟裂菌斑处采集。

(1)在采集标本前，让受检者用温开水漱口以除去口内食物残渣，然后在无菌纱托或纱球吸湿及隔湿的情况下采集菌斑标本或龋蚀材料。面沟裂菌斑一般用无菌的探针采集，而采集邻面菌斑标本则既可用探针也可用牙线或正畸用的细钢丝。

(2)将菌斑标本收集在盛有预还原转送液或生理盐水的无菌带塞或盖的密封试管中送检。

也可由实验室提供含变异链球菌的菌斑标本。

2. 标本的分散和稀释 由于牙菌斑为细菌密集的未钙化团块，欲取得其培养物，必须对菌斑标本进行必要的分散和稀释，以保证获取单个菌落。

(1)将标本送至实验室，置超声破碎仪10～20秒钟，使菌斑或细菌团块分散。

(2)用无菌的PBS将分散的菌斑标本以10倍系列稀释，不同样本的稀释程度不同(一般为 10^{-2}～10^{-4})。稀释过程要求无菌操作。

3. 培养基的选择 用加15%～20%蔗糖的MSB(选择分离口腔链球菌——轻唾琼脂培养基)或TS蔗糖琼脂(推荐的变异链球菌分离的基础培养基——胰蛋白酶水解物-大豆琼脂蔗糖)培养基。

4. 接种和孵育　可采用涂布法或滴注法进行接种。

(1)涂布法:用移液器取 $10\mu l$ 适量稀释的标本,用无菌三角形推棒将其均匀涂布于琼脂平板的表面。

(2)滴注法:用移液器取适量稀释液 $(25\mu l$ 或 $50\mu l)$ 滴注于琼脂表面,待其干燥后进行孵育。用 spiral 螺旋涂布仪准确地进行细菌的菌落形成单位(colony forming unit,CFU)定量计数。

孵育条件为 $5\%\sim10\%CO_2$ 的微氧环境($90\%\sim95\%$ 的 N_2),也可用 80% N_2、 $10\%CO_2$ 和 $10\%H_2$ 的大气环境, $37℃$ 孵育 48 小时。

5. 表型鉴定的程序和方法　初代培养后,进行以下检查:

(1)菌落特征观察:从初代培养平板上观察菌落,观察要点如下(任选 5 个较典型的不同菌落并记录其特征)[图 7-3(2),见文末彩插]:

形态:如水滴状、圆形、丝状、不规则状、根状、梭形等。

大小:菌落直径一般以毫米(mm)计,注意大小的一致性。

厚薄:扁平、丘状、凸、半球状、瘤状(中央凸)。

边缘:如整齐、锯齿状、波状等。

透明度:透明、半透明、不透明。

颜色:无色、白、黄、红、绿、黑或棕色。

菌落型:光滑、粗糙、黏液样。

溶血型:α、β、γ(限血平板)。

(2)菌细胞形态和染色特征观察:在载玻片上滴一滴生理盐水,分别挑取上述 5 个菌落于生理盐水中,制成细菌涂片。革兰染色后,在光学显微镜($\times1000$ 倍)下观察菌细胞形态和染色特征,并记录之。

革兰染色步骤:

细菌涂片加热固定

↓

加革兰(碱性结晶紫)甲液、乙液各 1 滴,混匀后初染 30 秒

↓水洗

革兰碘液媒染 30 秒

↓水洗

丙酮-乙醇混合脱色剂脱色 5~10 秒

↓水洗

苯酚复红复染 5 秒

↓水洗

干燥后显微镜×1000 倍油镜下观察

注:碱性结晶紫甲液:1g 结晶紫溶解于 100ml 蒸馏水中混匀即成;

　　乙液:5g $NaHCO_3$ 溶解于 100ml 蒸馏水中混匀即成。

菌细胞形态和革兰染色特征观察要点[图 7-3(1),见文末彩插]:

菌细胞形态:球形、杆形、球杆形、弯曲状、梭状、菌细胞末端形状、细胞内有无颗粒、肿胀等。

革兰染色特征：阳性、阴性染色，染色均匀性。

（3）耐氧试验及次代纯培养：从初代培养平板上选取革兰阳性链球菌菌落，接种于两块 BHI 琼脂平板，分别在厌氧条件下（80％ N_2、10％ CO_2、10％ H_2）和需氧条件下 37℃ 培养 48 小时。将获得纯培养的细菌进一步作菌落形态、菌细胞形态、染色特征、生化实验和代谢产物分析。

（4）生化鉴定：采用反应板微量快速生化实验。①经革兰染色鉴定次代培养为纯培养后，用无菌棉签收集厌氧培养的 BHI 琼脂表面的菌苔，用 PBS 配制成 $2×10^9/ml$ 左右细菌量的液体。②用移液器取待测的细菌悬液分别加入反应板微孔中，每孔 $100\mu l$，共加 10 孔。阴性对照用无菌 PBS 代替菌悬液，阳性对照用变异链球菌 *ATCC25175* 悬液，加样同待检细菌（各加 10 孔）。③分别加入不同的生化基质：甘露醇、山梨醇、菊糖、精氨酸试剂、七叶苷水解试剂，每种生化基质对应加入含有细菌悬液、阴性对照、阳性对照的微孔中（每孔 $100\mu l$，各加 2 孔），然后置微型振荡器上振摇 30 秒钟左右，使菌液与基质液充分混合。④将反应板加盖置 37℃ 普通孵箱中孵育 4～24 小时。⑤结果观察：取出反应板，加入指示剂后观察并记录结果。具体内容参见表 7-1。

表 7-1　反应板微量快速生化实验名称、试剂及结果

实验（缩写）	基质	指示剂	结果
糖、醇发酵	糖或醇液	BM	红色＋＋、黄色＋、绿色－
产生吲哚（IND）	色氨酸基质液	Zhrlich 试剂	红色＋、无色－
还原硝酸盐（NAT）	硝酸盐基质液	A 液：5％α-奈胺溶液 B 液：0.8％对氨基苯磺酸盐	红色＋、浅黄色－
产生脲酶	尿素酚红液	/	红色＋、黄色－
产生 β-半乳糖苷酶（ONPG）	ONPG 基质液	/	黄色＋、无色－
水解精氨酸（APII）	精氨酸基质液	Nessle 试剂	橘黄色＋、浅黄色－
水解七叶苷（ESC）	七叶苷基质液	/	黑色＋、无色－
水解淀粉（STA）	可溶性淀粉培养基	革兰碘液	浅黄色＋、紫蓝色－
水解明胶（GEL）	明胶碳粉培养基	/	碳粒沉于管底＋、碳粒和明胶混合－
水解马尿酸盐（HIP）	马尿酸钠基质液	12％$FeCO_3$ 试剂	褐色絮状沉淀＋，无沉淀或沉淀易溶解－
产生硫化氢（H_2S）	硫代硫酸钠培养基	/	黑色＋、不变色－
产生触酶（CA）	甘露醇溶液	新鲜配制的 3％ H_2O_2	生成明显气泡＋，无气泡或产生少量气泡－
产生氧化酶（OX）	/	A 液：1％α-萘酚乙醇液 B 液：1％对氨基二甲基苯胺草酚盐	2 分钟内出现蓝色＋，不变色－

根据变异链球菌的生化特性,可将其分为Ⅰ、Ⅱ、Ⅲ、Ⅳ、Ⅴ共5个生物变型。变异链球菌的生物型及血清型鉴别参见表7-2。

表 7-2 变异链球菌群细菌的鉴别

特性	变异链球菌	大鼠链球菌	仓鼠链球菌	表兄链球菌	野鼠链球菌	血清型"h"
需氧生长	生长差	生长差	生长差	生长差	生长差	生长差
来源	人	大鼠、人	仓鼠、人	人	野鼠	猕猴
生物变型	Ⅰ	Ⅱ	Ⅲ	Ⅳ	Ⅴ	ND
血清变型	c,e,f	b	a	d,g	e	h
产生 H_2O_2	−	−	−	+	−	−
V-P 试验	+	+	+	+	D	+
水解						
精氨酸	−	+	−	−	−	−
七叶苷	+	+	D	D	+	+
发酵						
甘露醇	+	+	+	+	+	+
山梨醇	+	+	+	D	+	−
蜜二糖	+	+	D	D	ND	+
棉子糖	+	+	+	D	−	+
抗杆菌肽	+	+	−	+	−	−
DNA 的 G+C 摩尔分数 %	36～38	41～43	42～44	44～46	43～45	ND

D:不定,部分菌株为阳性;ND:未测定

【实验注意事项】

1. 阳性和阴性对照 阳性和阴性对照对生化实验的可靠性很重要,可借此排除假阳性或假阴性结果。

(1)阳性对照:根据鉴定系列选择模式株或参考株做平行对照试验,试验方法与正式试验相同。

(2)阴性对照:用无菌 PBS 代替菌悬液,其余同正式试验。

2. 细菌浓度对实验结果的影响 浓度低可导致假阴性结果,最佳的细菌浓度为 $2.1 \times 10^{10} \sim 2.4 \times 10^{10}$/ml,如菌浓度略低可适当延长酶反应时间。

3. 酶反应时间与菌种的关系 酶反应时间因不同菌种有所差异,以 4～24 小时为宜。

4. 待测标本放置时间 以新鲜的、放置 24～48 小时的培养物为宜。如标本不能立即做生化实验,可将其放置在 4℃冰箱内,时间最好不超过 96 小时。

5.预成酶微量生化实验所用细菌应来自不加血的非选择培养基,以避免产生假阳性结果。

【参考注解】

1.反应板微量快速生化实验　该实验是利用细菌产生的预成酶(胞外酶),在37℃普通孵箱中与生化试剂基质产生特异的酶反应,通过各种指示剂或特殊的显色产物即可在4~24小时观察到结果。反应板微量快速生化实验的生化鉴定系统包括30个生化实验基质和相关指示剂、磷酸盐缓冲液(PBS)、细菌标准浊度管以及8个鉴定系列。这8个鉴定系列分别是:①革兰阳性厌氧球菌;②革兰阴性厌氧球菌;③革兰阳性无芽胞厌氧杆菌;④革兰阴性无芽胞厌氧杆菌:a.不产黑色素的革兰阴性厌氧短杆菌,b.产黑色素的革兰阴性厌氧短杆菌,c.革兰阴性厌氧梭状或长杆菌;⑤革兰阴性弯曲菌;⑥梭菌属;⑦变异链球菌和其他口腔链球菌;⑧微需氧的革兰阴性厌氧杆菌。根据细菌的形态、染色性及耐氧实验结果选择不同的系列生化基质进行鉴定。

2.反应板微量快速生化实验名称、试剂及结果参考表7-1的判断标准进行分析。

【实验报告评定】

变异链球菌的分离与鉴定。

【思考题】

变异链球菌的菌细胞形态特征、菌落特征、耐氧特征和生化反应特征主要有哪些?

实验三　细菌代谢酸的测定

【实验目的与要求】

检测分析细菌挥发性脂肪酸和非挥发性脂肪酸等代谢产物,对于鉴定某些细菌的种或属非常重要,尤其是鉴别厌氧菌。本实验采用色谱层析技术检测细菌代谢酸的实验,希望通过实验掌握细菌酸分析的基本方法,了解色谱技术定性和定量检测分析的基本原理。

【实验原理】

各种脂肪酸在分析柱(固定相)及流动相中的分配系数、吸附能力不同,导致它们在分析柱中的保留时间有差异。在相同的分析条件下,同一种有机酸的保留时间大致相同,且峰面积与含量成正比,因此,根据标准酸图谱可对样品中的有机酸进行定性、定量分析。

【实验内容】

1.液体纯培养增菌。

2.测定细菌培养液中短链脂肪酸的种类及其相对含量。

【材料、用品与设备】

色谱仪,细菌培养箱,离心机,pH计,三角瓶,接种环,移液器,微量注射器和EP管等。

【试剂及试剂配制】

BHI培养基,甲醇,乙醚,磷酸,甲酸,乙酸,丙酸,丁酸,戊酸,丁二酸和乳酸。

混合标准酸配制:取甲酸、乙酸、丙酸、丁酸、戊酸、丁二酸、乳酸各1.0ml混合,加蒸馏水至10ml定容。

【实验方法】

1. 样品制备　将纯化的单克隆细菌菌落接种于 10ml 液体 BHI 培养基中,孵育 48 小时后用磷酸调 pH 至 1.7,取上清液 1.0ml,加乙醚 0.5ml,振荡、离心,取上清液 20μl 进样分析。

2. 色谱条件

分析柱:YMC-Pack　ODS-A 150mm×4.6mm I.D.。

流动相:5%～40% 0.2mol/L 磷酸盐(pH 2.8)甲醇溶液。

梯度:在 15 分钟内甲醇由 5% 至 40%。

波长:217nm。

流速:1.0ml/min 5 分钟,2.0ml/min 15 分钟。

柱温:25℃。

3. 操作

(1)开机,依次用甲醇、三蒸水冲洗分析柱 20～30 分钟,流动相平衡分析柱至基线平稳。

(2)用微量注射器吸取 20μl 混合标准酸进行色谱分析,记录各组分的保留时间和峰面积。

(3)同法对 20μl 细菌培养上清液的乙醚提取物进行分析,记录各组分的保留时间和峰面积。

4. 结果计算　将培养液中各组分保留时间与标准酸图谱比较定性。按如下公式计算定量:

$$C_{有机酸} = Area_{有机酸}/Area_{标准} \times C_{标准}$$

【注意事项】

1. 实验前一定要用流动相将分析柱平衡,以保证实验结果的稳定性。

2. 因用乙醚萃取液进行分析,所以温度对其分析结果有一定影响。

【实验报告与评定】

细菌代谢酸测定。

【思考题】

1. 色谱层析实验中哪些方面非常重要?

2. 细菌代谢酸的测定除了采用色谱层析技术以外,还可以用哪些方法测定?

实验四　细菌细胞外葡聚糖的测定

【实验目的与要求】

变异链球菌可以产生葡糖基转移酶,后者可以利用蔗糖产生细胞外多糖,包括水溶性或不溶水葡聚糖,以提供细菌营养、促进细菌黏附和菌斑形成。本实验学习检测细菌细胞外可溶性和不溶水葡聚糖,要求通过实验初步掌握用比色法测定葡聚糖含量的方法和原理。

【实验原理】

糖在强酸溶液中加热,脱水生成羟醛,再变成呋喃衍生物。此衍生物可以与各种试剂反应生成有色物质,然后用分光光度计测得 OD 值,进而计算出糖的含量。最常用的试剂有蒽酮、邻甲苯胺、苔黑酚、半胱氨酸、巯基乙醇。这里主要介绍用蒽酮法测定多糖(葡聚糖)含量的方法。蒽酮试剂与单糖、双糖、糊精和淀粉反应都生成有色化合物,在一定的浓度范围内,测得的葡聚糖含量与光密度值成正比。

【实验内容】

测定变异链球菌培养液中细胞外葡聚糖的含量。

【材料、用品与设备】

1. 蒽酮试剂　称取 200mg 蒽酮溶解于 100ml 浓硫酸中搅拌溶解。4℃冰箱可保存 2～3 周。

2. 葡聚糖标准储存液　称取 1.0g 葡聚糖,溶于 100ml 水中制成储存液。使用时吸取 1.0ml 稀释至 100ml,储存于 4℃冰箱中。

3. 分光光度计,离心机,10ml 试管,恒温水浴箱,水浴锅及吸管,移液器,氢氧化钠等。

【实验方法】

1. 样品处理　多糖分为水溶性多糖和非水溶性多糖,如果需要测出各自的含量,须将其分开。以培养细菌为例,其操作方法如下:

(1)以 3000r/min 离心培养液 30 分钟,弃上清。

(2)用 5ml 蒸馏水洗沉淀 2 次并离心,2 次离心的上清液合并,作为样品 1,用于检测水溶性多糖。

(3)水洗后的细菌加 0.4mol/L 氢氧化钠 5ml 洗 3 次并离心,将 3 次离心的上清液合并,作为样品 2,用于检测非水溶性多糖。

2. 测定

(1)标准曲线:按表 7-3 配制标准液。搅拌 3 分钟后放入 95℃水浴中加热 6 分钟,冷却,用分光光度计测量波长 625nm 的光密度值,绘制标准曲线。

表 7-3　测定细菌细胞外葡聚糖标准液的配制

试剂	1	2	3	4	5	6	7	空白
葡聚糖(ml)	0.05	0.10	0.20	0.30	0.40	0.60	0.80	0.00
蒸馏水(ml)	0.95	0.90	0.80	0.70	0.60	0.40	0.20	1.00
蒽酮试剂(ml)	3.00	3.00	3.00	3.00	3.00	3.00	3.00	3.00

(2)样品测定:取样品 1.0ml(质量浓度在 20～40μg/L 为宜),加蒽酮试剂 3ml,95℃水浴煮沸 6 分钟,冷却后测其 625nm 处的 OD 值,根据标准曲线及稀释倍数计算样品中葡聚糖的含量。

【注意事项】

配置标准液时应在 15℃水浴中,加入蒽酮。

【实验报告评定】

细菌细胞外葡聚糖的测定。

【思考题】

细菌细胞外多糖有几种? 如何分别检测这些细菌细胞外多糖?

实验五 菌斑中 pH 的测定

【实验目的与要求】

菌斑中的 pH 决定了其对正常组织的危害情况,如牙面菌斑持续性低 pH,就会形成龋坏,因此检测其 pH 具有一定临床意义。

目前菌斑 pH 的测定可分为两大类,即活体测定与离体测定。活体测定即在口腔内环境下进行测定,包括电极接触法(touch pH electrode method)和埋藏电极遥测法(intraoral or indwelling pH electrode systems);离体测定如人工菌斑法。这几种方法各适用于不同的实验要求,由于实验方法的不同,结果虽基本一致,但也有差异。通过本实验学习,要求至少掌握一种菌斑 pH 测定的基本方法。

【实验内容】

1. 电极接触法。

2. 埋藏电极遥测法。

3. 人工菌斑 pH 测定法。

【材料、用品与设备】

微电极,吸液用注射器,pH 计,隔湿用消毒棉球等。

【实验方法】

1. 电极接触法 电极接触法是一种活体菌斑 pH 检测法,即将手持的微电极置于原位的菌斑来测定菌斑的 pH。

(1)用注射器吸取 1ml 标准 pH 溶液,滴入电极敏感端所在的部位,校正 pH 计。

(2)受试者 2 天不漱口刷牙,测试前 2 小时不进食。

(3)用棉卷隔湿并用气枪吹干测试部位。

(4)手持微电极置于原位的菌斑表面测定"静态"pH,待离子计数稳定时记录 pH。每一时间点测试受试者同一颗牙的上下左右 4 个位点,取其平均值即为菌斑原位 pH。需在 1 分钟内完成 4 个位点的测试。

(5)对受试者可先测定静态 pH;再让受试者进食不同的食物,在一定的时间间隔中测定动态 pH;也可分别测定龋齿敏感部位及邻牙界面的 pH。

(6)测试操作:①测定时,将微型玻璃电极或锑电极直接插入要测的牙菌斑中;②参比电极通过饱和氯化钾盐桥与受检者身体相连,一般是放在前臂或口底;③pH 计也可连接自动描绘装置,将测到的 pH 直接绘制成图。

2. 埋藏电极遥测法 埋藏电极遥测法是菌斑 pH 的体内检测方法。

(1)用注射器吸取 1ml 标准 pH 溶液滴入电极敏感端所在的部位,校正 pH 计。

(2)将一个微型玻璃电极埋入离体的釉质小块中。

(3)用棉卷隔湿并用气枪吹干测试区域。

(4)将埋入釉质小块中的微型玻璃电极放入局部义齿中,戴入受检者口腔内缺牙的部位,让电极的敏感面向着基牙的邻面和咬合面。也可在电极的后方接一个微型的场效应晶体管,以增加传导速度,提高敏感性,减少干扰。

(5)参比电极的接法一般与接触法相同,或者也埋入义齿中,以细导线与口外连接。

(6)根据实验要求观察菌斑在电极头的聚集和 pH 变化情况。

（7）电极敏感端的菌斑可以确定为类似于邻面或窝沟部位的牙菌斑。

3. 人工菌斑法 人工菌斑法是先建立人工菌斑模型，然后用未刺激和刺激的唾液同菌斑作用，同时用电极测定 pH 变化。在整个测试过程中，人工唾液均处于流动状态，且流速可变。

【注意事项】

菌斑中 pH 受多方面因素的影响，如口腔环境、唾液、饮食的酸碱度以及口腔清洁情况等，因此测定时要做好隔湿防护。

【实验报告评定】

菌斑中 pH 的测定。

【思考题】

三种测试 pH 的方法各有何优缺点？

第二节 口腔生物化学实验

实验六 龈沟液中碱性磷酸酶活性的测定

【实验目的与要求】

龈沟液中的碱性磷酸酶（alkaline phosphatase，ALP）多数来源于多形核白细胞。组织中的 ALP 往往与骨形成有关，有长期临床研究报道牙周炎处龈沟液中该酶的活性变化与牙周袋探诊深度和炎症程度呈正相关，因此龈沟液中 ALP 的变化反映牙周炎破坏和牙周组织健康状况。通过本实验的学习，要求掌握龈沟液的采集方法和龈沟液中 ALP 检测的基本方法。

【实验原理】

ELISA 法定量测定 ALP。用纯化的 ALP 抗体包被微孔板制成固相载体，向包被抗体的微孔中依次加入样品或标准品、生物素化的抗碱性磷酸酶抗体、HRP 标记的亲和素，经过彻底洗涤后用底物 TMB 显色。TMB 在过氧化物酶的催化下形成蓝色，再在酸的作用下转化成最终的黄色。颜色的深浅与样品中的碱性磷酸酶呈正相关。用酶标仪在 450nm 波长下测定 OD 值，即可计算出样品 ALP 含量。

【实验内容】

1. 龈沟液样品采集与制备。

2. ELISA 法测定 ALP 的染色操作。

3. 酶标仪测定吸光度值，确定 ALP 的相对含量。

【试剂、用品与设备】

1. 酶标仪，移液器，96 孔酶联板，Eppendorf 管及 ALP 的 ELISA 酶联免疫试剂盒（标准冻干品、检测溶液 A、检测溶液 B、底物溶液、浓洗涤液和终止液、覆膜）等。

2. 试剂配制：①冻干标准品：临用前将样品稀释液稀释至 1ml，使其浓度为 200U/L，盖好后静置 10 分钟以上，然后反复颠倒或搓动以助溶解，临用前 15 分钟内根据设计需要倍比稀释试剂浓度；②按说明书浓度要求，于使用前 1 小时内配制检测溶液 A 和检测溶液 B。

【实验方法】

1. 龈沟液采集　用洁治器轻轻去除龈上菌斑后,擦干,隔湿,将专用 Whatman 1♯滤纸条(2mm×20mm)放入被测牙的近远中位点龈袋底,30 秒后取出,将滤纸条的浸润部分剪下称重后,放进含 300μl 生理盐水的冻存管中。

也可提前采集,存放于-20℃冰箱冻存备用。

2. 样品制备　向采集的龈沟液中加入 80μl tris-HCl 缓冲液(pH 8.0)洗涤 1 小时后,10000r/min 4℃离心 10 分钟后,取上清。

3. ALP 检测　①加样:分别设空白孔、标准孔、待测样品孔。空白孔加样品稀释液100μl,余孔分别加标准品或待测样品 100μl,注意防止气泡产生;将样品加于酶标板孔底部,尽量不触及孔壁;轻轻晃动混匀,酶标板加盖置 37℃孵育 2 小时。②弃去液体,甩干,每孔直接加检测溶液 A 的工作液 100μl,37℃孵育 60 分钟。③弃去孔内液体,甩干后,每孔加入洗涤缓冲液 350μl 洗板 3 次,每次浸泡 1~2 分钟,然后甩干(或拍干)。④每孔加检测溶液 B的工作液 100μl,37℃孵育 60 分钟。⑤弃去孔内液体、甩干,洗板 5 次,每次浸泡 1~2 分钟,然后甩干(或拍干)。⑥依序每孔加底物溶液 90μl,于 37℃避光显色 30 分钟以内,标准品的前 3~4 孔有明显的梯度蓝色、后 3~4 孔梯度不明显时终止。⑦依序每孔尽快加入 50μl 终止液终止反应,可见蓝色立即变为黄色。

4. 用酶标仪依序测量在 450nm 波长下各孔的 OD 值,记录在事先画好的表格中。

【注意事项】

1. 龈沟液的量很少,并且受多种因素的影响,因此采集龈沟液时,动作要轻柔,要注意排除全身影响因素(如生理周期、性激素等)和局部刺激因素,并注意防止污染。

2. 每次实验留一孔作为空白调零孔(不同于空白孔),该孔不加任何试剂,只是最后加底物溶液及 2mol/L H_2SO_4。测量时先用此孔调 OD 值至零。

3. 严格按照规定的时间和温度进行孵育以保证准确结果。所有试剂都必须在使用前达到室温;使用后应立即冷藏保存试剂。

4. 洗板很重要,在加入检测溶液 B 或底物前要尽量吸干孔内液体,勿将滤纸直接放入反应孔中吸水,同时要消除板底残留的液体和手指印,以避免影响最后的酶标仪读数。为防止样品蒸发,实验时将反应板置于密闭的湿盒内,酶标板加盖或覆膜,以避免液体蒸发;洗板后应尽快进行下步操作,避免酶标板长时间处于干燥状态。

5. 操作时要戴手套,注意擦净板底残留的液体和手指印,否则影响 OD 值的准确性。

6. 在储存和孵育时要避免强光直接照射。

7. 未使用完的酶标板或试剂务必于 2~8℃保存。标准品、检测溶液 A 工作液、检测溶液 B 工作液要依据所需的量配置使用,尽量不要配制不足(如吸取检测溶液 A 时,每次不要小于 10μl),以避免由于不准确稀释而造成的浓度误差;检测液 A、B 以及底物溶液要在用前配制,且应 37℃温育 30 分钟;勿重复使用已稀释过的标准品、检测溶液 A 工作液或检测溶液 B 工作液。

8. 加样或加试剂时,请注意第一个孔与最后一个孔加样的时间间隔如果太大,将会导致不同的"预孵育"时间,从而明显影响测量值的准确性及重复性。一次加样时间(包括标准品及所有样品)最好控制在 10 分钟以内,如标本数量多,推荐使用多道移液器加样。

9. 建议检测样品时均设双孔测定,以保证检测结果的准确性。如标本中待测物质含量过高,可以先稀释后再测定,计算时最后乘以稀释倍数。

10. 将底物避光保存,在储存和温育时避免强光直接照射。

【实验报告评定】

根据龈沟液中 ALP 含量检测的 OD 值结果、空白对照等,分析实验结果。

【思考题】

哪些因素能影响龈沟液中碱性磷酸酶的含量测定?

实验七　唾液钙和磷含量的测定

唾液中钙与磷的测定都是采用分光光度法进行检测的,可结合自己现有的试剂和实验条件选择完成。

（一）唾液中钙含量的测定

甲基麝香草酚蓝法(MTB)是络合与比色方法相结合的方法,该方法的灵敏度高,操作简便。

【目的和要求】

通过实验掌握测定唾液中钙浓度的基本原理和方法,了解分光光度法的定量原理。

【实验原理】

在碱性条件下,甲基麝香草酚蓝与钙形成深蓝色甲基麝香草酚蓝钙的络合物,该络合物在 610nm 处有最佳吸收,可采用比色法测定,进而算出唾液中的总钙含量。

【实验内容】

1. 收集口腔唾液。

2. 测定唾液中总钙含量。

【实验设备和用品】

分光光度计,振荡器,试管,移液器,EP 管,烧杯,滴管和吸头等。

【试剂及其配制】

1. 显色基础液（A）　称取亚硫酸钠 2.40g,溶解于 70ml 双蒸水中,再加乙醇胺 20.0ml,加双蒸水至 100ml,储于 4℃冰箱备用。

2. MTB 试剂（B）　称取甲基麝香草酚蓝 0.018g、8-羟基喹啉 0.36g 和聚乙烯吡咯酮 0.6g,加入 50％三氯醋酸 1.0ml、30％乙醇 99ml,内含 0.1mol/L EDTA-Na$_2$,pH=3.0,置于 2～4℃冰箱中保存。

3. 反应液（C）　将 A 和 B 等量混合,静置 20 分钟后即可使用。此试剂在 2～8℃冰箱可保存 2 天。

4. 钙标准存储液　将碳酸钙放入 110℃恒温干燥箱中干燥过夜,冷却后,准确称取 2.5g,加少量双蒸水,再加入浓盐酸 5ml,待碳酸钙完全溶解后,用双蒸水定容至 1000ml,储存于塑料瓶中备用。

5. 钙标准应用液　取钙标准储存液 10ml,用双蒸水稀释至 100ml,使钙标准应用液浓度为 2.5mmol/L。

【方法和步骤】

1. 标本收集及处理　收集非刺激性唾液约 0.5ml,取 0.2ml 加 10％三氯醋酸 3.8ml,充分混匀,放置 10 分钟,3000r/min 离心 10 分钟,取上清液备测。

2. 测定 准备三组 EP 管,按表 7-4 顺序分别加入试剂:

表 7-4 唾液中钙含量测定

试剂(ml)	测定管	标准管	空白管
待测唾液样本	0.05	—	—
钙标准应用液	—	0.05	—
蒸馏水	—	—	0.05
反应液	3.0	3.0	3.0

各管在振荡器上混匀,以空白管校正零点,在分光光度计上测定 612nm 波长下的 OD 值,按下式计算含量:

$$样品中钙的浓度(mmol/L)=样品管光密度/标准管光密度×2.5$$

【注意事项】

1. 为保证测试结果的可靠性,所有实验器皿一定要清洗干净且用三蒸水多次冲洗、烤干后待用。也可在试剂中加入少量的 EDTA 作掩蔽剂,消除实验器皿和试剂中的钙污染,在试剂中加入 8-羟基喹啉以去除镁的干扰。

2. 为避免玻璃中的钙离子溶出,钙标准贮存液用塑料瓶保存。

3. 为提高分析结果的准确度,减少偶然误差,应增加平行测定次数。

4. 本实验所测结果为唾液中总钙浓度。

【实验报告与评定】

唾液中钙含量测定。

【思考题】

1. 试分析唾液中钙含量检测误差产生的原因?

2. 唾液中钙含量计算的方法有哪些?

(二)唾液中磷含量的测定

【目的和要求】

1. 了解分光光度法的定量原理。

2. 熟悉减少实验误差、提高准确度的方法和操作技术。

3. 掌握比色法测定唾液中磷含量的原理和方法。

【实验内容】

1. 收集口腔唾液。

2. 测定唾液中总磷含量。

【实验原理】

钼酸可与磷结合成磷钼酸,用硫酸可将其还原成钼蓝,在 620nm 波长处形成最佳吸收,因此可用比色法直接测定其光度值,进而计算出唾液中的磷含量。

【实验用品】

1. 实验设备和用品 紫外分光光度计,振荡器,试管,刻度吸管,容量瓶,洗耳球,烧杯和滴管。

2. 试剂及其配制

(1) 10％(w/v)三氯醋酸溶液。

(2) 钼酸铵试剂:向 200ml 蒸馏水中贴壁缓缓加入浓硫酸 45ml,再加钼酸铵 22g,溶解后贮存于试剂瓶中。

(3) 反应液(硫酸亚铁-钼酸铵试剂):称取硫酸亚铁 0.5g,加蒸馏水 9ml 溶解;再加钼酸铵试剂 1.0ml 混合。要求使用前新鲜配制。

(4) 磷标准贮存液(0.1mg/ml):称取磷酸二氢钾 439mg,用蒸馏水溶解稀释至 1000ml,再加 2.0ml 氯仿防腐,置冰箱中保存。

(5) 磷标准应用液(0.01mg/ml):取磷标准贮存液 1.0ml,加 10％三氯醋酸溶液至 10ml。

【方法和步骤】

1. 样本收集及处理   收集非刺激性唾液约 0.5ml,取 0.2ml,加入 10％三氯醋酸 3.8ml,充分混匀,放置 10 分钟,3000r/min 离心 10 分钟,除去蛋白,上清液备测。

2. 测 定   按表 7-5 进行操作。

表 7-5   唾液中磷含量测定的操作程序

试剂	空白管	标准管	样品管
待测唾液样本(ml)	—	—	2.0
磷标准应用液(ml)	—	1.0	—
10％三氯醋酸(ml)	2.0	1.0	—
反应液(ml)	2.0	2.0	2.0

振荡混匀,静置 10 分钟,在 620nm 波长处比色,以空白管校零,读取各管 OD 值。

3. 结果计算

C 唾液(mg/ml)＝A 样品/A 标准×C 标准＝A 样品/A 标准×0.005(mg/ml)

【注意事项】

1. 为了保证测试结果的可靠性,所有实验器皿一定要清洗干净且用三蒸水多次冲洗,烤干后待用。

2. 为了避免玻璃中的磷离子溶出,磷标准贮存液用塑料瓶保存。

3. 为了提高分析结果的准确度,减少偶然误差,应增加平行测定次数。

4. 本实验所测结果为唾液中总磷浓度。

【实验报告与评定】

唾液中磷含量测定。

【思考题】

1. 唾液中磷含量测定误差的种类有哪些?

2. 唾液中磷含量计算的方法有哪些?

实验八   唾液分泌情况的测定

【实验目的与要求】

唾液分泌量的测定对一些疾病的诊断及治疗效果的评估具有重要临床意义。通过实习要求掌握静态流率和动态流率的测定方法,掌握单个腺体分泌的测定方法,为将来临床研究奠定基础。

【实验内容】

1. 静态唾液总流率的测定。

2. 动态唾液总流率的测定。

3. 单个腺体唾液分泌的测定。

【材料、用品及设备】

消毒的带漏斗试管和普通试管,无菌棉球或棉垫,天平,色层分析纸,Lashley 杯,0.1mol/L 枸橼酸(或 1g 胶姆,或方糖等)。

【实验方法】

1. 静态及动态唾液总流率测定

(1)静态唾液总流率(resting or unstimulated total saliva flow rate)测定:反映唾液腺在无刺激状态下的基础分泌。常用的测定方法有:

1)吸取法(draining):手持带漏斗的试管,使唾液沿下唇逐渐流入试管,至结束时,受试者将口内剩余唾液全部吐入试管。通常收取 15 分钟,计算单位时间的唾液量。

2)吐取法(spitting):使唾液在口底聚集,受试者每隔 60 秒将其吐入试管,一般收集 10 分钟,低于 1ml/10min 为异常减低。

3)吸引法(suction):用负压吸引器将唾液自口底持续吸入试管,吸引头置于舌下。

4)棉垫法(swab):将每个约 0.24cm×0.6cm 的棉垫预先称重,置于口内各唾液腺导管开口处,收集后称重。

吐取法及吸取法相对常用,操作简便,还可用于动态唾液总流率的测定。而吸引法和棉垫法会产生一定刺激,操作相对复杂,目前多不使用。

(2)动态唾液总流率(stimulated total saliva flow rate)测定:指唾液腺在刺激状态下的分泌。常用测定方法包括:

1)酸刺激法:将 0.1mol/L 枸橼酸滴于舌背前部,每次 4 滴,受试者将舌尖后卷,分泌唾液用吐取法收集,一般测 5～10 分钟。

2)咀嚼刺激法:将 1g 胶姆以每分钟 20 次的频率咀嚼 10 分钟,低于 10ml/10min 为异常低下;或用 5g 医用白蜡,温水泡软后咀嚼 6 分钟,低于 6ml/6min 为异常低下。

3)方糖法(fabre test):取方糖 1.5cm×1.5cm 置于舌背上,勿动,正常情况下 15～30 分钟方糖全部溶化,否则认为分泌功能低下。酸刺激法可能影响唾液的缓冲容量和 pH 等。

2. 单个腺体唾液分泌测定　包括腮腺、下颌下腺与舌下腺的测定。

(1)腮腺唾液分泌测定:用 Lashley 杯吸附于颊黏膜的导管开口处,静止腮腺流率变异较大,而酸刺激流率低于 1ml/5min 为异常低下。

(2)下颌下腺与舌下腺唾液分泌测定:因两腺体常共同开口于口腔,所以测定分泌时常收集在一起,常用插管法和隔离法。

(3)小唾液腺唾液分泌测定:通常用色层分析纸收集,擦干局部黏膜后贴于黏膜,2 分钟后,用湿度仪测其含水率。

【注意事项】

1. 使用咀嚼法测定唾液腺分泌时不影响唾液成分,相对比较常用,但要注意保持恒定的咀嚼频率。

2. 单个腺体唾液收集方法较复杂,且不能反映所有唾液腺总的分泌状况,在评价整个唾液腺功能时有局限性,不过在测定唾液成分时因污染少而多采用此方法。

【实验报告与评定】
静态唾液总流率或动态唾液总流率,或单个腺体分泌情况分析。

【思考题】
静态唾液流率测定和动态唾液流率测定应该注意些什么? 各应用于何种情况下?

第三节 口腔疾病分子生物学实验

实验九 以釉原蛋白基因进行性别鉴定

【实验目的与要求】

通过学习用釉原蛋白(amelogenin,*Am*)基因鉴定性别的实验,掌握分子生物学实验技术中最常用的聚合酶链反应(polymerase chain reaction,PCR)检测分析技术,包括 DNA 提取、分光光度计的使用、引物设计的原则、PCR 扩增的条件设定及电泳和测序结果分析等。

【实验原理】

Amelogenin 是釉质发育过程中的一种具有高度保守性的釉质基质蛋白,Amelogenin 编码基因(简称 *Am*)在 X 和 Y 染色体上共有,但是内含子的长度在 X 和 Y 染色体序列之间不同,即该基因内含子序列上存在插入/缺失的多样性,因此,对 X 和 Y 染色体插入/缺失的特异性片段进行扩增,根据扩增片段的大小和有无可以进行性别鉴定。即:*Am* 基因在 X 染色体上的内含子 1 区有一 6bp 片段的缺失,根据这一特性,采用一对 X、Y 同源引物扩增,男性个体同时得到 X 染色体 Amelogenin 等位基因特异性片段(简称 *Am-X*,106bp 或 212bp)和 Y 染色体 Amelogenin 等位基因特异性片段(简称 *Am-Y*,112bp 或 218bp),分型结果表现出两条谱带;女性仅有 *Am-X*(106bp 或 212bp),分型结果表现为一条谱带,从而可以鉴定性别。

【实验内容】

1. 样品采集。
2. 采集样本的 DNA 提取和含量检测。
3. PCR 扩增。
4. 凝胶电泳。
5. 测序后的结果分析。

【试剂、材料、用品与设备】

5ml 无菌试管(含肝素抗凝剂),PowerPlex M16 system DNA 提取试剂盒,*Am* 基因上游引物和下游引物,2×*Taq PCR MasterMix*;20bp DNA Ladder Marker;DNA 片段快速纯化试剂盒。

微量紫外分光光度计,PCR 仪,电泳仪,凝胶成像仪。

【实验方法】

1. 样品采集 采集男、女志愿者末梢静脉血各 2ml,置于含有肝素抗凝剂的 5ml 无菌试管中,摇动,使其与管壁的抗凝剂混合抗凝。

2. DNA 提取和含量检测

(1)取抗凝全血 2ml,置于 15ml 有盖离心管中。

(2)加入 5 倍体积(约 10ml,将离心管加满即可)冷蒸馏水,反复颠倒混匀,冰中放置 5 分钟后,4℃ 3750r/min 离心 20 分钟。

(3)缓慢倾倒上清,在沉淀中加入预冷的 0.1% Triton-X 100(体积同上),轻柔混匀沉淀,同上法离心,弃上清。

(4)沉淀中加入 2ml 裂解液,以打碎沉淀,然后加入 10% SDS 100μl(至终浓度为 0.5%),混匀。

(5)加入 10mg/ml 蛋白酶 K 40μl(至终浓度为 200μg/ml),混匀,37℃ 过夜消化,或 55℃ 3 小时(以过夜为佳)。

(6)加入 6.0mol/L NaCl 0.7ml,剧烈振荡 20 秒。

(7)3750r/min 离心 40 分钟,将上清移至另一有盖离心管中。

(8)加入 2 倍体积(约 5.2ml)的无水乙醇或 95% 乙醇,反复颠倒混匀至出现絮状 DNA 沉淀,挑出 DNA 沉淀置一 Eppendorf 管中,80% 乙醇洗涤沉淀 2 次。

(9)加入 50μl TE 溶解 DNA,放于 4℃ 冰箱备用。

(10)按照 PowerPlex M16 system 试剂盒说明书,分别加入 200μl 5% Chelex-100,2μl 蛋白酶 K(10mg/mL),摇床 150r/min,振荡 10 秒;56℃ 恒温孵化 12 小时,振荡 15 秒;100℃ 水浴 8 分钟,振荡 15 秒;12000r/min 离心 5 分钟,取上清液。用紫外分光光度计检测样品在 260nm 的 OD 值,确定 DNA 含量。

3. 性别鉴定

(1)PCR 扩增:PCR 反应引物序列如下:上游引物(5′-CCCTGG GCT CTG TAA AGA ATA GTG-3′),下游引物(5′-ATC AGA GCT TAA ACT GGG AAG CTG-3′);模板 DNA 为上述血液所获样品的 DNA 提取液。PCR 反应体系为 25μl,其中 2×Taq $PCRMasterMix$ 12.5μl,上下游引物(1μmol /L)各 1μl,无菌双蒸水 9.5μl,模板 DNA 1μl。

PCR 反应参数:95℃ 预变性 5 分钟;95℃ 变性 30 秒,60℃ 退火 30 秒,72℃ 延伸 30 秒,35 个循环;72℃ 延伸 7 分钟。

(2)凝胶电泳:制备浓度为 3g/L 的琼脂糖凝胶,置 1×TAE 电泳缓冲液中,电泳条件为:电压 100V,电泳时间 120 分钟。电泳结果放入凝胶成像仪中进行观察(图 7-4)。

(3)纯化测序:将琼脂糖凝胶上的特异性条带切下纯化、回收、测序。

【结果分析】

【注意事项】

1. 引物 引物是 PCR 反应的关键,PCR 产物的特异性取决于引物与模板 DNA 的互补程度。引物的设计应遵循以下原则:

(1)引物长度:15~30bp,常用为 20bp 左右。

(2)引物扩增跨度:以 200~500bp 为宜,特定条件下可扩增长度至 10kb 的片段。

(3)引物碱基:G+C 含量以 40%~60% 为宜,G+C 太少扩增效果不佳,G+C 过多

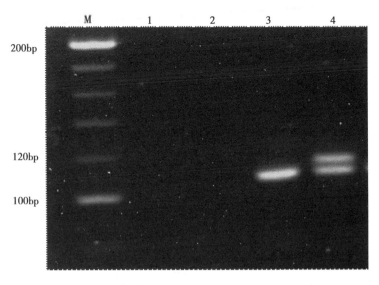

图 7-4　**Am** 基因内含子 1 区等位基因特异性片段 **PCR** 电泳结果

M：marker；1 和 2：阴性对照；3：女性；4：男性

易出现非特异性条带；ATGC 最好随机分布，避免 5 个以上的嘌呤或嘧啶核苷酸的成串排列。

（4）避免引物内部出现二级结构，避免两条引物间互补，特别是 3′ 端的互补，否则会形成引物二聚体，产生非特异的扩增条带。

（5）引物 3′ 端的碱基，特别是最末及倒数第二个碱基，应严格要求配对，以避免因末端碱基不配对而导致 PCR 失败。

（6）引物中有或最好加上合适的酶切位点，被扩增的靶序列最好有适宜的酶切位点，这对酶切分析或分子克隆很有好处。

（7）引物的特异性：引物应与核酸序列数据库的其他序列无明显同源性。

（8）引物量：每条引物的浓度 0.1～1μmol 或 10～100pmol，以最低引物量产生所需要的结果为好，引物浓度偏高会引起错配和非特异性扩增，且可增加引物之间形成二聚体的机会。

2. PCR 循环次数　循环次数决定 PCR 扩增的程度。PCR 循环次数主要取决于模板 DNA 的浓度。一般的循环次数选在 30～40 次，循环次数越多，非特异性产物的量亦随之增多。

3. 设立对照　PCR 反应应设立阳性对照和阴性对照，它是 PCR 反应是否成功、产物条带位置及大小是否合乎理论要求的一个重要参考指标。

【实验报告评定】

PCR 扩增、凝胶电泳和测序结果分析评定。

【思考题】

1. PCR 检测分析技术中最重要的关键环节有哪些？

2. PCR 实验中容易出问题的操作有哪些？应该如何避免？

第四节　骨组织生物学和口腔细胞培养

实验十　成骨细胞的分离培养

【实验目的与要求】

掌握分离、培养和鉴定成骨细胞方法,了解成骨细胞的功能与特性。

【实验原理】

骨是机体中代谢非常活跃的组织,一生都在不断的更新与改建。在需要改建的部位,破骨细胞不断吸收骨基质;而在其相对的一侧,成骨细胞不断分泌新的骨基质,并不断钙化。在生理状态下,成骨细胞(osteoblast)的一个显著特征就是可形成矿化结节,因此本实验采用 Alizarin Red 染色法,通过对形成的矿化结节进行染色等来鉴定成骨细胞。

【实验内容】

1. 成骨细胞的收集。

2. 成骨细胞的培养。

3. 成骨细胞的鉴定。

【材料、用品与设备】

超净工作台,倒置相差显微镜,CO_2 培养箱,消毒的手术剪、刀及眼科手术镊等。

【试剂及其配制】

1. α-MEM 培养基。

2. **0.5％茜素红**　用 pH 7.2 的 1％Tris-HCL 配制。

3. **碱性磷酸酶（ALP）染色用孵育液**　取 2％巴比妥钠 5ml、3％β-甘油磷酸钠 5ml、2％硝酸钙 10ml 及 2％硫酸镁 5ml 分别加入量筒,再加入蒸馏水 25ml 后搅拌溶解。

【实验方法】

1. 成骨细胞的收集

(1)取出生 10 天内的大耳白兔,乙醚麻醉后,清洗,用 75％酒精浸泡消毒 5 分钟,取出,置超净工作台内,擦干残余酒精,无菌条件下剪开皮肤后环形剪下颅骨(顶骨及额骨)。

(2)用含 500U/ml 青霉素、500μg/ml 链霉素的无菌 PBS 液冲洗 3 次,并用剪刀和镊子剔除黏附的结缔组织和血管,剪碎成约 $1mm^3$ 大小。

(3)先用 0.25％胰蛋白酶在 37℃ 预消化 20 分钟,去掉消化液以清除成纤维细胞;再加含 0.2％的 Ⅰ 型胶原酶和 0.1％的透明质酸酶的消化液消化,共消化 5 次,每次在 37℃ 恒温振荡 20 分钟。

(4)取第 3、4、5 次消化的细胞悬液,300g 离心 10 分钟,弃上清。沉淀的细胞用不含血清的 α-MEM 培养基洗涤离心。

(5)最后用含 10％胎牛血清的 α-MEM 培养液重悬,吹打均匀后以 $1×10^5$/ml 密度接种到培养皿中,将培养皿置于 37℃、5％CO_2 培养箱中培养。

2. 成骨细胞的培养

(1)24 小时后可见细胞贴壁生长,更换新鲜含 10％胎牛血清的 α-MEM 培养液。以后每隔 48 小时换液一次。

(2)待细胞长至 70%～80%,用 0.25%胰蛋白酶消化,使贴壁细胞消化松解、变圆后吸出消化液,加入含 10%胎牛血清的 α-MEM 培养液终止消化。

(3)轻轻吹打细胞,待其脱壁后调至相应的细胞密度,移入培养瓶中进行培养后的实验。

3. 成骨细胞的鉴定

(1)用倒置相差显微镜观察成骨细胞形态及生长情况。

(2)茜素红(alizarin red)染色观察矿化结节:细胞按 $2×10^4/cm^2$ 密度加入 24 孔培养板,分别培养 6 天、12 天、18 天后,吸出培养液。用 pH 为 7.2 的 PBS 冲洗 3 次,95%乙醇固定 15 分钟后,1%茜素红染色 5 分钟,自来水冲洗 5 次后肉眼观察。矿化结节可被染成橘红色颗粒状或块状沉淀(图 7-5,见文末彩插)。

(3)改良 Gomori 钙钴法——碱性磷酸酶(ALP)染色(可选做):ALP 是成骨细胞早期分化的特征指标,因此可用 ALP 染色来鉴定成骨细胞。将成骨细胞调整为 $2×10^6/cm^2$ 的浓度后,接种于 25ml 细胞培养瓶;分别培养 5 天、10 天、15 天和 20 天后,用 95%酒精固定 15 分钟;干燥后,加入孵育液,37℃孵育 2 小时;蒸馏水冲洗后,加 2%硝酸钙作用 2 分钟;再加 2%硝酸钴作用 2 分钟,蒸馏水冲洗,1%硫化铵作用 1 分钟,自来水洗。ALP 阳性细胞细胞质染色呈浅灰、灰黄或灰黑色颗粒,颜色越深表明酶含量越高。

【注意事项】

2%硝酸钙、2%硝酸钴和 1%硫化铵要用前新鲜配制。

【结果分析】

1. 倒置相差显微镜下观察　刚接种的成骨细胞呈球形,悬浮于培养液中,此后逐渐沉降贴壁;24 小时后存活细胞完全贴壁;48 小时后,胞体由圆形伸展为梭形,细胞质丰富,核卵圆形,单核,细胞表面伸出突起,有明显立体感;培养至第 3 天时,细胞完全伸展开,展开的成骨细胞形态不规则,呈三角形或多角形,有较多突起,生长比较快;培养到第 7 天时,细胞汇合呈铺路石状,并可重叠生长,逐渐形成细胞小结,可见基质堆积;继续培养至 14 天时,细胞密度变大,细胞更加重叠,基质也明显堆积,最密处有点状结节形成;最后钙盐逐渐沉积,形成一些不透光的钙化结节。

2. 矿化结节观察　不透光的矿化结节经茜素红染色后,肉眼可见钙结节被染成橘红色颗粒状或块状沉淀,散在分布于培养板中。

3. ALP 染色观察　成骨细胞细胞质呈黑色,根据颜色的深浅可以判断阳性程度。

【实验报告评定】

成骨细胞的分离培养和鉴定。

【思考题】

1. 除了茜素红染色法外,还有什么实验方法可以区分或鉴定获得的细胞属于成骨细胞还是成纤维细胞?

2. 成骨细胞的功能与破骨细胞有关吗?

3. 如何提高成骨细胞分离培养的成功率?

实验十一　破骨细胞的分离培养

【实验目的与要求】

破骨细胞(osteoclast)是高度分化的多核巨细胞,是骨组织吸收时的功能细胞。学会体外分离、培养和鉴定破骨细胞的方法对于许多导致骨组织明显吸收的疾病(如牙周病、颌骨骨纤维异常增殖症、巨颌症及颌骨中心性巨细胞病变等)发病机制的研究具有重要帮助。因此通过本实验,要求学会从幼年动物骨内分离、培养和观察破骨细胞的基本技术,了解鉴定破骨细胞的主要方法。

【实验原理】

由于近年研究已经明确,机体的破骨细胞来源于单核-吞噬系统的骨髓干细胞,所以可以从年轻机体骨髓中分离获得该细胞。

【实验内容】

1. 从年幼动物的长管骨或颅盖骨分离破骨细胞。

2. 培养和观察破骨细胞。

3. 破骨细胞的鉴定。

【材料、用品与设备】

1. 动物的选择　可以用刚出生的兔、鼠、鸡、猴或鸟等动物的长管骨或颅盖骨。

2. 实验用具　二氧化碳培养箱,倒置相差显微镜,洁净工作台,分析天平,真空泵及滤器,超声波清洗器,培养用的器材(24孔培养板、培养皿和刻度吸管等),盖玻片,人工磨制的牛或猪骨片及手术和剥离器械等。

3. 培养液　Hanks液,199培养液,小牛血清,HERPS液,抗生素(青霉素、链霉素和两性霉素B),胶原酶以及PBS等。

4. 鉴定破骨细胞用试剂

(1)抗酒石酸酸性磷酸酶(tartrat resistant acid phosphatase,TRAP),或降钙素(calcitonin,CT)等。

(2)孵育液:六偶氮副品红1ml,0.2mol/L醋酸缓冲液18ml,萘酚AS-BI磷酸盐20mg,50mmol酒石酸钾钠,pH 5.0。

(3)含抗生素的199培养液:含25mM的HEPES缓冲液、15%小牛血清及100U/ml青霉素、100U/ml链霉素和300ng/ml两性霉素B,pH 6.8~7.0。

(4)将1cm×1cm大小的盖玻片用清水浸泡洗涤后,浸入重铬酸钾洗液中过夜,之后,流水冲洗、擦干,高压灭菌备用。

【实验方法】

此处以出生24小时以内的幼兔为例列出实验方法。

1. 分离破骨细胞　①取新出生的新西兰白兔或大耳白兔5只,用肥皂水洗涤3次,再用清水冲洗干净。置洁净台上断头处死,浸泡于75%乙醇中1分钟,去皮分离股骨、肱骨、胫骨和颅盖骨,放入盛有60ml Hanks液的培养皿中,刮除软组织及软骨骺后置Hanks液洗2次,移入12ml含有抗生素的199培养液中。②纵行剖开骨,以手术刀轻刮骨的内表面,再用尖吸管反复吸取培养液冲洗骨髓腔内表面至色发白为止,使更多的破骨细胞冲入培养液,然后静置1分钟,取悬液备用。

233

2. 牛骨骨片制备　①将放至 $-70℃$ 冰箱中储存的牛股骨取出,在冲水降温的条件下分切成 $6mm \times 6mm \times 0.2mm$ 大小的骨片,并用不同粗细的砂纸磨成 $10\mu m$ 厚;②将骨片置生理盐水中于超声波清洗器上处理 5 分钟 $\times 3$ 次;③将超声处理后的骨片浸入含抗生素的 199 培养液中浸泡 $5 \sim 10$ 分钟 $\times 3$ 次。

3. 破骨细胞培养　①取 24 孔板,孔内分别放入骨片和盖玻片,并分别加入 1ml 199 培养液,置 $5\%CO_2$ 培养箱中恒温预热 1 小时;②每孔加入 0.5ml 上述制备的细胞悬液,培养 $15 \sim 20$ 小时后,吸去悬液,用 199 培养液冲洗未贴壁的细胞,继续培养并观察骨片被吸收的情况,根据细胞生长、骨片吸收情况和实验需要,决定培养终止时间。

4. 破骨细胞鉴定　可用倒置相差显微镜或电镜观察,也可采用酸性磷酸酶或降钙素染色后鉴别观察。

(1)倒置相差显微镜观察培养破骨细胞的形态。

(2)HE 染色:生长有细胞的盖玻片分别于 $3 \sim 7$ 天取出,80%乙醇固定,HE 染色,脱水,二甲苯透明,树胶封片,光镜观察。

(3)甲苯胺蓝染色:将细胞盖玻片置甲醇中固定 10 分钟,1%甲苯胺蓝染色 3 分钟,95%乙醇分色、蒸馏水冲净、空气干燥后二甲苯透明、树胶封片,光镜观察。

(4)抗酒石酸酸性磷酸酶(TRAP)染色进行破骨细胞鉴定:将细胞爬片置 $37℃$ 温箱中 5 分钟干燥后,置 2.5%的戊二醛中 $4℃$ 固定 10 分钟,然后用孵育液温育至 $37℃$,双蒸水洗 3 次,苏木精复染 2 分钟,自来水冲洗返蓝,晾干,二甲苯透明,树胶封固,光镜观察[图 7-6(2),见文末彩插]。

(5)破骨细胞骨吸收活动的观察

1)甲苯胺蓝染色:培养的第 7 天取出培养板中的骨片,2.5%戊二醛固定 7 分钟,于 0.25mmol/L 氢氧化铵中超声清洗 5 分钟 $\times 3$ 次,系列酒精脱水,自然晾干,含 1%硼酸钠的 1%甲苯胺蓝染色 3 分钟,自然晾干后光学显微镜下观察。

2)用扫描电镜观察破骨细胞在骨磨片上形成的骨吸收陷窝[图 7-6(1),见文末彩插]:经破骨细胞培养至 10 天的骨片以 0.25mol/L 氢氧化铵超声处理 10 分钟,清除骨片上的破骨细胞,再以 2.5%戊二醛固定、1%锇酸固定、酒精系列脱水、醋酸异戊酯置换酒精后,二氧化碳临界点干燥、喷金后扫描电镜观察。

【注意事项】

1. 破骨细胞在体外具有形成骨吸收陷窝的功能,但是由于其是终末分化细胞,不能分裂,故其分离、培养一般只能存活 10 天以内;可以观察破骨细胞与骨片共培养后 $1 \sim 10$ 天的不同时间内的变化。

2. 由于破骨细胞的生活习性是贴壁生长,所以分离破骨细胞时,要使用胰蛋白酶进行消化,去除周边的成纤维细胞,只留下贴壁的破骨细胞,才能使破骨细胞得以充分伸展和移动,也才能使其功能研究便于观察。

【实验报告评定】

破骨细胞的分离培养。

【思考题】

如何提高破骨细胞分离培养的成功率?

实验十二　MTT 法检测细胞活性

MTT 法即四甲基偶氮唑盐微量酶反应比色法,是一种检测细胞增殖活性的简单易行的实验方法。

【实验目的与要求】

不同的肿瘤细胞具有不同的增殖能力。为检测其增殖活性,可以采用简便快捷的 MTT 法对体外培养的细胞进行检测,并可通过设定药物浓度梯度检测其对细胞增殖活性的影响规律,为研究肿瘤的有效防治或阻遏方法提供理论依据。

通过本实验学习要求掌握用 MTT 法测定细胞增殖活性的基本方法,学会使用酶标仪检测吸光度、应用生物软件或 Excel 绘制实验结果图,并了解析结果的意义。

【实验原理】

活细胞线粒体中的琥珀酸脱氢酶能使外源性 MTT 还原为非水溶性的蓝紫色结晶甲瓒(formazan)并沉积在细胞中,而死细胞无此功能。二甲基亚砜(DMSO)能溶解细胞中的甲瓒,用酶联免疫测定仪测定 490nm 或 570nm 波长处的吸光度值,可间接反映活细胞数量。在一定数量范围内,100U/ml MTT 结晶形成量与活细胞数成正比。

【实验内容】

1. MTT 法测定不同浓度的药物(如尼古丁)对口腔鳞状细胞癌细胞(如 Tca8113)增殖的影响。

2. 用酶标仪检测吸光度值。

3. 应用生物软件或 Excel 绘制实验结果图,解析结果的意义。

【材料、用品与设备】

1. 实验设备　超净工作台,倒置相差显微镜,恒温摇床,恒温培养箱,酶标仪,水浴锅,称量天平等。

2. 试剂及其配制

(1)5mg/ml 的 MTT:50mg MTT 溶于 10ml PBS 中,60℃水浴助溶,0.22μm 滤膜过滤除菌,分装后避光保存于－20℃冰箱中备用,或现用现配。

(2)pH 7.4 的 PBS:NaCl 8g,KCl 0.2g,Na_2HPO_4 1.44g,KH_2PO_4 0.24g,加蒸馏水至 1000ml,调 pH 至 7.4。

(3)二甲基亚砜(DMSO):将 DMSO 与细胞培养液以 1∶9 的比例混匀后,置于－20℃冻存备用。

(4)含 10％胎牛/小牛血清、100U/ml 青霉素、100U/ml 链霉素的 DMEM 培养基。

(5)其他试剂或器材:0.25％胰蛋白酶,尼古丁,25cm² 培养皿,96 孔培养板,移液器,吸头,0.22μm 滤器,注射器(10ml),1.5ml EP 管(棕色),锡箔纸。

【实验方法】

1. 将培养至对数生长期的口腔鳞状细胞癌细胞 Tca8113 稀释成 $2.5×10^4$ 个/ml 后,接种于 96 孔板,每孔 200μl,置 5％CO_2、37℃恒温培养 24 小时至细胞贴壁。

2. 吸弃培养液,加入不同浓度梯度的尼古丁(0μM、0.01μM、0.1μM、1μM),每个浓度设置 3 个复孔,以 0μM 者为阴性对照,置 5％CO_2、37℃恒温培养 24 小时后,每孔加入 5mg/ml MTT 试剂 20μl,继续培养 4 小时。

3. 轻轻吸弃培养液,每孔加入 DMSO 150μl,锡纸包裹孔板 15 分钟后,用酶标仪进行比色,读取并记录波长 490nm 下的每孔 OD 值。

4. 按照下式计算细胞生长抑制率,根据实验结果绘制细胞生长抑制曲线或柱形图(图 7-7),分析实验结果。

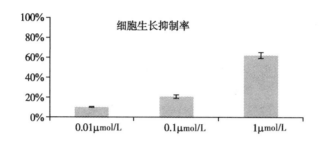

图 7-7　尼古丁抑制口腔鳞状细胞癌细胞生长的情况
不同浓度尼古丁对生长 24 小时的口腔鳞状细胞癌细胞的抑制情况

细胞生长抑制率＝(对照－空白)－(给药－空白)/(对照－空白)×100%

【结果分析】

【注意事项】

1. 本法检测的是细胞生长的相对情况,而非绝对数,OD 值最好在 0～0.7。

2. MTT 最好现用现配,不可反复冻融,当其颜色成为灰绿色时请勿使用。

3. MTT 有致癌性,操作时须戴手套防护。

4. MTT 对细菌和光照敏感,所以配制和染色操作时要注意在净化工作台内操作,要抽滤除菌,并减少光照时间。

【实验报告评定】

MTT 法检测细胞增殖活性。

【思考题】

1. 用 MTT 法检测细胞增殖活性或抑制率时,最重要的操作步骤主要是哪些? 应该注意些什么?

2. 除该法外,还有哪些方法可以用来检测细胞增殖活性?

实验十三　肿瘤细胞迁移实验(细胞划痕法)

【实验目的与要求】

肿瘤细胞尤其是恶性肿瘤细胞在体外仍然具有迁移或运动能力。通过本实验学习使学生了解肿瘤细胞迁移和运动的基本原理,掌握运用细胞划痕法测定细胞运动能力和特性的基本方法。

【实验原理】

根据肿瘤细胞尤其是恶性肿瘤细胞在体外仍然具有迁移或运动能力,借鉴组织细胞体外创伤愈合实验模型,人为地在融合生长的单层肿瘤细胞间制造创伤,或形成距离,经过一定时间的培养,观察划痕两侧细胞的生长和迁移情况,以此判断肿瘤细胞的迁移能力。

【实验内容】

1. 制备高、低转移细胞株的单层培养细胞。

2. 在单层贴壁细胞上划痕,培养24小时后观察并比较两种细胞的迁移或运动情况。

【材料、用品与设备】

1. 肿瘤细胞系,如腺样囊性癌低转移细胞株 SACC-83 和高转移细胞株 SACC-LM。

2. 移液器枪头或灭菌牙签,移液器,24孔培养板,倒置相差显微镜,恒温培养箱等。

【试剂及其配制】

DMEM 培养基,胎牛血清,0.25%胰蛋白酶,PBS 等。

【实验方法】

1. 制备单层细胞　收获处于对数生长期的两株细胞,稀释成 $5 \times 10^5 \sim 10 \times 10^5/ml$,按 $250 \mu l$/孔接种 24 孔培养板的 2 个平行孔内。置 5%CO_2、37℃恒温培养箱培养,至细胞接近融合。1%血清饥饿过夜或 $5 \sim 20 \mu g/ml$ 丝裂霉素,37℃刺激 1 小时,以抑制细胞增殖。

2. 划痕并观察、拍照　用 $200 \mu l$ 移液器枪头或灭菌牙签在 4 个孔的单层贴壁细胞上划一条"一"字划痕,PBS 清洗 3 次,在倒置相差显微镜下观察划痕处情况,拍照记录模型构建情况。

3. 向每孔加入 DMEM 培养液 $500 \mu l$ 后置培养箱内继续培养 24 小时。

4. 划痕、培养后观察拍照　吸弃各孔培养液,用 PBS 清洗 3 次,用倒置相差显微镜观察、拍照(图 7-8,见文末彩插),计算划线处细胞的迁移数量,并比较两种不同转移潜能的肿瘤细胞的移动差别。

【结果分析】

【注意事项】

1. 用 PBS 冲洗细胞时要贴壁缓慢加入,防止冲坏单层细胞,影响观察和拍照。

2. 划痕时尽量做到用力大小一致、均匀,且各孔内的划痕要尽可能用力均一,并且拍照时记录清楚,以利于第 4 步观察时的效果对比。

【实验报告评定】

细胞划痕法观察肿瘤细胞的迁移实验。

【思考题】

1. 如何验证肿瘤细胞迁移或侵袭能力?

2. 除了划痕实验外,还有什么方法可以验证肿瘤细胞的迁移或侵袭能力?

(李翠英)

参考文献

1. 周学东. 实用口腔微生物学与技术. 北京:人民卫生出版社,2009

2. 肖丽英,肖晓蓉. 实用口腔微生物学图谱. 北京:人民卫生出版社,2009

3. 司徒镇强,吴军正. 细胞培养. 长春:世界图书出版公司,2004

4. 章魁华,于世凤. 实验口腔医学. 北京:人民卫生出版社,2010

5. Sμllivan KM,Mannueei A,Kimpton CP,et a1. A rapid and quantitative DNA sex test:fluorescence-based

PCR analysis of X-Y homologous gene amelogenin. Biotechniques,1993,15:636-638,640-641

6. 王培欢,邵金陵,段小红,等."逆向根管技术"提取古人类牙齿 DNA 的初步探索. 牙体牙髓牙周病学杂志,2010,20(12):671-673

7. 闫福华,曹采方,李晓新. 牙周病患者治疗前后龈沟液中碱性磷酸酶水平的变化. 中华口腔医学杂志,1995,30(4):204-206

8. Chapple IL,Glenwright HD,Matthews JB,et al. Site specif ic alkaline phosphatase levels in gingival crev-icular fluid in health and gingivitis:Cross sectional studies. J Clin Periodontol,1994,21(6):409-414

9. 于世凤. 破骨细胞及其骨吸收调控研究进展. 中国骨质疏松杂志,2000,6(1):13,78-83

10. L Dong,YX Wang,SL Li,et al. TGF-β1 Promotes Migration and Invasion of Salivary Adenoid Cystic Carcinoma. J Dent Res,2011,96(6):804-809

11. Akane A,Shiono H,Matsvbara K,et al. Sex identification of forensic specimens by polymerase chain reaction(PCR):two alternative method. Forensic Sci Int,1991,49(1):81-88

实验报告模板

实验报告人：　　　　　　　　　　　班级：

实验题目	
实验时间	实验地点
实验目的与意义	
实验原理	
主要实验方法	
实验结果及分析	
问题及讨论	
实验人	实验时间

中英文名词对照索引

```
 633 SSDSDSKSDS SDSNSSDSSD NSDSDSDSSNS SNSSDSDSDSS DSDSDSSSSSD SSNSSDSSDS SDSSNSSEESS DSSDSSDSDSDS Human DPP
     SSDSDSKSDS SDSNSSDSSD NSDSDSDSSNS SNSSDSDSDSS DSDSDSSSSSD SSNSSDSSDS SDSSNSSEESS DSSDSSDSDS Family M
     SSDSDSKSDS SDSNSSDSSD NSDSDSDSSNS SNSSDSDSDSS DSDSDSSSSSD SSNSSDSSDS SDSSNSSESS DSSDSSDSDS Family E
     SSDSDSKSDS SDSNSSDSSD NSDSDSDSSNS SNSSDSDSDSS DSDSDSSSSSD SSNSSDSSDS SDSSNSSEESS DSSDSSDSDS Family S
     SSDSDSKSDS SDSNSSDSSD NSDSDSDSSNS SNSSDSDSDSS DSSDSSSSRVT AATAVIVVTV VTAAIAVRAV IVVTAVIVTA Family H

 713 SDSSDSSNSN SSDSDSSNSS DSSDSSNSSD SDSSDSSDSNS SDSSDSSDSS NSSDSSDSSD SSDSSDSSNS SDSNDSSNSS Human DPP
     SDSSDSSNSN SSDSDSSNSS DSSDSSNSSD SDSSDSSDSNS SDSSDSSDSS NSSDSSDSSD SSDSSDSSNS SDSNDSSNSS Family M
     SDSSDSSNSN SSDSDSSNSS DSSDSSNSSD SDSSDSSDSNS SDSSDSSDSS NSSDSSDSSD SSDSSDSSNS SDSNDSSNSS Family E
     SDSSDSSNSN SSDSDSSNSS DSSDSSNSSD SDSSDSSDSNS SDSSDSSDSS NSSDSSDSSD SSDSSDSSNS SDSNDSSNSS Family S
     VIVVTAVIVT AAIVTAATAA IAVTAATAVT AVIAVTAATA VTAIAVTAA TAVTAVIAVT AVIVVTAATA VIATTAAIAV Family H

 793 DSSDSSNSSD SSNSSDSSDS SDSDSDSDSN SSDSSNSSDS SDSSNSSDSS DSSDSSDGSD SDSSNRSDSS NSSDSSDSSD Human DPP
     DSSDSSNSSD SSNSSDSSDS SDSDSDSDSN SSDSSNSSDS SDSSNSSDSS DSSDSSDGSD SDSSNRSDSS NSSDSSDSSD Family M
     DSSDSSNSSD SSNSSDSSDS SDSDSDSDSN SSDSSNSSDS SDSSNSSDSS DSSDSSDGSD SDSSNRSDSS NSSDSSDSSD Family E
     DSSDSSNSSD SSNSSDSSDS SDSDSDSDSN SSDSSNSSDS SDSSNSSDSS DSSDSSDGSD SDSSNRSDSS NSVTAAIAVT Family S
     TAVIAATAVI AATAVIAVIA VTAVIATAAI AVTAVIVVTA AIAATAVIAA TAAIAVTAVI ATAAIEVTVV IVVTAAIAVT Family H

 873 SSNSSDSSDS SDSNESSNSS DSSDSSNSSD SDSSDSSNSS DSSDSSNSSD SSESSNSSDN SNSSDSSNSS DSSDSSDSSN Human DPP
     SSNSSDSSDS SDSNESSNSS DSSDSSNSSD SDSSDSSNSS DSSDSSNSSD SSESSNSSDN SNSSDSSNSS DSSDSSDSSN Family M
     SSNSSDSSDS SDSNESSNSS DSSDSSNSSD SDSSDSSNSS DSSDSSNSSD SSESSNSSDN SNSSDSSNSS DSSDSSDSSN Family E
     SSNSSDSSDS SDSNESSNSS DSMIAATAVI VTAVIAATAV TAVIAATAVI AVKAVIVVTT AIAVTAATAV TAVIAVTAVI Family S
     AATAVTAVIA VTATKAAIAV TAVIAATAVI TAVIAATAV TAVIAATAVI AVKAVIVVTT AIAVTAATAV TAVIAVTAVI Family J
     AATAVTAVIA VTATKAAIAV TAVIAATAVI TAVIAATAV TAVIAATAVI AVKAVIVVTT AIAVTAATAV TAVIAVTAVI Family H

 953 SDSSNSSDS SNSSDSDSDSN SSDSDSSNS SDSSDSSDSS DSSDSDSDSN SSDSSDSSDS SDSNSSDSS NSSDSSDSSD Human DPP
     SDSSNSSDS SNSSDSDSDSN SSDSDSSNS SDSSDSSDSS DSSDSDSDSN SSDSSDSSDS SDSNSSDSS NSSDSSNSSD Family M
     SDSSNSSDS SNSSDSDSDSN SSDSDSSNS SDSSDSSDSS DSSDSDSDSN SSDSSDSSDS SDSNSSDSS NSSDSSDSSD Family E
     VVTAAIAVTA ATAVTAVIAI AATAVTAATA AIAVTAVIAV TAVTAVIAAT AVIAVTAVTA VIAVIVVTAA IAVTAATAVT Family S
     VVTAAIAVTA ATAVTAVIAI AATAVTAATA AIAVTAVIAV TAVTAVIAAT AVIAVTAVTA VIAVIVVTAA IAVTAATAVT Family J
     VVTAAIAVTA ATAVTAVIAI AATAVTAATA AIAVTAVIAV TAVTAVIAAT AVIAVTAVTA VIAVIVVTAA IAVTAATAVT Family H

1033 SSDSDSDSSDS SDSDSDSDSS DSSNSSDSSD SSDSDSDSSDS SDSDSSDSS ESSDSDSSN SSDSDSSDS SDSDSDSSDSS Human DPP
     SSDSDSDSSDS SDSDSDSDSS DSSNSSDSSD SSDSDSDSSDS SDSDSSDSS ESSDSDSSN SSDSDSSDS SDSDSDSSDSS Family M
     SSDSDSDSSDS SDSDSDSDSS DSSNSSDSSD SSDSDSDSSDS SDSDSSDSS ESSDSDSSN SSDSDSSDS SDSDSDSSDSS Family E
     AAIAVTAAIA VTAAIAVTAV TAAIAVTAVT AATAVIAVTA VTAATAVIAV KAVIAVTAAI AVTAAIAATA ATAAIAVTAA Family S
     AAIAVTAAIA VTAAIAVTAV TAAIAVTAVT AATAVIAVTA VTAATAVIAV KAVIAVTAAI AVTAAIAATA ATAAIAVTAA Family J
     AAIAVTAAIA VTAAIAVTAV TAAIAVTAVT AATAVIAVTA VTAATAVIAV KAVIAVTAAI AVTAAIAATA ATAAIAVTAA Family H

1113 DSSDSDSDSSN DSSDSDSDSDS SDSSDSSNSS DSSDSSESSD SSDSDSDSDS SDSDSSDSDSS DSSDSSNSSD SSDSDSSDSDS Human DPP
     DSSDSDSDSSN SSDSDSSDSDS SDSDSSNSS DSSDSSESSD SSDSDSDSDS SDSDSDSDSS DSSDSSNSSE -ATAVIAVTA Family M
     DSSDSDSDSSN SSDSDSSDSDS SDSDSSNSS DSSEAVKAAT AVTAATAVTA AIAATAATAA IAVTAAIAVI AATAVIAVTA Family E
     IAVTAVTAAI AVTAVTAATA VIAVTAATAV TAVTAVKAAT AVTAATAVTA AIAATAATAA IAVTAAIAVI AATAVIAVTA Family S
     IAVTAVTAAI AVTAVTAATA VIAVTAATAV TAVTAVKAAT AVTAATAVTA AIAATAATAA IAVTAAIAVI AATAVIAVTA Family J
     IAVTAVTAAI AVTAVTAATA VIAVTAATAV TAVTAVKAAT AVTAATAVTA AIAATAATAA IAVTAAIAVI AATAVIAVTA Family H

1193 DSSDSDSDSSS DSSDSDSDSDSSD SDSSDSDSSS DSSDSSDSSN ESSDSDSSDS SDSSSNSSDS SDSSDSDSDST SDSNDESDSQ Human DPP
     ATAAIAATAA IVVIAVTAVT AATAVTAATA VTAATAVTAM KAATAVTAAI AVTAATAVTA ATAVIAVTAH LTAMMRVTAR Family M
     ATAAIAATAA IVVIAVTAVT AATAVTAATA VTAATAVTAM KAATAVTAAI AVTAATAVTA ATAVIAVTAH LTAMMRVTAR Family E
     ATAAIAATAA IVVIAVTAVT AATAVTAATA VTAATAVTAM KAATAVTAAI AVTAATAVTA ATAVIAVTAH LTAMMRVTAR Family S
     ATAAIAATAA IVVIAVTAVT AATAVTAATA VTAATAVTAM KAATAVTAAI AVTAATAVTA ATAVIAVTAH LTAMMRVTAR Family J
     ATAAIAATAA IVVIAVTAVT AATAVTAATA VTAATAVTAM KAATAVTAAI AVTAATAVTA ATAVIAVTAH LTAMMRVTAR Family H

1273 SKSGNGNNNG SDSDSDSEGS DSNHSTSDD*           1302X Human DPP
     ASLVTVTTME VTVTVTVKAV TVTTQPVMIRTKEKPVRFLL*  p.D1182fsX1312 DGI-II in family M
     ASLVTVTTME VTVTVTVKAV TVTTQPVMIRTKEKPVRFLL*  p.D1146fsX1313 DGI-II in family E
     ASLVTVTTME VTVTVTVKAV TVTTQPVMIRTKEKPVRFLL*  p.S895fsX1313 DGI-II in family S
     ASLVTVTTME VTVTVTVKAV TVTTQPVMIRTKEKPVRFLL*  p.S865fsX1313 DGI-II in family J
     ASLVTVTTME VTVTVTVKAV TVTTQPVMIRTKEKPVRFLL*  p.S680fsX1313 DD-II in Family H
```

图 3-21 **DPP 基因移码突变后改变了氨基酸序列**

S:丝氨酸,为主要磷酸化位点,注意突变后丝氨酸的缺如

1

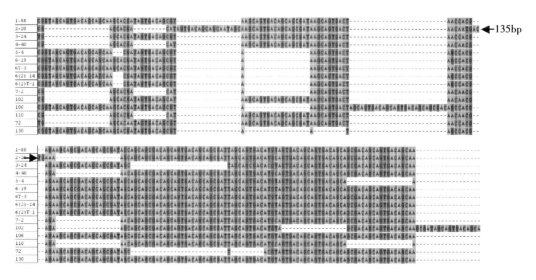

图 3-22　**DPP 基因多态性图**

······示序列缺失

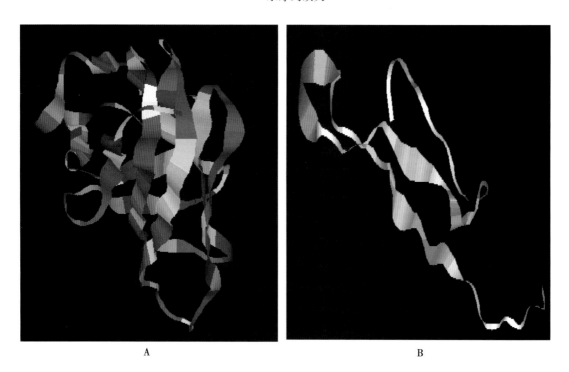

A

B

图 3-23　**EDA 蛋白三维结构模拟图**

A:正常 EDA 蛋白　B:异常 EDA 蛋白

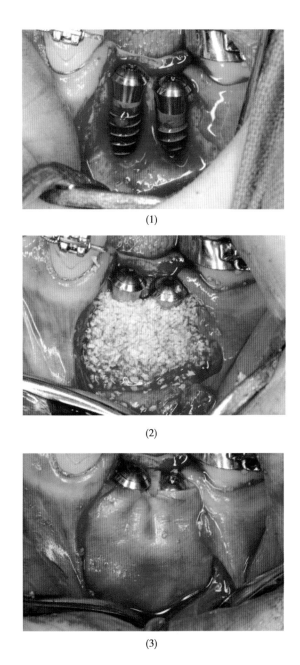

(1)

(2)

(3)

图 5-4　在牙种植术中应用 GBR 技术

(1)34、35 处植入种植体，可见颊侧骨宽度不足　(2)采用骨替代材料修复骨缺损

(3)采用屏障膜为骨再生提供空间

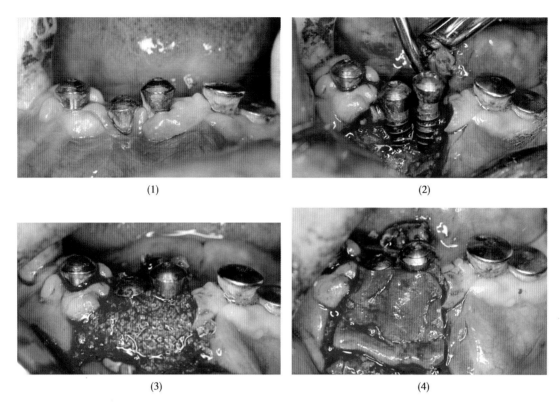

(1)　　　　　　　　　　　　　(2)

(3)　　　　　　　　　　　　　(4)

图 5-5　**GBR 技术在种植失败后治疗中的应用**
(1)种植体周围牙结石堆积　(2)种植体周围骨组织吸收，清除牙结石及肉芽组织
(3)放置人工骨替代材料　(4)覆盖胶原膜，完成 GBR 术

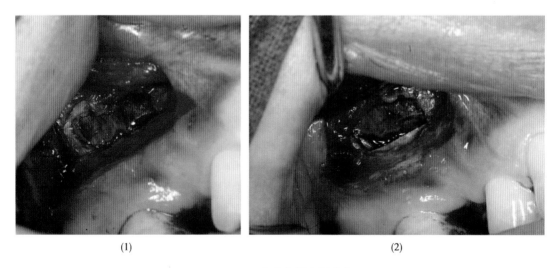

(1)　　　　　　　　　　　　　(2)

图 5-6　**开窗式上颌窦提升术**
(1)上颌窦颊侧壁开窗　(2)上颌窦底黏膜提升

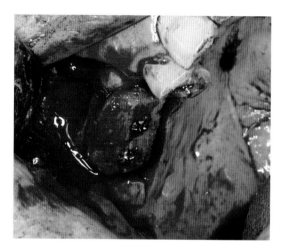

图 5-7　右侧后牙区牙槽骨嵴顶 Onlay 植骨术

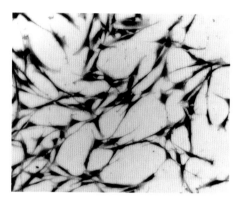

图 6-1　人牙髓细胞体外培养,细胞呈梭形

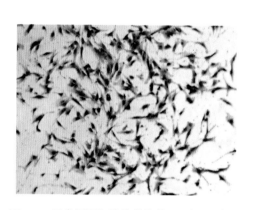

图 6-2　正常牙周细胞体外培养,细胞呈长梭形

图 7-2　细菌的刚果红负性染色切片结果

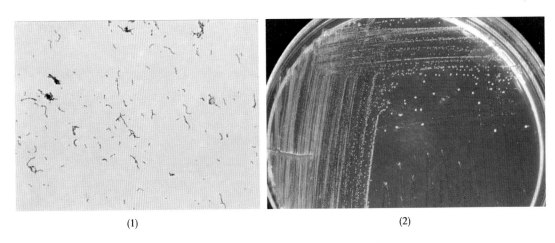

(1) (2)

图 7-3　变异链球菌细胞染色和菌落形态

(1)变异链球菌细胞形态(革兰染色)　(2)变异链球菌菌落(BHI 琼脂)

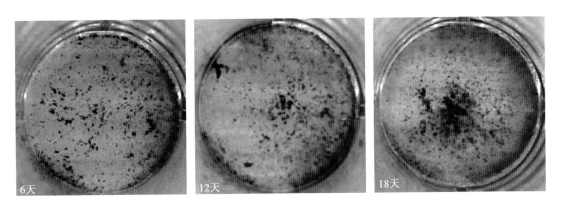

图 7-5　茜素红染色成骨细胞形成的钙化结节

体外培养第 6 天、12 天和 18 天时钙化结节的变化

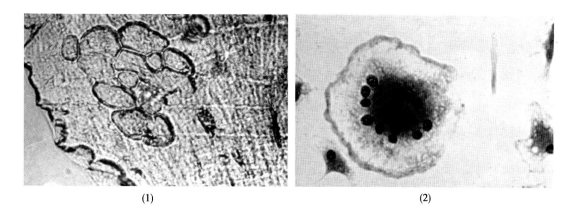

图 7-6　**破骨细胞形态**

（1）相差倒置显微镜可见骨片上破骨细胞吸收陷窝　　（2）破骨细胞 TRAP 染色胞质呈红色

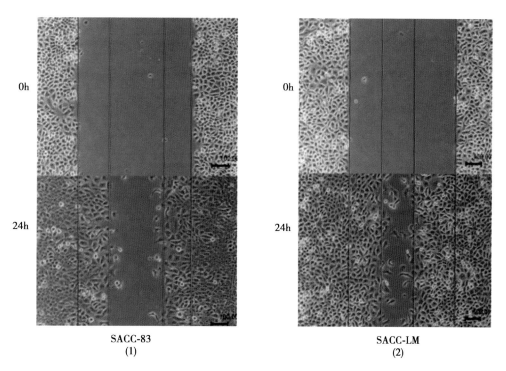

SACC-83
(1)

SACC-LM
(2)

图 7-8　**高转移和低转移细胞株划痕试验结果**

（1）划痕后（0 小时）和培养 24 小时 SACC－83 细胞生长迁移的变化

（2）划痕后（0 小时）和培养 24 小时 SACC－LM 细胞生长迁移的变化